Markus Treichler · **Seelenbeben**

MARKUS TREICHLER

Seelenbeben

Ein Handbuch zur Bewältigung seelischer Krisen

Für Ärzt*innen, Therapeut*innen aller Fachrichtungen, Pädagog*innen, Biografie-Berater*innen, Seelsorger*innen und Betroffene

salumed
VERLAG

Bibliografische Information der Deutschen Nationalbibliothek
Die Deutsche Nationalbibliothek verzeichnet diese Publikation in der Deutschen Nationalbibliografie; detaillierte bibliografische Daten sind im Internet über http://dnb.d-nb.de abrufbar.

c/o Gemeinschaftskrankenhaus Havelhöhe
Kladower Damm 221, 14089 Berlin
www.salumed-verlag.de
info@salumed-verlag.de

1. Auflage 2024
ISBN: 978-3-928914-54-3

Lektorat: Hanna Wäckerle, Prof. Dr. Ulrich Meyer
Gestaltung: Nina Polumsky

Bildnachweis
Cover: Adobe Stock © szmuli. Es war nicht in allen Fällen möglich, die Rechteinhaber zu ermitteln. Berechtigte Ansprüche werden selbstverständlich im Rahmen der üblichen Vereinbarungen abgegolten.

Printed in Latvia (Jelgavas Tipogrāfija, Jelgava, Lettland)

Inhalt

Anhang

Vorbemerkung

Archaïscher Torso Apollos

Wir kannten nicht sein unerhörtes Haupt,
darin die Augenäpfel reiften. Aber
sein Torso glüht noch wie ein Kandelaber,
in dem sein Schauen, nur zurückgeschraubt,
sich hält und glänzt. Sonst könnte nicht der Bug,
der Brust dich blenden, und im leisen Drehen
der Lenden könnte nicht ein Lächeln gehen
zu jener Mitte, die die Zeugung trug.
Sonst stünde dieser Stein entstellt und kurz
unter der Schultern durchsichtigem Sturz
und flimmerte nicht so wie Raubtierfelle
und bräche nicht aus allen seinen Rändern
aus wie ein Stern: denn da ist keine Stelle,
die dich nicht sieht. Du musst dein Leben ändern.[1]

Rainer Maria Rilke (1875-1926)

Krisen geschehen überall, im Großen wie im Kleinen, in Natur und Gesellschaft, in Politik und Wirtschaft, im privaten wie im beruflichen Leben – in jeder Biografie kommen sie vor. Muss man deshalb etwas verändern, sein Leben ändern? Ganz offensichtlich sind Krisen als Ereignisse zu verstehen, die auf Besinnung, auf eine Entscheidung und letztlich auf Veränderung hindeuten.

Bei den verschiedenen und vielgestaltigen seelischen Krisen geht es darum, sie als solche zu erkennen, sie einzuordnen und in ihren Zusammenhängen zu verstehen und schließlich, sie zu bewältigen. Die notwendigen Voraussetzungen dazu beschreibe ich in diesem Buch. Dabei werde ich Beziehungs- und Lebenskrisen, Krankheitskrisen im Laufe der Biografie sowie schöpferische und spirituelle Krisen mit ihren Phänomenen und Symptomen und den jeweiligen Bewältigungs- bzw. Therapiemöglichkeiten behandeln.

Anliegen und Ziel des Buches ist es, die Erscheinungsformen und Bedeutungen von Krisen im Leben deutlich zu machen, ihre Sinnhaftigkeit aufzuzeigen und Wege der Bewältigung darzustellen.

„*Du musst dein Leben ändern*“, wie oft hat man sich diesen Satz schon selbst im Stillen gesagt? Wie oft hat man ihn vielleicht auch zu hören bekommen ... aber wer darf einem diesen Satz sagen? Kein Mensch sollte diesen Satz zu einem anderen Menschen sagen – außer zu sich selbst!

Und wann sind die Gelegenheiten, diesen Satz zu sagen? In der Krise, wenn sich etwas zugespitzt hat, wenn man vielleicht nicht mehr weiter weiß, dann ist es Zeit für den Satz; dann trifft er womöglich ins Ziel.

Jahrzehnte hat mich dieses Gedicht, haben mich dieser Satz und seine Bedeutung und Wirkung für Menschen beschäftigt, haben mich die Krisen bewegt, mit denen sich Patienten in ihrem Leben auseinandersetzen und die sie bewältigen müssen.

In einer psychotherapeutischen Praxis oder gar Klinik sieht man nur die schweren Ausprägungen; die leichteren Verläufe, die meisten Krisen, kommen ohne therapeutische Hilfe aus, vielfach genügen verständnisvolle Gespräche. Aber die sind notwendig. Neben Psychologie und Psychotherapie sind es besonders die Künstler und Dichter, von denen wir lernen können, wie Krisen auftreten und wie man ihnen begegnen und sie bewältigen kann.

Entsprechend schöpfe ich neben Lebens- und therapeutischer Erfahrung gerne aus dem reichen Fundus und der besonderen Beschreibungskunst der Maler*innen, Dichter*innen und Schriftsteller*innen, um ein Verständnis und eine Haltung Krisen gegenüber zu entwickeln – und dafür, wie man mit ihnen umgehen kann, produktiv, sinnstiftend und horizonterweiternd.

Das Buch wendet sich an alle, die einmal oder mehrfach von Krisen betroffen waren – und wer wäre das nicht im Lauf des Lebens? – sowie an alle, die den in einer Krise befindlichen Menschen unterstützend beistehen, als Mitmenschen oder als professionelle Helfer*innen aus den verschiedenen Berufen, insbesondere Ärztinnen und Ärzte, Therapeut*innen, Pädagog*innen, Biografie-Berater*innen und Seelsorger*innen.

Ich danke meinen Patientinnen und Patienten, die mir in den Jahrzehnten meiner beruflichen Tätigkeit ihr Vertrauen geschenkt und mir eine reiche Erfahrung ermöglicht haben, über meine eigenen Krisen hinaus.

NEHREN UND STUTTGART 2024
MARKUS TREICHLER

Literatur

1 Rilke, R. M.: Archaïscher Torso Apollos. In: Sämtliche Werke. Erster Band. Insel Verlag Frankfurt/Main 1955. S. 557.

KAPITEL I

Was sind seelische Krisen?

Ein Beben ist eine Erschütterung, ein heftiges Zittern, welches das Fürchten lehrt. Wir kennen Erd- und Seebeben, Häuser und Brücken können beben, auch die Blätter eines Baumes im Wind; die Stimme kann vor Erregung beben, ebenso die Glieder und die Lippen eines Menschen in Angst; wir vermögen am ganzen Leib zu beben, vor Angst und Erregung kann uns ein Bibbern und Beben befallen und wir zittern wie Espenlaub.

Seelenbeben in diesem Sinn bedeutet eine starke Erschütterung, eine heftige Erregung der Seele, ein Zittern aus Angst und Sorge: in einem Wort eine Krise der Seele, eine psychische Krise, ein seelisches Beben – Seelenbeben.

Solche seelischen Erschütterungen können aus verschiedenen Anlässen entstehen; immer führen sie zu einem *erbeben*, einem Zittern und Beben in der Seele, mit Angst, Beklemmung und Sorge. Seelische Krisen sind Störungen des festen Stands, der Sicherheit, der Ruhe, des inneren Gleichgewichts.

> „*Man weiß, wenn man vom richtigen Kurs*
> *abkommt und sein Ziel verfehlt.*
> *Wenn der Boden unter den Füßen schwankt.*“[1]

Seelische Krise bedeutet aus dem inneren Gleichgewicht zu sein, Unruhe, Angst, Sorge, Wut, Aggression oder Resignation, Zweifel oder Verzweiflung zu spüren, eine Wertorientierung zu suchen, um eine offenbar fällige und notwendige Entscheidung treffen zu können bzw. zu müssen. Eine Krise folgt einer vorhergehenden Entwicklung, die in eine bestimmte Richtung ging, und sie schafft den Ausgangspunkt für eine neue – bessere? – Orientierung. Krise bedeutet Wendepunkt und Neuanfang – oder ein Ende, was ja auch ein Neuanfang sein kann.

1. Wie zeigen sich seelische Krisen?

Krisen im Allgemeinen sind heute überall, in der Gesellschaft, in der Natur, in der Welt. Wir wissen um sie und was zu tun wäre, und jeder geht anders damit um. Es sind große Krisen, die einer allein nicht lösen kann, die alle gemeinsam, die Menschheit bewältigen muss. Dennoch ist jeder Mensch für sich, an seiner Stelle mitverantwortlich und kann etwas beitragen.

Seelische Krisen betreffen uns unmittelbar, gehen uns direkt an und sind uns besonders nah. Sie sind von Einzelnen oder von wenigen gemeinsam zu lösen und jeder muss sie für sich bewältigen, in sein Leben einordnen. Dafür gibt es Unterstützung.

Jeder Mensch kennt heute psychische Krisen – von anderen und von sich selbst. Wir wissen, wie sich diese anfühlen, auch meist, was in einer Krise zu tun ist – solange man nicht selbst betroffen ist. Es macht einen Unterschied, ob man von außen auf eine Krise sieht, oder ob man selbst darin steckt. Es braucht einen neuen Blick, um in der eigenen Krise klar zu sehen, einen *Blick-Wechsel*, eine andere Perspektive, einen weiteren Horizont.

Seelische Krisen zeigen sich im Erleben und Verhalten der Betroffenen, in ihrem Denken, Fühlen, Wollen und Handeln. Die Seele gerät in innere Bewegung, erlebt ein Suchen nach Halt und Richtung: *Wie* und *wo, mit wem* geht es weiter?

In jeder Krise ist ein Wendepunkt erreicht: es wird sich etwas ändern – aber in welche Richtung, und kann ich die Richtung selbst noch beeinflussen?

Vielleicht muss man, mit frischem Blick, zu neuen Mitteln greifen, um aus dem Strudel der Krise herauszufinden. *„Existenzielle Krisen gehen häufig mit der Herausforderung einher, sich in gewisser Weise neu zu erfinden.“*[2]

1.1 Beispiele

1.1.1 Strindberg

Immer wenn August Strindberg (1849-1912), der schwedische Dichter, in einer emotionalen Krise (es waren oft Beziehungs-, aber auch Krankheitskrisen) steckte, griff er zu einem Messer. Er hatte aber nicht die Absicht, sich selbst oder jemand anderem damit etwas anzutun. Er griff zu einem Spachtelmesser und begann damit zu malen, in dicken Ölfarben auf Karton oder Leinwand. Obwohl er ein leidenschaftlicher Maler war und viel gemalt hat, besaß er nie einen Pinsel; er konnte sich keinen leisten. Deshalb spachtelte er die Ölfarbe dick auf Karton oder Leinwand, wenn er eine hatte. Von den Motiven her gesehen sind seine Bilder hauptsächlich Landschaftsbilder, meist See-Darstellungen. Vom Impuls her sind die Bilder Ausdruck seiner emotionalen Zustände und Krisen. So gibt es aus dem Jahr 1891, dem Jahr der Scheidung seiner ersten Ehe, ein Bild „Hohe See“ mit vom Wind gebeutelten Wolken, stürmischen Wellen und in diesen eine kleine sichtbare Boje zur Orientierung. Oder im Jahr 1892 das Bild „Eine Pricke“: wiederum aufgewühlte Wellen, Wind und Regen-

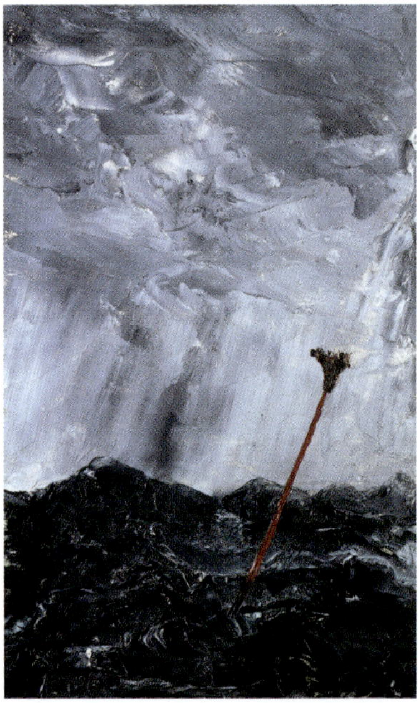

August Strindberg: Eine Pricke (1892, im Jahr nach der Scheidung von seiner ersten Ehefrau), ein Zeichen der Orientierung, um die eigene Richtung in der Krise nicht zu verlieren[3]

wolken und in dem Sturm, aus dem Wasser aufragend eine Pricke, das ist ein Birkenzweig oder in seinem Bild ein Reisig an einem langen Besenstiel, als Orientierungshilfe im Wattenmeer, um in einer engen Wasser-Fahrstraße nicht auf Grund zu laufen und die Orientierung zu halten.

Offensichtlich handelt es sich um stark symbolische Bilder seiner seelischen Krisen-Zustände. Bemerkenswert ist dabei, dass der Dichter in der Krise das künstlerische Medium wechselte und zur Malerei griff. Sie ermöglichte ihm einen anderen Blick.

Es ist, therapeutisch gesehen, ein Perspektivwechsel, der eine neue Sicht auf die Situation erlaubt, und damit die Bewältigungsmöglichkeiten erweitert.

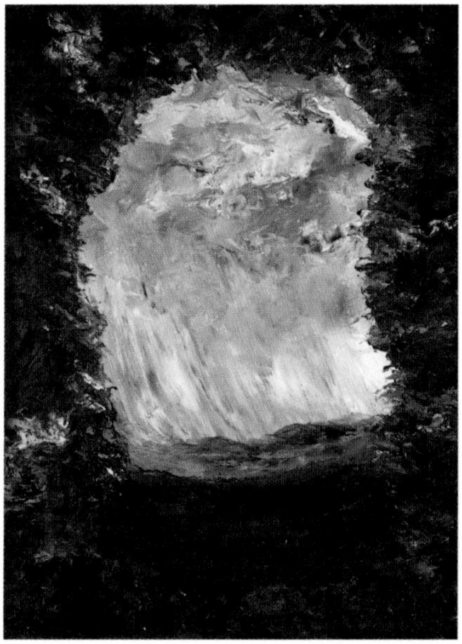

August Strindberg: Inferno (1901) – Ausdruck einer schweren Lebens- und Krankheitskrise[4]

1.1.2 Schönberg

Auch andere Künstler wechselten in Krisen und seelischen Ausnahmesituationen das Medium ihres Schaffens. So griff beispielsweise der Komponist Arnold Schönberg (1874-1951) in Krisen ebenfalls zu Pinsel und Farbe. Die Selbstbildnisse zeigen seine malerische Ausdruckskraft.

1.1.3 Michelangelo

Der große Renaissancekünstler Michelangelo Buonarroti (1475-1564) hatte in seinem langen Leben wiederholt mit schöpferischen Krisen und schweren depressiven Verstimmungen zu kämpfen und schrieb die berühmten Sonette auch zur Bewältigung seiner Schwermut. Für den bildenden Künstler war der Wechsel (in diesem Fall zur Sprache) ebenfalls eine Möglichkeit, das seelische Erleben von Krise und Depression (Schwermut) dichterisch besser zu bewältigen.

Das Ausdrücken des eigenen Erlebens in Bewegung, Form, Bild, Musik oder Sprache ist immer ein wichtiger Schritt zu Akzeptanz und Integration der Krise, als zur eigenen Person und Biografie gehörend. Erst dann kann Bewältigung gelingen.

V o n   h o h e r   B e r g e . . .

Von hoher Berge großem Trümmermale,
Wo mich der Felsen hielt in dunkler Haft,
Ward ich herabgestürzt von fremder Kraft
Zu diesem Steinbruch tief im niedern Tale.

So kam zur Sonne ich und zum Geschick
Der Wesen, die das Licht des Himmels schauen...

Michelangelo (vermutlich 1521 entstanden, als er längere Zeit in Carrara weilte)[5]

Ein Gedicht, datiert auf ca. 1536, begann Michelangelo mit den Versen, die sein schöpferisches Ringen beschreiben:

Es kann der beste Künstler nicht erdenken,
Was nicht der Marmor schon in sich enthielt,
Und der allein erreicht, worauf er zielt,
Dem Geist und Sinne seine Hände lenken.

Des Todes sicher, nicht der Stunde, wann.
Das Leben kurz, und wenig komm ich weiter;
den Sinnen zwar scheint diese Wohnung heiter,
der Seele nicht, sie bittet mich: stirb an.

Die Welt ist blind, auch Beispiel kam empor,
dem bessere Gebräuche unterlagen;
das Licht verlosch und mit ihm alles Wagen;
das Falsche frohlockt, Wahrheit dringt nicht vor.

Ach, wann, Herr, gibst du das, was die erhoffen,
die dir vertraun? Mehr Zögern ist verderblich,
es knickt die Hoffnung, macht die Seele sterblich.

Was hast du ihnen soviel Licht verheißen,
wenn doch der Tod kommt, um die hinzureißen
in jenem Stand, in dem er sie betroffen.

Dies ist eines der letzten Gedichte Michelangelos, achtzigjährig geschrieben, hier in der Übertragung von Rainer Maria Rilke (1875-1926).[6]

1.1.4 Eine Patientin

Auch eine Patientin von mir, Malerin von Beruf, mit wiederholten Lebens- und depressiven Krisen, wechselte das Medium und schrieb in seelischen Krisen Gedichte zur Bewältigung des Erlebten.

Mein Land
Ist zeitlos
Dunkel durchflossen
Ohne Abend
Schmerz überall
Alles fällt
Endlos tief.
Ich stoße meine Stirn
An deine Forderung: Leben.
Ich taste blind
Nach eurer Liebe
Verfehle euch
Im Dorngesträuch
Meiner Selbstverachtung.

E. P.

2. Wie kann man mit Krisen umgehen? – Erste Schritte zur Bewältigung

Die Beispiele zeigen, wie Betroffene seelische Krisen mindestens als Herausforderung, oft als schmerzhafte und beängstigende Überforderung erleben, und es besonderer Anstrengungen bedarf, mit der Krise fertig zu werden. Dabei vermag gerade der erwähnte Perspektivwechsel, der *andere Blick*, den eigenen Horizont zu erweitern und neue Möglichkeiten des Umgangs und der Bewältigung der Krise zu eröffnen.

Der *andere Blick*, der *Wechsel des Gewohnten* sind bei Krisenbewältigung hilfreich. Das bedeutet: Über das Krisenerleben mit jemandem sprechen, mindestens Tagebuch oder Briefe darüber schreiben, das Erleben nicht ungelöst für sich im Innern behalten. Dort könnte es ein ungutes, sich ausweitendes Eigenleben entwickeln.

Einen *Perspektivwechsel* vornehmen, d. h. „mit den Augen eines anderen" oder „von außen" die eigene Krise anzuschauen. Das gelingt im Gespräch, im Austausch mit einem anderen Menschen immer leichter, als allein für sich. Aus diesen beiden Schritten ergibt sich ein neues Erleben, eine andere Sicht, Varianten des Umgangs scheinen denkbar und möglich. Die vorher oft gefühlte Ausweglosigkeit löst sich auf: es öffnen sich Wege, die begehbar sind.

Hör des Dichters
Atemwort
Hör
dein eignes Wort

Rose Ausländer (1901–1988)

3. Charakteristik und Wesen von Krisen

Natürlich hat jeder Mensch seine eigenen Krisen, die er durchmachen muss. Seien es nun Beziehungs-, Lebens- oder andere Krisen. Immer ist es ein sehr individuelles Geschehen, wie man eine Krise erlebt, bewältigt (oder auch nicht), wie man sie übersteht, mit Gewinn oder im Scheitern.

Krisenstimmung

Keine Mitte mehr.
Ruhe verflogen.
Konkurrenz, nicht Konturen.
Ängste, nicht Hoffnungen.
Mit dem Schlag gegen andere
meinst du
dich selbst.[7]

Aber jede Krise hat auch bestimmte Eigenschaften, durch die ein Geschehen zur Krise eskalierte.

3.1 Wie werden Krisen erlebt?

Eine Situation als Krise erleben, heißt die Herausforderung einer aktuellen, zu einer Entscheidung drängenden Lage als Überforderung spüren. Man erlebt sich selbst dabei als entscheidungsunfähig, orientierungslos, verunsichert in Bezug auf die eigenen Werte und Ziele. Schließlich auch, dass man seinen Halt in, außer oder über sich verloren hat. Dies führt unter Umständen dazu, dass man in Aktionismus oder Stagnation, in Erregung oder Apathie, in Aufruhr oder Trägheit verfällt. Fragen, Unsicherheiten, Ängste und Zweifel stellen sich ein, bis zur psychisch-mentalen Einengung und Verzweiflung, oft noch erschwert durch körperliche Beschwerden, manchmal auch durch das Unverständnis von nahen Mitmenschen.

Tritt eine Krise durch Schreck, Schock, Trauma oder akuten Konflikt sehr plötzlich auf, so reagiert der Mensch typischerweise (unterbewusst) entweder mit Aktivierung seiner körperlichen und seelisch-mentalen Energien, um die Situation zu bewältigen und zu überstehen (unter Umständen auch durch Flucht, sogenannter *Fluchtreflex*); oder mit Konzentration und Rückzug (im Tierreich sogenannter *Totstellreflex*), d.h. mit Abspaltung, Erstarrung, Reaktionslosigkeit, Unansprechbarkeit. Diese letztgenannten Reaktionsformen sind häufig und typisch im Rahmen von heftigen und akuten Krisensituationen. Sie werden als Depersonalisation, Derealisation und als Dissoziation in der Psychiatrie beschrieben [→ ausführlich in Kapitel IV]; sie sind als unterbewusste Versuche zu verstehen, das aktuelle Erleben nicht ganz an sich herankommen zu lassen und sich so zu schützen.

Die Ausgangssituation eines Krisenerlebens zeigt das Aufeinanderprallen von Vergangenheit und Zukunft im gegenwärtigen Geschehen.

Die Vergangenheit, die sich als unbewältigt offenbart, wollte verwandelt werden – dazu aber ist es zu spät. Die deshalb drohende Zukunft muss man verändern. Dazu bedarf es der klaren Orientierung, die aber fehlt. Die Gegenwart bleibt gefangen im Spannungsfeld von ungelöster Vergangenheit und noch ungestalteter Zukunft.

Jede Krise weist, wie der berühmte Januskopf, in Vergangenheit und Zukunft (Janus war der römische Gott von Anfang und Ende).

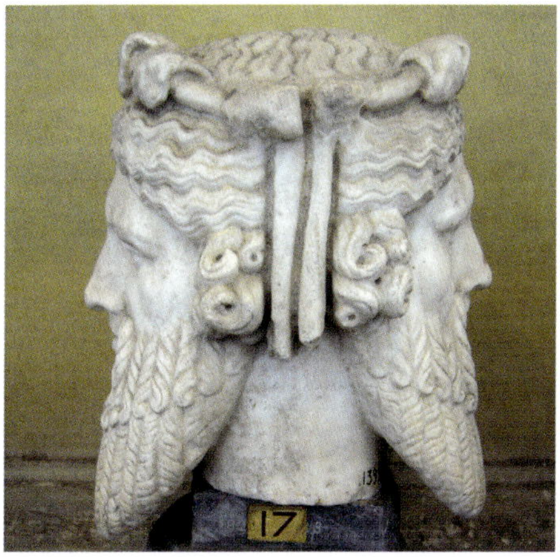

Januskopf, Vatikanisches Museum Rom[8]

Janus bedeutet auch unverschlossener Durchgang, von dem Vergangenen zum zukünftig Kommenden. Entsprechend lässt sich jede Krise als „janusköpfig“ erleben, und zwar in doppeltem Sinn: einerseits in Hinblick auf Vergangenheit und Zukunft, andererseits in Bezug zu einem guten oder schlechten Ausgang; Krise als Chance oder Scheitern. Beides ist in jeder Krise enthalten.

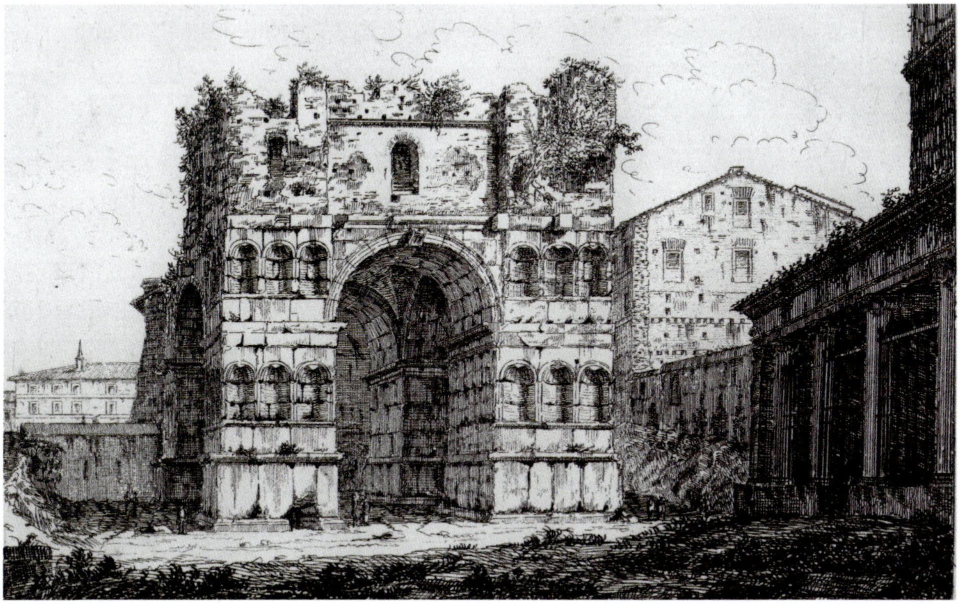
Janusbogen in Rom[9]

Krisen haben immer das Potential für beide Entwicklungen im Leben: Störung und Scheitern – oder Chance und Steigerung. Wie es im konkreten Fall ausgeht, hängt von den Möglichkeiten der Krisenbewältigung ab und dabei auch davon, ob sich die Betroffenen helfen lassen und Hilfe bekommen, im Sinne einer angemessenen Intervention.

Krisen entstehen aus großen und kleinen Anlässen; bei den kleinen Auslösern fallen diese offenbar auf einen lange vorbereiteten Boden, so dass, für die Betroffenen scheinbar völlig unvorhersehbar, plötzlich eine große Krise hereinbricht.

> *„Zu entscheidender Erschütterung eines Herzens bedarf das Schicksal nicht immer wuchtigen Ausholens und schroff vorstoßender Gewalt; gerade aus flüchtiger Ursache Vernichtung zu entfalten, reizt seine unbändige Bildnerlust. Wir nennen dies erste leise Berühren in unserer dumpfen Menschensprache Anlass und vergleichen erstaunt sein winziges Maß mit der oft mächtig fortwirkenden Gewalt; aber so wenig eine Krankheit mit ihrem Kenntlichwerden, so wenig beginnt das Schicksal eines Menschen erst, sobald es sichtbar und Geschehnis wird. Immer, im Geist und im Blute, waltet das Schicksal längst innen, eh´ es von außen die Seele berührt.“*[10]
>
> Stefan Zweig (1881-1942): Untergang eines Herzens

3.2 Welche Krisen unterscheiden wir?

Es gibt vielfältige Arten und Formen von Krisen, wir sprechen beispielsweise von Klima-, Energie-, Finanz-, Wirtschafts-, Versorgungs- und Vertrauenskrise. Dann gibt es immer wieder spezielle politische Krisen. Davon soll hier nicht die Rede sein; hier kommen die seelischen Krisen zur Sprache. Dabei seien im Besonderen die Beziehungs- und die biografischen Krisen (Lebens-, Entwicklungskrisen), psychische Krisen im Rahmen oder in Gestalt von seelischen oder psychosomatischen Erkrankungen, schöpferische und spirituelle Krisen dargestellt.

3.3 Wann und wie treten Krisen auf?

Die allgemeinen Kriterien für eine Krise sind: Zuspitzung eines Geschehens bis zu einem Punkt, der eine Entscheidung und entsprechendes Handeln unbedingt notwendig macht – um den weiteren Verlauf noch bestimmen, um einen negativen Verlauf mit einem ungünstigen oder schlimmen Ende, möglicherweise mit einem tödlichen, abzuwenden zu können.

Ein solches Geschehen hat offensichtlich verschiedene Stadien hinter sich, an deren Verlauf eine krisenhafte Entwicklung zu erkennen ist. Solche Vorstadien oder Vorboten sind etwa: beginnende Einengung im Denken und Fokussierung auf ein ungelöstes Thema oder Problem, Gefühl der Ausweglosigkeit, Erleben der Entscheidungsschwierigkeit mit nachfolgender Passivität und Abwarten.

Dabei entwickeln sich meist sowohl psychische als auch körperliche Symptome, beispielsweise Anspannung, vegetative Beschwerden, Angst, Depressivität, Rückzug oder unkontrollierter Aktionismus [→ ausführlichere Beschreibung in den folgenden Kapiteln].

3.4 Woran sind Krisen zu erkennen?

Ein krisenhaftes Geschehen erleben Betroffene in einer bestimmten Art und Weise. Dabei lassen sich besonders vier Erlebnisqualitäten beobachten:

- Jede Krise erscheint emotional als bedrohlich, oft auch beängstigend.
- Jede Krise beherrscht das Denken dominant und einengend.
- Jede Krise fordert eine Entscheidung heraus, die zu einem entsprechenden Handeln aufruft, was oft als Überforderung wirkt, wenn man keine angemessene Entscheidung bzw. Handlungsoption zur Verfügung zu haben scheint.
- Jede Krise fordert eine Veränderung ein, sie ermöglicht mindestens eine Änderung, einen Wandel; dadurch ist sie als sinnstiftend und als Chance zu erleben.

Diese Qualitäten sind in mehr oder weniger ausgeprägter Form bei allen Krisen zu erleben bzw. zu beobachten. Die Intensität ist dabei einerseits von der Krise und andererseits von den betroffenen Menschen, ihren Temperamenten und Lebenssituationen abhängig.

Häufige Anzeichen für eine seelische Krise sind Schlafstörungen, innere Unruhe, Ängste, Verunsicherung, Stimmungsschwankungen mit Reizbarkeit und Depressivität (bis zur Suizidalität), und besonders das Gefühl der Überforderung, „nicht mehr weiter zu wissen“, keinen Ausweg zu sehen und „es nicht mehr zu schaffen“.

Krisen können sich langsam anbahnen (über Wochen oder Monate) oder auch überraschend schnell auftreten (in Tagen oder sogar wenigen Stunden, je nach Anlass).

3.5 Wie sind Krisen zu bewältigen?

Zur Bewältigung einer Krise gehört das Erkennen und Einordnen des Geschehens in den je besonderen individuellen Zusammenhang, mit dem Erleben einer Not-wendenden Veränderung. Dieses Erkennen und Einordnen ist mitunter ein langer und schmerzhafter Weg, der meist Unterstützung und Begleitung erfordert, wenn er nicht im scheinbar Ausweglosen enden soll.

Krisentherapie beginnt häufig bei der Klärung, dass es sich um ein Krisengeschehen handelt, dann erst folgt die Arbeit an der Krise selbst.

Bei den Betroffenen bedarf es Akzeptanz und Einsicht, um eine Krise angemessen bewältigen zu können. Der positiven Unterstützung und Begleitung durch nahestehende Mitmenschen kommt eine große Bedeutung zu, manchmal eine größere als einer Therapie. Trotzdem sind therapeutische Maßnahmen zur Bewältigung von Krisen immer anzubieten und indiziert, von stützenden Gesprächen, Bewegung, kreativen Ausdrucksmöglichkeiten bis zu medikamentöser Unterstützung oder stationären Aufenthalten – je nach Art und Intensität der Krisen.

Das andere Medium

Lösungswort eingeben.
Gondel betreten.
Hinab, hinab in die Unterwasserwelt der Zeilen.
Ganz unten
Die Gondeltür öffnen,
einen Spaltbreit.[11]

Literatur

1 Navarro, M.: Über die See. Verlag Antje Kunstmann München 2022. S. 35.
2 König, J.: Blinder Galerist. Ullstein Verlag Berlin 2023. S. 71.
3 © Alamy
4 https://commons.wikimedia.org/wiki/File:August_Strindberg_-_Inferno.jpg (Juli 2024).
5 Michelangelo: Sonette. Italienisch/Deutsch. Verlag Lambert Schneider Heidelberg 1964. S. 43.
6 Michelangelo: Zeichnungen und Dichtungen. Ausgewählt und kommentiert von Keller, H.: Übertragungen der Dichtungen von R. M. Rilke. Insel Verlag Frankfurt/Main 1977. S. 130.
7 Schulte, P.: In: Koch, H., Kessler, N. (Hrsg.): Schreiben und Lesen in psychischen Krisen. Band 2. Authentische Texte: Briefe, Essays, Tagebücher. Psychiatrie-Verlag Bonn 1998. S. 42.
8 https://anthrowiki.at/Janus_(Mythologie)#/media/Datei:Janus1.JPG (Oktober 2024).
9 https://commons.wikimedia.org/wiki/File:Arco_di_Giano.jpg (September 2024).
10 Zweig, S.: Phantastische Nacht. Fischer Verlag Frankfurt/Main 1978. S. 142.
11 Hildegard, P.: In: Koch, H., Kessler, N. (Hrsg.): Schreiben und Lesen in psychischen Krisen. Band 2. Authentische Texte: Briefe, Essays, Tagebücher. Psychiatrie-Verlag Bonn 1998. S. 36.

KAPITEL II

Beziehungskrisen

So leicht verletzbar unser Herz –
ein stoßender Puls, ein zitternd Ding –
ein zerbrechliches, glänzendes Instrument
aus Glas, das einmal weint,
dann wieder singt.[1]

Sylvia Plath (1932-1963)

1. Mensch und Beziehung

Der Mensch ist ein soziales Wesen. Er ist auf Mitmenschen und Beziehungen angewiesen, nicht nur im Materiellen, mehr noch im Seelischen. Unser Leben „lebt" von Begegnungen. Wir brauchen unsere Mitmenschen, denen wir begegnen, mit denen wir Beziehungen pflegen, mit denen wir reden, kommunizieren, Gedanken austauschen, einer Meinung sind oder streiten, Stimmungen teilen, über die wir uns freuen oder ärgern. Mit denen wir glücklich oder traurig sind. Wir brauchen Mitmenschen, auf die wir uns beziehen und verlassen können – und zwar immer wechselseitig –, mit denen wir unsere Gefühle, Gedanken und Wünsche teilen. In Beziehungen sind wir offen und verletzlich, aber auch glücklich und tröstbar. In Beziehungen sind wir nicht allein.

Eine echte Beziehung ist gekennzeichnet durch das Sich-Beziehen auf den anderen Menschen, um dann mit ihm ins Gespräch zu kommen. Viele Beziehungen leben besonders von den wechselseitigen Gefühlen und Erwartungen. Dadurch können sie stark und dynamisch sein, wild und leidenschaftlich, tragend und verletzend, glücklich und tragisch. Eine Beziehung braucht als Ausgangpunkt die Begegnung. *„Alles wirkliche Leben ist Begegnung."*[2] Dieser Satz Martin Bubers (1878-1965) weist auf die wesentliche Bedeutung von Begegnung im menschlichen Leben. Sie ist ein wechselseitiger Prozess einer Bewegung: jeder geht auf den anderen zu, dann findet Begegnung statt. Darin entfalten sich Wahrnehmung und Anerkennung, Sehen und Gesehen-Werden, Hören und Gehört-Werden – wenn die Be-Gegnung glückt, und es keine Ent-Gegnung wird.

Aus der Begegnung, die sich in einem Augenblick ereignet, entwickelt sich im Lauf der Zeit eine Beziehung, wenn man das Element der Kommunikation pflegt.

Eine Beziehung lebt durch das Gespräch. Durch Sprechen und Hinhören, durch Interesse und Anteilnahme, durch Mitgefühl und Respekt. Ein Gespräch ist nicht der Ort für Vorwürfe und Rechtfertigungen; damit missbraucht man eine Gelegenheit für gegenseitiges Verständnis und verharrt im eigenen Recht-haben-Wollen. Auf diese Weise pflegt man Konflikte und Missverständnisse – nicht aber wechselseitige Akzeptanz und Verständnis. Viele Beziehungskonflikte und Krisen entstehen aus einem Mangel an

Gespräch und einem Zuviel an Vorwürfen. In einer kriselnden Beziehung wirkt ein echtes Gespräch manchmal sehr hilfreich und oft lösend. Ein solches Gespräch kann beispielsweise mit folgenden inneren Vorsätzen bei beiden Partnern beginnen:

- Ich will hören, was du sagst.
- Ich will wissen, was du fühlst.
- Ich will verstehen, was du meinst.
- Ich will dich respektieren, wie du bist.

Es geht in diesen Beziehungsgesprächen um Ich-Aussagen und -Botschaften, nicht um Du-Behauptungen oder -Vorwürfe, auch nicht um Widerspruch. Widersprüche sind bei Ich-Aussagen nicht sinnvoll möglich, nur in einer eigenen Ich-Aussage kann ich und nur für mich das Gegenteil sagen. Diese Vorsätze für ein Gespräch sind selbstverständlich für beide Partner*innen gültig. Wenn beide von diesen Prämissen ausgehen und sich daran halten (manchmal ist eine dritte, vermittelnde Vertrauensperson dabei sehr hilfreich!) und jeder der Beteiligten seine Redezeit bekommt, dann kann ein solches Gespräch einen Beziehungskonflikt klären und lösen. Sehr viele Konflikte und Krisen entstehen und bestehen, weil die Beteiligten zu wenig *miteinander* sprechen – aber zu viel *über den anderen* behaupten.

Natürlich gibt es in jeder Beziehung wechselseitige Erwartungen von Mensch zu Mensch, die sehr oft unbewusst wirken. Sie können starke Wirkfaktoren in Beziehungen sein, insbesondere, wenn mit ihnen große Gefühle, Emotionen verbunden sind. Diese erhöhen den Erwartungsdruck und damit auch die Intensität von Befriedigungs- oder Enttäuschungsgefühlen. Erwartungen bleiben um so mehr unerfüllt/unbefriedigt und führen umso häufiger zu Enttäuschungen, je seltener sie ausgesprochen werden, d.h. je weniger sie den Erwartenden selbst bewusst sind. Deshalb ist es in Beziehungen hilfreich, wenn man sich immer wieder selbst fragt, welche Erwartungen man an seine Mitmenschen hat, vielleicht sogar noch, woher diese kommen – und ob sie angemessen, überhaupt erfüllbar sind. Unbewusste und unausgesprochene Erwartungen können in Beziehungen eine unerschöpfliche Quelle von Enttäuschungen werden. Da helfen Bewusstsein und Gespräch.

Es ist nicht genug, zu wissen,
man muss auch anwenden.
Es ist nicht genug, zu wollen,
man muss auch tun.

Johann Wolfgang Goethe (1749-1832)

Gute Beziehungen sind für uns alle das wesentliche Lebenselixier, schlechte können das Leben „zur Hölle machen". In den meisten Beziehungen zu Mitmenschen sind die unterschiedlichsten Phasen und Stimmungen zu erleben. Oft reichen sie von Glücksgefühlen bis zu tiefer Trauer, von liebevoller Zuwendung bis zu hasserfüllter Abwehr. Dazwischen sind alle Stimmungen und Gefühle, alle Zustände von Beziehungen möglich.

Die Berliner Dichterin Mascha Kaléko (1907–1975) drückte die eine Seite und Qualität von Beziehungen in unübertreffbarer Prägnanz und Kürze in einem Vierzeiler so aus:

Was man so braucht

Man braucht nur eine Insel
allein im weiten Meer.
Man braucht nur einen Menschen,
den aber braucht man sehr.[3]

Mascha Kaléko (1907-1975)

Das ist die entscheidende positive Seite an Beziehungen. Der französische Philosoph des Existentialismus, Jean-Paul Sartre (1905–1980), sah mehr die schwierige Seite, wenn er fragte, was der Mensch für den anderen Menschen ist: Anlass für Auseinandersetzungen, Missverständnisse, Schwierigkeiten und Krisen. Die anderen machen uns das Leben erst schwer: „*Die Hölle, das sind die Anderen.*"[4] Entsprechend formulierte er: „*Das Wesen der Beziehung zwischen Bewusstseinen ist nicht das Mitsein, sondern der Konflikt.*"[5]

Tatsächlich gehören Konflikte und Auseinandersetzungen zu einem normalen Verlauf in Beziehungen; es ist weder zu erwarten noch erstrebenswert, dass zwei Menschen immer nur gleicher Meinung und einer Absicht sind. Gerade der Austausch über verschiedene Ansichten und Absichten, Wünsche und Ziele, ein Sich-Auseinandersetzen und danach wieder Sich-Zusammenfinden ermöglicht, voneinander zu lernen und Erfahrungen zu machen, die man allein, ohne die Auseinandersetzung nicht gewonnen hätte. Konflikte in Beziehungen sind nicht zu vermeiden, man soll ihnen auch nicht aus dem Weg gehen; vielmehr soll man sie mit gegenseitigem Verständnis und Respekt an- und aussprechen, miteinander lösen.

In noch ungelösten Konflikten ist es allerdings kein gutes *Sich-auf-den-anderen-Beziehen*, sondern eher ein *Am-anderen-Ziehen*, so dass anstelle einer *Be-Ziehung* zeitweise eine *Ver-Ziehung* oder gar eine *Zerr-Ziehung* entsteht. Das Aneinander-Ziehen kann sehr anstrengend sein, oft lange anhalten und auf diese Weise eine Beziehung belasten und auf Dauer sogar zerstören.

Wieder einen anderen Aspekt in Beziehungen erlebte der sensible Poet Rainer Maria Rilke (1875–1926), als er sich selbst fragte: „*Was sind mir die nahen Menschen mehr, als ein Besuch, der nicht gehen will.*"[6]

Während die Reaktion auf das Erleben von Sartre in Richtung Aggression münden kann, ist die Antwort bei Rilke eher stilles Leiden und Resignation. Bei Mascha Kaléko dagegen spricht sich die klare Sehnsucht nach Beziehung und Liebe aus.

Es gibt drei sehr unterschiedliche, aber natürliche und überall anzutreffende Erlebnisqualitäten von Beziehungen. Alle drei lassen sich weiter steigern und auch ins Pathologische transformieren:

- in Beziehungs(sehn-)sucht bis hin zur Abhängigkeit
- in Beziehungsangst, mit der Folge von Beziehungsunfähigkeit
- in Beziehungsvermeidung bis zu zwanghaft-phobischem Verhalten mit sozialem Rückzug und selbstgewählter vorwurfsvoller Einsamkeit

2. Was kennzeichnet eine Beziehung?

Eine Beziehung entsteht, wie schon gesagt, indem Menschen sich in ihrem wechselseitigen Erleben und Verhalten *aufeinander beziehen.* Dieses *Sich-aufeinander-Beziehen* geht über bloßes Reagieren auf den anderen hinaus, schließt unser Seelenleben mit ein und betrifft den ganzen Menschen. Je mehr dieser sich in seinem seelischen Erleben und Handeln auf einen anderen Menschen beziehen kann, ohne sich selbst dabei zu vergessen, desto reicher und lebensvoller gestaltet sich die Beziehung. Das bedeutet nicht, dass sie einfacher wird.

Allerdings reicht das bloße *Sich-aufeinander-Beziehen* für eine glückende Beziehung noch nicht aus. Die Personen müssen *miteinander ins Gespräch kommen.* Erst dann gelingt Beziehung, kann aus dem *Sich-aufeinander-Beziehen* auch ein wechselseitiges Anerkennen, Mitfühlen, Verstehen und Verständigen werden. Eine Beziehung lebt durch das Gespräch, durch Sprechen und Zuhören, durch Aufmerksamkeit, Interesse, Hinwendung und Empathie. Jede Beziehung braucht angemessene Pflege, liebevolle und wertschätzende Anerkennung, Würde und Respekt. Und das vor allem in den kritischen Zeiten, wenn Verständigung schwierig und Akzeptanz des anderen kaum möglich erscheint.

Da gerade diese Qualitäten in Beziehungen notwendig, aber nicht leicht zu leben sind, erscheinen Unterstützung, Hilfe, Beratung oder Therapie in Krisen oft sinnvoll oder sogar notwendig.

Auseinandersetzungen, Klärungen, Abgrenzungen, Überprüfungen in einem wechselseitigen Beziehungsleben werden zu Fragen, die andere Sichtweisen, neue Klarheiten und Einsichten ermöglichen; sie helfen, Täuschungen zu überwinden, das bedeutet, sie können auch zu Ent-Täuschungen führen und damit die Beziehung ohne Täuschung weiter führen. Die unterschiedlichen Phasen im menschlichen Zusammenleben werden oft als Krisen erlebt. Diese ermöglichen Entwicklung und Steigerung in Beziehungen. Sie sind die – notwendigen – Entwicklungsbeschleuniger in Beziehungen.

3. Wie machen sich Beziehungskrisen bemerkbar?

Als typische Warnsymptome für eine sich entwickelnde Beziehungskrise sind die *Abnahme von Zuneigung* und die *Zunahme von Abneigung* zu erleben. Dies spüren die Betroffenen selbst an sich, es erleben auch Mitmenschen, Angehörige, Freund*innen oder Kolleg*innen mit. Weiterhin zeigen sich ein Schwinden von gemeinsamen Interessen und die Zunahme von Desinteresse am andern. Das Vernachlässigen von bisherigen gemeinsamen Aktivitäten, die „Flucht" in den Rückzug oder eine Hinwendung zu Unternehmungen mit anderen Personen. Ein Ausweichen vor direkten Begegnungen, eine „Rettung" in Routine.

Vertrauen und Zuverlässigkeit in den Partner schwinden, Misstrauen und Unzuverlässigkeit nehmen zu. Die Stimmungen werden gereizter, die Geduld lässt zunehmend nach, das gegenseitige Verständnis schwindet, Unverständnis wächst. Bei anhaltend ungelösten Beziehungsproblemen und einem weiteren krisenhaften Fortgang entwickeln sich zunehmend gegenseitige Kränkungen und Respektlosigkeit im Umgang miteinander. Das wechselseitige *Sich-aufeinander-Beziehen* wird zu einem gegenseitigen Ziehen und Aneinander-Zerren. Die mitmenschliche, partnerschaftliche Nähe nimmt ab, die emotionale Distanz wächst spür- und unübersehbar für alle direkt oder indirekt Beteiligten, wie auch für die Außenstehenden. Das erschwert die Situation einerseits, andererseits entsteht die Gefahr der Gewöhnung, „wenn es eh schon alle wissen". Das mindert die Motivation zu einer Veränderung. Die krisenhafte Beziehung kann sich „einfrieren". Jetzt gibt es keine Offenheit mehr, Abwehr, Vorwürfe und Zynismus stellen sich mehr und mehr ein. Damit nimmt oft das Leiden der einen Seite deutlich zu; das führt vielleicht zu dem verzweifelten Versuch einer Klärung – wobei die andere Seite sich in Wortlosigkeit und Gesprächsverweigerung flüchtet. Die Situation wird für beide Betroffenen unerträglich. Seelische und körperliche Beschwerden sind inzwischen offensichtlich, sie rufen spätestens jetzt zu einer therapeutischen Intervention auf: Krisenberatung, gemeinsame oder getrennte Krisenintervention oder -therapie je nach individueller Motivation.

4. Was löst Krisen oder Konflikte aus?

Die Anlässe für Konflikte oder Krisen in Beziehungen sind vielfältig und alltäglich. Die häufigste Quelle ist der ganz normale Alltag, nicht die besonderen Vorkommnisse. Die Möglichkeiten für Missverständnisse lauern überall, ebenso die Risiken einer Kränkung. Sehr viele Krisen in Beziehungen entstehen aus ungelösten und verschleppten Konflikten, die gar nicht oder nicht richtig angesprochen wurden. Auf diese Weise entwickeln sich Beziehungskrisen langsam über eine unter Umständen lange Zeit hinweg (Wochen bis Monate, manchmal Jahre). Je länger die Konflikte schwelen und je mehr sich ansammelt an Unzufriedenheit und Missverständnissen, desto schwerer und langwieriger sind sie dann noch in Gesprächen zu lösen. So entsteht aus manchmal kleinen Konflikten eine schwere Krise in der Beziehung. Diese bahnt sich mit den oben genannten Warnsymptomen an und ist an ihnen erkennbar. Solange Gespräche der Beziehungspartner*innen möglich sind, sollte man sie immer versuchen und vermitteln.

Unausgesprochene Missverständnisse, Enttäuschungen und Auseinandersetzungen können als ungelöste Konflikte chronifizieren und zu Krisen und Kränkungen mit verschiedenen Folgen führen, wie z.B. Trennungen, seelische und psychosomatische Krankheiten.

Es gibt allerdings auch spezifische Krisenanlässe: sei es ein Wort, eine Erwartung mit Enttäuschung, eine Kränkung/seelische Verletzung oder eine Demütigung. Daraus können sich schlagartig schwere Krisen in Beziehungen entwickeln, oft mit gravierenden Folgen für die Betroffenen.

4.1 Ein falsches Wort

Es braucht oft nur ein einziges falsches Wort, und die Kränkung sitzt tief.

„Kannst du vielleicht auch mal etwas mithelfen, anstatt immer nur vor deinen Computerspielen zu hocken? Du bist wirklich völlig nutzlos, bringst einfach nichts auf die Reihe!"

Eine solche Bemerkung, offensichtlich in einer alltäglichen, emotional stressigen Situation geäußert (und vielleicht „gar nicht so gemeint"), kann in der Seele des angesprochenen jungen Menschen eine tiefe Wunde schlagen, die noch lange im Leben nachwirkt.

Es sind nicht nur körperliche Verletzungen, die zu Wunden führen; seelische Verletzungen heilen meist langsamer und bereiten länger Schmerzen als physische. Ein falsches Wort trifft oft schmerzlicher als ein Messer. Durch ein falsches Wort fühlen sich die Betroffenen getroffen, gekränkt, beleidigt und verletzt – manchmal so tief, dass die Folgen nicht wieder gut zu machen sind. Es kann ein falsches Wort das Ende einer Beziehung bedeuten – oder den Beginn eines langen und zähen Konflikts.

Ein Wort kann hilfreich, unterstützend, verständnisvoll, liebevoll, sogar heilend wirken – aber es kann auch brutal sein oder gemein, nachhaltig und kränkend.

Worte

Manche Worte gibt's, die treffen
wie Keulen, doch manche
schluckst du wie Angeln
und schwimmst weiter und
weißt es noch nicht.[7]

Hugo von Hofmannsthal (1874-1925)

Worte kommen aus der Seele, bewusst oder unbewusst ausgesprochen, absichtsvoll oder nachlässig, gezielt oder zufällig; sie wirken weiter, wenn sie einmal gesagt sind. Worte gehören nicht den Sprechenden, sondern den Hörenden. „*Was ich gehört habe, gehört mir, das kann mir keiner mehr nehmen.*" Einmal ausgesprochen, entfalten Worte ihre ganz eigenen Wirkungen, unaufhaltsam.

Unaufhaltsam

Das eigene Wort,
wer holt es zurück,
das lebendige,
eben noch ungesprochene
Wort?

Wo das Wort vorbeifliegt
verdorren die Gräser,
werden die Blätter gelb,
fällt Schnee.
Ein Vogel käme dir wieder.
Nicht dein Wort,
das eben noch ungesagte,

in deinen Mund.
Du schickst andere Worte
hinterdrein,
Worte mit bunten, weichen Federn.
Das Wort ist schneller,
das schwarze Wort.
Es kommt immer an,
es hört nicht auf an-
zukommen.

Besser ein Messer als ein Wort.
Ein Messer kann stumpf sein.
Ein Messer trifft oft
am Herzen vorbei
Nicht das Wort.
Am Ende ist das Wort,
immer
am Ende
das Wort.[8]

Hilde Domin (1909-2006)

Hilde Domin trug dieses Gedicht gern bei ihren Lesungen selbst vor, so auch vor Schulklassen. Eine Schülerin hörte es, fühlte sich stark davon berührt und persönlich angesprochen. Einige Zeit später passierte es, dass sie unachtsam in einer emotionalen Erregung ihre Mutter mit einem falschen Wort kränkte. Daraufhin fühlte sie sich unglücklich, was sie angerichtet hatte. In dieser Situation erinnerte sie sich an das Gedicht *Unaufhaltsam* von Hilde Domin. *„Ich las es noch einmal und hatte bei jedem Wort das Gefühl, es sei für mich geschrieben"*, so die Schülerin in einem Brief an die Dichterin. Und weiter: *„In der Schule, bei der Lesung, habe ich das Gedicht schon gut gefunden. Aber die eigentliche Bedeutung erfasste ich erst gestern, als es mich vom Gefühl her so direkt traf – ich hatte, zum bisher ersten Mal, glaube ich, die Erfahrung gemacht, wie vernichtend Worte sein können, und dass niemand sie zurückholen kann. Ich war verzweifelt und ohnmächtig, fühlte mich gefangen in den Wörtern, die ich so unachtsam ausgesprochen hatte. Etwas später jedoch forderte mich der Schluss zum Widerspruch heraus. Ich konnte den Gedanken nicht ertragen, meiner Mutter eine so unheilbare Wunde zugefügt zu haben."*[9] So weit der Brief der Schülerin an Hilde Domin. In ihren eigenen Konflikt mit der Mutter, der zu einer echten Beziehungskrise geführt hatte, insofern die beiden nicht mehr miteinander sprechen konnten, sich nur noch missverstanden, brachte sie durch das Gedicht und ihre Gedanken dazu eine entscheidende Bewegung. Sie schrieb für ihre Mutter das Gedicht von Hilde Domin ab, versehen mit der Bemerkung, *„der Schluss dürfe so nicht stehen bleiben."* Es kam daraufhin zu einer längeren Aussprache zwischen Mutter und Tochter, während derer sie sich wieder verständigen und ihre Krise überwinden konnten. Aus dieser Erfahrung schrieb die Schülerin einen neuen Schluss zu dem Gedicht von Hilde

Domin und schickte ihre Version an die Dichterin. Die Zeilen der Schülerin lassen sich wie eine Fortsetzung des ursprünglichen Gedichts lesen:

Zeit
braucht sie,
die Wunde;
Zeit und Zärtlichkeit, um zu
heilen.
Das verdorrte Gras braucht
Zeit
und die behutsame Hand des Gärtners.
Auch die Bäume werden
erst im Frühling wieder grün.
Doch dann
– erst zögernd zwar –
schmilzt der Schnee
unaufhaltsam.

Es ist sicher eine allgemeine Erfahrung, dass es sowohl die radikale Variante der Dichterin gibt als auch die versöhnliche der Schülerin, dass es doch noch mal gut gegangen ist. Und dass sich jeder Versuch lohnt, eine Krise, einen Konflikt in einer Beziehung durch ein Gespräch zu lösen – durch liebevolle und versöhnliche Worte. Denn Worte können auch heilen.

Kleine Auseinandersetzung

Du hast mir nur ein kleines Wort gesagt,
Und Worte kann man leider nicht radieren.
Nun geht das kleine Wort mit mir spazieren
Und nagt…
So ein paar kleine Silben können kränken.
– ob dies das letzte Wort gewesen ist?[10]

Mascha Kaléko

4.2 Eine unerfüllte Erwartung

„Sie haben mich nicht nur nicht eingeladen – ich wäre auch gar nicht gekommen!"

Mit dieser, wahrscheinlich George Bernard Shaw (1856-1950) zuzuschreibenden Antwort auf eine erwartete, aber nicht erhaltene Einladung konnte er sich über die sonst eingetretene Kränkung hinweghelfen. Das gelingt freilich nicht immer so leicht, wie es in dem Zitat klingt.

Erwartungen gehören zu unserem Leben; an andere Menschen gerichtet haben sie oft zwei Eigenschaften: sie werden meist nicht ausgesprochen – und sie werden oft auch nicht erfüllt. Das scheint eine Schwierigkeit zu sein, mit der man rechnen muss, wenn man sich auf Erwartungen einlässt. Man kann sie selbst an andere haben – aber auch von andern an einen selbst gerichtet spüren oder vermuten. Und Erwartungen kann man an sich selbst haben. Diese sind oft schwer zu erfüllen, weil sie besonders anspruchsvoll sind.

Deshalb sollte man sich seiner Erwartungen an andere und an sich selbst klar und bewusst sein und mit sich zu Rate gehen, ob sie angemessen und erfüllbar sind; und man kann sich fragen, welche Erwartungen wohl an einen selbst gerichtet werden – und wie man mit diesen umgehen möchte. Es geht nicht darum, unausgesprochene Erwartungen anderer zu erfüllen! Damit macht sich kein Mensch auf Dauer glücklich. Vielmehr ist es besser, Erwartungen rechtzeitig anzusprechen bzw. nachzufragen, ob und welche vielleicht bestehen, bevor Enttäuschungen eintreten.

Wenn man überzeugt ist, dass die Erwartungen (an andere) angemessen und vertretbar sind, darf man diese aussprechen. Und nur wenn man sie an der richtigen Stelle ausgesprochen hat, lässt sich mit Recht und Spannung beobachten, wie sich die Angelegenheit entwickelt: ob aus der Erwartung eine Erfüllung wird oder eine Enttäuschung.

Auch über Erwartungen, die von anderen an einen selbst gerichtet sind oder sein könnten, sollte man frei sprechen; so lassen sie sich rechtzeitig klären und manche Enttäuschungen und Missverständnisse vermeiden.

Erwartung, Erfüllung und Enttäuschung bilden ein inkommensurables Dreieck: zunächst sind uns alle drei Größen unbekannt. Wir hoffen, dass auf unsere Erwartung Erfüllung eintritt – und wir bemerken mit Erstaunen, dass sich viel häufiger Enttäuschung einstellt.

Erwartungen, die man nicht ausspricht, lassen sich nicht erfüllen. Erwartungen, die wir aussprechen, sollten gut geprüft sein, denn sie können diejenigen, an die sie gerichtet sind, in eine schwierige Situation bringen. Wir wissen es aus eigener Erfahrung: werde ich mit einer Erwartung an mich konfrontiert, so muss ich überlegen, bewerten und entscheiden, wie ich damit umgehe: ob ich die Erwartung überhaupt erfüllen kann und ob ich es will (wenn ich es kann), ob es bestimmte Gründe gibt, mich so oder so zu verhalten, oder ob ich die Erwartung schlicht erfüllen muss (um Schlimmes zu verhüten) – je nach dem, wer diese an mich stellt.

Das gilt auch für die eigenen Erwartungen an sich selbst, die oft eine Quelle von Überforderung darstellen.

Immer ist es besser, existierende Erwartungen auszusprechen, vielleicht vorsichtig als Frage formuliert, dann können alle Beteiligten erkennen, woran sie sind – und Enttäuschungen lassen sich vermeiden, indem man die Erwartungen klärt und ihre möglichen Erfüllungen oder notwendige Variationen bespricht.

Psychologisch schwieriger ist das Problem mit den unausgesprochenen Erwartungen. *„Henry sah ich die ganze Woche nicht ... Ich wusste nicht, wo Henry war, warum er mir nicht gesagt hatte, dass er verreist. Und ich wunderte mich über mich selbst, darüber, dass ich von Henry erwartete, sich abzumelden. Wir waren nicht füreinander verantwortlich. Keiner schuldete dem anderen etwas.*

Ich versuchte, nicht mehr an ihn zu denken. Ich ärgerte mich, dass ich so schnell bereit war, mich aufzugeben.“[11]

So reflektiert die namenlose Ich-Erzählerin in der Novelle von Christoph Hein „Der fremde Freund/Drachenblut“ ihre auftauchende Erwartung an einen „fremden Freund“, den sie erst eine sehr kurze Zeit kennt.

Wir reagieren unseren näheren Mitmenschen gegenüber sehr schnell mit – oft unberechtigten und überzogenen – Erwartungen. Diesen inneren seelischen Vorgang bewusst zu bemerken und zu reflektieren, um selbst zu prüfen und zu entscheiden, ob unsere bestehenden Erwartungen überhaupt angemessen sind und wie wir dann mit ihnen umgehen wollen, eine solche Reflexion gelingt uns nur selten. Und dann werden wir womöglich feststellen, wie die Ich-Erzählerin in Christoph Heins Novelle, dass wir uns mit der Erwartung vielleicht „selbst aufgeben“, weil wir auf den Mitmenschen etwas projizieren und von ihm erwarten, was wir selbst erfüllen sollten: zum Beispiel Nähe, Verlässlichkeit und Vertrauenswürdigkeit.

Die unausgesprochenen und nicht bewusst reflektierten Erwartungen sind eine sichere Quelle für Enttäuschungen und nachfolgend für Kränkungen. So entwickelt sich schnell eine Beziehungskrise mit der besonderen Schwierigkeit, dass sehr viel unbewusste Dynamik in ihr wirkt, die eine Bearbeitung beeinträchtigt.

Erwartungen, die sich aus Erfahrungen bilden, sind meist bewusst und lassen sich von uns in ihrer Angemessenheit einschätzen und beurteilen. Unbewusste Erwartungen hingegen entstehen in uns oft aus unbewussten oder uneingestandenen Wünschen, Hoffnungen, Ängsten oder Befürchtungen. Als Erwartungen bekommen sie eine neue Qualität von Willenskraft, die uns unbewusst drängt, unfrei macht, Druck ausübt und womöglich den oder die Partner*in ebenfalls nötigt. Offenheit und Vertrauen schwinden, Selbstschutz dominiert das Verhalten und täuscht eine Berechenbarkeit vor, die jede Beziehung in eine toxische Falle lockt.

„Ich bin gewitzt, abgebrüht, ich durchschaue alles. Mich wird nichts mehr überraschen. Alle Katastrophen, die ich noch zu überstehen habe, werden mein Leben nicht durcheinanderwürfeln. Ich bin darauf vorbereitet. Ich habe genügend von dem, was man Lebenserfahrung nennt. Ich vermeide es, enttäuscht zu werden. Ich wittere schnell, wo es mir passieren könnte. Ich wittere es selbst dort, wo es mir nicht passieren könnte. Und ich wittere es dort so lange, bis es mir auch dort passieren könnte.“[12] So klingt das Resümee der namenlosen Ich-Erzählerin am Ende der Geschichte: sie ist so weit, nichts mehr an sich heran zu lassen: *„Ich bin auf alles eingerichtet, ich bin gegen alles gewappnet, mich wird nichts mehr verletzen. Ich bin unverletzlich geworden. Ich habe in Drachenblut gebadet, und kein Lindenblatt ließ mich irgendwo schutzlos. Aus dieser Haut komme ich nicht mehr heraus. In meiner unverletzbaren Hülle werde ich krepieren an Sehnsucht nach Katharina ... Meine undurchlässige Haut ist meine feste Burg ... Meine Haut ist in Ordnung. Was mir Spaß macht, kann ich mir leisten. Ich bin gesund. Alles, was ich erreichen konnte, habe ich erreicht. Ich wüsste nichts, was mir fehlt. Ich habe es geschafft. Mir geht es gut. Ende.*“[13]

Ein Mensch, der versucht, sich vor Enttäuschungen aus nicht erfüllten Erwartungen zu schützen, der sich unverletzlich machen möchte, wird in seiner unverletzbaren Hülle erwartungslos „krepieren“.

Ohne Erwartungen können wir nicht leben – und ohne Ent-Täuschungen leben zu wollen, hieße immer in einer (Selbst-)Täuschung zu leben.

Eine Lösung besteht darin, sich über die eigenen Erwartungen bewusst zu werden und sie selbst zu befragen, ehe wir andere damit überfordern. Bewusste und berechtigte Erwartungen soll man dann aussprechen, denn nur so kann man sie erfüllen (oder korrigieren), beide Seiten lernen davon und gewinnen an Zufriedenheit.

4.3 Verletzendes und kränkendes Verhalten

Ein seelisch verletzendes Verhalten von Mitmenschen, sei es im privaten oder im beruflichen Umfeld, führt in den meisten Fällen zu einer Kränkung bei den Betroffenen. Je nach Verhalten und Kränkung (was immer ein sehr persönliches Erleben ist), manifestieren sich die Folgen oft als Beziehungs- oder berufliche Krise und als psychische oder psychosomatische Erkrankung.

Verletzendes und kränkendes Verhalten kann viele Gesichter haben. Von harmlos erscheinenden Beleidigungen, gezielten Unfreundlichkeiten und Nicht-Beachtung berechtigter Anliegen über fehlende Wertschätzung bis zu verweigerter Anerkennung, fehlendem Respekt und Missachtung der Person und ihrer Würde.

Beispiel

Der 36-jährige Abteilungsleiter (verheiratet, zwei kleine Kinder) eines großen Datenverarbeitungsunternehmens hat bereits einen langen beruflichen Weg hinter sich. Nach Schule und Bundeswehr absolvierte er eine Ausbildung im EDV-Bereich, danach das Abitur auf dem zweiten Bildungsweg und anschließend ein BWL-Studium. Zunächst war er in verschiedenen kleineren Firmen tätig, bis er als Projektleiter in einem großen Unternehmen beginnen kann. Hier arbeitet er sich unter großem Einsatz von Kraft und Zeit zum Abteilungsleiter hoch. Nachdem er eine wichtige Aufgabe erfolgreich bewältigen konnte, bekommt er das Angebot, eine ausländische Niederlassung des Unternehmens zu leiten. Allerdings ist diese Filiale ein Sanierungsfall und die Erwartungen an ihn, die Niederlassung wieder in die Gewinnzone zu bringen: mit allen notwendigen Maßnahmen, auch Umstrukturierungen und Entlassungen. Er möchte die Aufgabe nicht übernehmen; hauptsächlich, weil er nicht ins Ausland will, er möchte in der Nähe seiner Familie bleiben. Seine beiden Chefs machen ihm gegenüber deutlich, dass er sie jetzt „nicht hängen lassen dürfe". Sie bieten ihm deutliche finanzielle Verbesserungen, eine lohnende Erfolgsprämie und nach erledigtem Job eine gute Position in Süddeutschland. Er lässt sich darauf ein, in einem Jahr soll alles erledigt sein. Das würde er schon aushalten, sagt er sich und seiner Familie. Er kniet sich in die Aufgabe, arbeitet hart, 14 Stunden täglich und oft noch länger. Er trifft schwierige Entscheidungen, setzt Veränderungen durch, kämpft gegen Widerstände, mit den Sprachproblemen und der anderen Mentalität. Er kommt an seine Grenzen, leidet unter Schlafstörungen, Bluthochdruck, Gewichtszunahme wegen

zu viel und unregelmäßigem ungesundem Essen und unter chronischen Kopfschmerzen. Er nimmt zunehmend mehr Schmerztabletten und Schlafmittel, um überhaupt noch durchzuhalten.
Nach einem Jahr geht es ihm psychisch und physisch schlecht – und ein Ende seines Jobs ist noch gar nicht abzusehen, obwohl er schon einiges erreicht hat. Seine Beziehung zu Frau und Kindern hat erheblich gelitten. Seine Frau macht ihm Vorwürfe, er solle auch an die Familie denken, nicht immer nur an den Beruf. Daraufhin sagt er seinen Chefs, er möchte den Auftrag zurückgeben, er schaffe es nicht so wie von ihm erwartet, ein anderer solle es fertig machen, das Wichtigste habe er durchgeführt. Da bekommt er als Antwort, „er dürfe jetzt nicht schlapp machen, er müsse das vollends durchziehen, sonst habe er keinen Platz mehr in dem Unternehmen".
Diese Kränkung in Form von Missachtung seiner Leistungen und fehlender Wertschätzung der Person führt zu einer schweren Erschöpfungsdepression des Mannes [→ Kapitel IV.2]. Er kommt in stationäre Behandlung, kann sich nur langsam wieder erholen und die berufliche, familiäre und biografische Krise überwinden.

4.4 Demütigendes Verhalten

Zwischen dem gerade beschriebenen verletzenden und kränkenden Verhalten und dem hier zu charakterisierenden demütigenden und ebenfalls seelisch verletzenden Verhalten gibt es keine scharfe Trennung, eher fließende Übergänge. [Wenn verletzendes Verhalten zu seelischer Traumatisierung führt → Kapitel IV]

Demütigendes zwischenmenschliches Verhalten hat allerdings die besondere Eigenschaft, dass es die Würde und das Selbstwertgefühl angreift und Schamgefühl erzeugt, weshalb die Betroffenen sich eher zurückziehen und das Erlebte für sich behalten, als darüber zu sprechen oder sich zur Wehr zu setzen.

Insofern ist demütigendes Verhalten in Beziehungen besonders schlimm, mit meist sehr ernsten Folgen für die Betroffenen.

Wer ein demütigendes Verhalten praktiziert, zeigt damit auch, dass er/sie selbst ein gravierendes Problem hat, sei es mit dem eigenen Selbstwert, mit unbewältigten biografischen Erlebnissen, mit angemessener Konfliktbewältigung oder mit einem respektvollen und wertschätzenden Verhalten.

Beispiel

Ein 35-jähriger Rechtsanwalt mit melancholischem Temperament, verheiratet mit einer Lehrerin, eine Tochter, ist gelegentlich wegen auswärtiger Gerichtsverhandlungen über Nacht weg. Als eine Sitzung überraschend früher endet, fährt er noch am späten Abend nach Hause und kommt nachts daheim an. Er wollte seine Frau überraschen, deshalb hatte er nicht angerufen. Als er ins Schlafzimmer kommt, liegt seine Frau mit einem anderen Mann im Bett. Sie hatte ihn erst am nächsten Tag erwartet. Die Situation ist allen peinlich. Aber der Ehemann fühlt sich gede-

mütigt. Er schämt sich, fragt sich, was er falsch gemacht habe, dass seine Frau ihm das antut. Er entwickelt eine Depression nach diesem demütigenden und verletzenden Erlebnis. Die Ehe gerät in eine Krise.
In der Therapie wird deutlich, dass er auch deutlich anders hätte reagieren können: nicht depressiv, sondern vielleicht verbal aggressiv, seiner Frau, oder auch dem Mann Vorwürfe, dem Ärger Luft machen, die „Schuld" bei seiner Frau oder dem anderen Mann suchen, anstatt bei sich. Dann wäre er vielleicht nicht depressiv geworden. Doch ließ sich durch eine Therapie die Ehekrise in Gesprächen klären und letztlich für beide positiv bewältigen.

Eine ganz andere Situation lag bei dem nächsten Beispiel vor:

Ein 17-jähriges Mädchen E. mit schönen langen blonden Haaren hatte sich in einen etwas älteren Jungen im gleichen Ort verliebt. Er war bereits Auszubildender und spielte im örtlichen Fußballverein. Sie trafen sich gelegentlich, gingen zusammen spazieren oder mit anderen Freundinnen in die Stadt zum Bummeln oder ins Café. Es war alles noch im Werden. Keine feste Beziehung, aber sie war romantisch und hatte Träume. An einem Sonntag war ein wichtiges Fußballspiel und das Mädchen wollte mit einer Freudin gerne dorthin, um „ihren Schwarm" spielen zu sehen. Eigentlich hätten die beiden Freundinnen an diesem Sonntag Mathe lernen sollen, für die Klassenarbeit am Montag. Aber das Spiel und die Möglichkeit, den Jungen zu treffen, waren doch verlockender. E. traf ihren Freund noch vor dem Spiel und sie verabredeten sich danach gemeinsam zur Feier in der Vereinsgaststätte. Ihr Freund hatte zwei Tore geschossen und wurde kräftig gefeiert. Das Mädchen E. war stolz, dass „sie zusammengehörten". Im Lokal legte der Junge die Hand um E.'s Schulter und zog sie an sich. „Hier ist es so stickig", sagte er zu ihr, „Lass uns an die frische Luft gehen". Auf dem Weg nach draußen schob er sie aber in die inzwischen leere Umkleidekabine. Dort, im Dunkeln bedrängte er sie, warf sie auf den Boden, versuchte sie auszuziehen und zu vergewaltigen. Es ging alles so schnell, dass E. gar nicht recht wusste, was ihr passierte. Er war doch eigentlich „ihr Schwarm" – und jetzt diese Rohheit und Gewalt. Er lag schwitzend über ihr und keuchte. Mit ihrer ganzen Kraft gelang es ihr, sich unter ihm zu befreien, rasch aus der engen Umkleidekabine heraus, Bluse und Hose wieder richten, ihre Freundin holen und schnell nach Hause. Kein Wort zur Freundin, keines zuhause. Aber beim Duschen und Zubettgehen hatte sie das Gefühl von Demütigung und Scham. Sie wollte so etwas nie wieder erleben, keine solche „Beziehung" mehr. Zwei Jahre später kam sie wegen einer Anorexie (Magersucht) in meine Behandlung.
Die Folgen dieses demütigenden und verletzenden Verhaltens waren deutlich massiver. Es resultierte nicht nur eine schwere Beziehungskrise mit Trennung, sondern eine Lebenskrise und ernste anorektische Erkrankung für das Mädchen [→ Anorexie, Kapitel IV.1].

5. Wesen und Bedeutung von Beziehungskrisen und Konflikten

Die „Neigung“ zu Konflikten und Krisen beruht einerseits auf dem Phänomen Beziehung, dass zwei unterschiedliche Menschen sich aufeinander beziehen (und dabei immer Unterschiede und Differenzen sichtbar werden müssen) – und andererseits in der innerseelischen Situation, die sich im zwischenmenschlichen Konflikt spiegelt: dass in der Seele selbst polare, sich widersprechende Tendenzen am Werk sind: Sympathie – Antipathie, Freude – Schmerz, Liebe – Hass, Vertrauen – Angst und Sorge. In der Seele wirken diese Kräfte als polare, sich ergänzende und wechselseitig bedingende Regungen. In den zwischenmenschlichen Beziehungen sind es die sogenannten „sozialen und antisozialen Triebe“, die Tendenzen, den anderen zu akzeptieren, aber sich dabei selbst nicht zu vernachlässigen, den anderen verstehend gelten zu lassen, und sich gleichzeitig gegen ihn zu behaupten und zu bestehen. Es ist ein Konflikt der Kräfte von Anerkennen und Selbstbesinnung, von Aufopferung und Selbstbehauptung, von Zuwendung und Rückzug, von Anpassung und Autonomie. Diesem Konflikt können wir als Menschen nicht entgehen; wir müssen ihn leben und lösen, d. h. auf-lösen in ein mitmenschliches Geschehen, in einer Beziehung. Diese aber lebt durch das Gespräch, durch den Austausch, durch Interesse, Mitgefühl (Empathie) und Respekt.

Jean-Paul Sartre (1905-1980) hatte, wie oben angedeutet, das menschliche Zusammensein in Begegnung und Beziehung grundsätzlich „zum Scheitern verurteilt“.[14] Den Vorgang der Begegnung mit dem Anderen und der Beziehungen zwischen Menschen beschrieb Sartre als einen Kampf: *„Alles, was für mich gilt, gilt auch für den Andern. Während ich versuche, mich vom Zugriff des Andern zu befreien, versucht der Andere, sich von meinem zu befreien; während ich danach trachte, den Andern zu unterwerfen, trachtet der Andere danach, mich zu unterwerfen. Es handelt sich hier keineswegs um einseitige Beziehungen zu einem Objekt-an-sich, sondern um gegenseitige und veränderliche Beziehungen ... Der Konflikt ist der ursprüngliche Sinn des Für-Andere-seins.“*[15]

Dieser Konflikt ist bei Sartre primär ein zwischenmenschlicher, wie oben schon erwähnt: *„Die Hölle, das sind die anderen.“*[16] Er resultiert einerseits aus der Unmöglichkeit einer Lösung zwischen Unterwerfung und Befreiung im Wechselspiel einer Beziehung, andererseits auch aus der Unaufrichtigkeit sich selbst wie auch den Anderen gegenüber. So blieb für Sartre der Konflikt das Wesen der zwischenmenschlichen Beziehung.

Bei Martin Buber (1878-1965) sind Begegnung und Beziehung Grundelemente des Menschseins. Für ihn gehören Wahrnehmung und Anerkennung des Anderen in Begegnung und Beziehung zur Entwicklung des eigenen Ich: *„Der Mensch wird am Du zum Ich.“*[17] Für Buber war es das Gespräch, der Dialog zwischen Ich und Du, der die zwischenmenschliche Beziehung kennzeichnet und ihr die Chance des Gelingens eröffnet. *„Die Sphäre des Zwischenmenschlichen ist die des Einander-gegenüber; ihre Entfaltung nennen wir das Dialogische.“*[18] In der Begegnung, die sich durch das Gespräch gestaltet und bei dem es auf das Anerkennen und Verstehen des Gegenübers ankommt, sah Buber Aufgabe und Chance zwischenmenschlicher Beziehung. Dies nannte er die „personale Vergegenwärtigung“ im Sinne einer gelingenden Begegnung.

Rudolf Steiner (1861-1925) beschrieb den Beziehungskonflikt und dessen bewusste Lösung als wesentliche Elemente der Begegnung und zwischenmenschlicher Verhältnisse. Aber dieser Konflikt ist zunächst und primär ein innerseelischer und wird erst in Folge einer ungeeigneten Bearbeitung oder mangelhaften Lösung zu einem psychosozialen Konflikt. Es ist der Konflikt zwischen den *„sozialen und den antisozialen Impulsen oder Trieben im Menschen"*. Wobei mit *Trieb* nichts *„Animalisches"* oder *„instinktives, bloß unbewusstes"* von Steiner gemeint war, sondern, *„wenn wir von sozialen Trieben sprechen, meinen wir: Wir stehen im Bewusstseinszeitalter, und der Trieb will eben ins Bewusstsein herauf."*[19]

Aber zunächst wirken diese Triebe doch noch unterbewusst im Menschen: *„Die Dinge, die ich bespreche, gehen natürlich alle unterbewusst vor sich."*[20] Mit diesen sich widersprechenden Trieben sind nicht Sympathie und Antipathie gemeint, sondern genau die oben bereits angedeuteten polaren Tendenzen von Zuwendung zum Verstehen des Anderen und Rückwendung zur Selbstvergewisserung. Diese innerseelischen Gegentendenzen: den Anderen Anerkennen-Wollen und selbst Anerkannt-werden-Wollen, sind Resultat der sozialen und antisozialen Triebe im Menschen, die sich ganz notwendig und natürlich gegenüberstehen. Es ist deutlich, dass es hier nicht um ein Entweder-oder gehen kann, sondern um ein ausgeglichenes Sowohl-als-auch, in einem rhythmischen Wechsel. *„Sehen Sie, ein Gegenüberstehen von Mensch zu Mensch ist seiner Wirklichkeit nach etwas recht kompliziertes! ... Was geschieht in der Gesamtwirklichkeit, wenn ein Mensch dem andern gegenübersteht? – Da geschieht nichts Geringeres, als dass eine gewisse Kraft wirkt von Mensch zu Mensch hinüber."*[21]

„So dass Sie, wenn Sie einem Menschen gegenüberstehen, immer in folgenden Konflikten drinnenstehen: Dadurch, dass Sie ihm gegenüberstehen, entwickelt sich in Ihnen immer die Tendenz, zu schlafen, das Verhältnis im Schlafe zu ihm zu erleben; dadurch, dass Sie nicht aufgehen dürfen im Schlafen, dass Sie nicht versinken dürfen im Schlafen, regt sich in Ihnen die Gegenkraft, sich wachzuhalten. Das spielt sich immer ab im Verkehr von Mensch zu Mensch: Tendenz zum Einschlafen, Tendenz, sich wachzuhalten. Tendenz sich wachzuhalten ist aber antisozial in diesem Fall, Behauptung der eigenen Individualität, der eigenen Persönlichkeit gegenüber der sozialen Struktur in der Gesellschaft. Einfach indem wir Mensch unter Menschen sind, pendelt unser inneres Seelenleben zwischen Sozialem und Antisozialem hin und her."[22]

Diese innerseelische Situation bildet sich im sozialen, zwischenmenschlichen Zusammenleben ab: in den ubiquitären Konflikten, in den vielfältigen Beziehungskrisen, in den psychosozial bedingten Kränkungen und Krankheiten.

„Da findet etwas wie ein sehr komplizierter Prozess statt, wenn wir den anderen wahrnehmen. Wir stehen ihm gegenüber: er nimmt gewissermaßen unsere Aufmerksamkeit in Anspruch und schläfert uns für einen ganz kurzen Augenblick ein. Er hypnotisiert uns, er schläfert uns ein für einen Augenblick. Unser Menschheitsgefühl wird dadurch tatsächlich für einen ganz kurzen Augenblick wie in Schlaf versetzt. Wir wehren uns dagegen und machen unsere Persönlichkeit geltend.

Das ist nun wie der Pendelausschlag: Schlafen in dem anderen, Aufwachen in uns selbst, wiederum dadurch Schlafen in dem anderen, Aufwachen in uns selbst. Und dieser komplizierte Prozess des Hin- und Herpendelns zwischen dem Einschlafen in den anderen und Aufwachen in uns selbst, der findet in uns statt, wenn wir dem anderen gegenüberstehen. Das ist ein Vorgang in unserem Wollen. Wir nehmen ihn nur nicht wahr, weil wir unser Wollen gar nicht wahrnehmen.

Aber dieses fortwährende Hin- und Hervibrieren, das findet statt, wie es in meiner ‚Philosophie der Freiheit' beschrieben ist. Sehen Sie, in diesem Vibrieren zwischen dem Einschlafen in dem anderen und Aufwachen in uns selbst haben Sie das Urelement, gewissermaßen das Atom des sozialen Zusammenlebens der Menschen.

Das ist das Urelement desjenigen, was soziales Leben von Mensch zu Mensch ist."[23]

Konflikte und Krisen in Beziehungen gehören also zum normalen zwischenmenschlichen Verhältnis, und es kann nicht die Aufgabe sein, diese Konflikte und Krisen stets zu vermeiden, sondern sie zu lösen, indem wir uns die gegensätzlichen Tendenzen bewusst machen und sie bei uns selbst und unseren Mitmenschen respektieren.

Beziehungskonflikte und Krisen lassen sich in jedem Fall als Aufforderung verstehen, den Mitmenschen und sich selbst mit Offenheit, Liebe, Respekt und Wertschätzung zu begegnen.

6. Wie lassen sich Beziehungskrisen bewältigen?

Beziehungskrisen sind nicht pathologisch, sondern natürliche Ereignisse des menschlichen Zusammenlebens. So sollte man sie annehmen, wenn sie auftreten. Aber sie können pathogen wirken, d. h. bei Nicht-Bewältigung sind Erkrankungen als Folge möglich.

Beziehungskrisen haben immer das Potential zu Chance oder Scheitern für die Betroffenen. Es kommt auf den Umgang und die innere Haltung an, ob Bewältigung gelingt oder ob Überforderung und ein Scheitern (eventuell mit Erkrankung) die Folgen sind. Aus der bisherigen Beschreibung geht hervor, dass sich Beziehungen vor allem auf den Qualitäten des *Aufeinander-Zugehens*, des *Sich-aufeinander-Beziehens* und des *Ins-Gespräch-Kommens* beruhen. In diesen wechselseitigen Bewegungen entfalten sich in glückenden Beziehungen Anerkennung und Respekt, gegenseitiges Verstehen, Vertrauen und Wertschätzung.

In Krisen und Konflikten sind diese positiven Eigenschaften offensichtlich vermindert, beschädigt, gestört oder zerstört. Und es entwickeln sich oft negative Emotionen mit einer eigenen Dynamik. Dieser emotionalen Eigendynamik sollte man nicht lange nachgeben, sonst können zu tiefe Kränkungen entstehen und eine gesunde Klärung erheblich erschweren.

Um eine Krise zu bewältigen und zu lösen (von den beiden Partnern gemeinsam oder mit therapeutischer Hilfe), bedarf es von beiden Beteiligten die Bereitschaft, sich selbst zu bewegen und einen Schritt auf den andern zuzugehen, damit dadurch wieder Begegnung entsteht.

Wenn in der Begegnung ein Gespräch möglich wird und darin ein wechselseitiges Sich-aufeinander-Beziehen entsteht (z. B. durch therapeutische Unterstützung), mit Hören und Gehört-Werden, Anerkennen und Anerkannt-Werden, ohne in gegenseitigen Vorwürfen und Schuldzuschreibungen zu erstarren, so klärt das gegenseitige Ausgangspunkte und es resultieren entweder wechselseitige Akzeptanz und ein Wieder-Zusammenkommen (z.B. mit neuen Verabredungen, therapeutisch unterstützt und begleitet) – oder eine Trennung, vielleicht in gegenseitigem Verständnis, die wiederum neue Chancen im Leben bieten kann.

Literatur

1 Plath, S.: Zitiert nach Hetmann, F.: So leicht verletzbar unser Herz. Die Lebensgeschichte der Sylvia Plath. Beltz & Geldberg Verlag Weinheim Basel 1989. S. 25.
2 Buber, M.: Das Dialogische Prinzip. Verlag Lambert Schneider Heidelberg 1977. S. 15.
3 Kaléko, M.: In meinen Träumen läutet es Sturm. Gedichte und Epigramme aus dem Nachlass. Deutscher Taschenbuch Verlag München 1978. S. 157.
4 Sartre, J.-P.: Die Dramen. Rowohlt Verlag Reinbek 1965. S. 42.
5 Sartre, J.-P.: Das Sein und das Nichts. Rowohlt Verlag Reinbek 1993. S. 747.
6 Rilke, R. M.: Zitiert nach Klages, W.: Der sensible Mensch. Enke Verlag Stuttgart 1978. S. 131.
7 von Hofmannsthal, H.: Die Gedichte. Insel Verlag Frankfurt/Main 2000.
8 Domin, H.: Rückkehr der Schiffe. Gedichte. Fischer Verlag Frankfurt/Main 1994.
9 Domin, H.: Das Gedicht als Augenblick von Freiheit. Frankfurter Poetik-Vorlesungen. Fischer Verlag Frankfurt/Main 1995. S. 54ff.
10 Kaléko, M.: Das lyrische Stenogrammheft. Rowohlt Verlag Reinbek 1993. S. 55.
11 Hein, C.: Der fremde Freund/Drachenblut. Suhrkamp Verlag Frankfurt/Main 2020. S. 46.
12 Ebd. S. 173.
13 Ebd. S. 173 und 175.
14 Kampits, P.: Jean-Paul Sartre. Verlag C.H. Beck München 2004. S. 66. Sartre, J.-P.: Das Sein und das Nichts. Rowohlt Verlag Reinbek 1993. S. 637.
15 Sartre, J.-P.: Das Sein und das Nichts. Rowohlt Verlag Reinbek 1993. S. 638.
16 Sartre, J.-P.: Bei geschlossenen Türen. In: Die Dramen. Rowohlt Verlag Reinbek 1965. S. 42.
17 Buber, M.: Das Dialogische Prinzip. Verlag Lambert Schneider Heidelberg 1997. S. 32.
18 Ebd. S. 276.
19 Steiner, R.: Die soziale Grundforderung unserer Zeit (GA 186). Rudolf Steiner Verlag Dornach 1990. S. 160.
20 Ebd. S. 163.
21 Ebd. S. 161.
22 Ebd. S. 163.
23 Steiner, R.: Soziales Verständnis aus geisteswissenschaftlicher Erkenntnis (GA 191). Rudolf Steiner Verlag Dornach 1983. S.171. Vgl. dazu: Steiner, R.: Philosophie der Freiheit (GA 4). Rudolf Steiner Verlag Dornach 1995. S. 258.

KAPITEL III

Biografische Krisen – Lebenskrisen

Lebenslauf

Größers wolltest auch du, aber die Liebe zwingt
All uns nieder, das Leid beuget gewaltiger,
Doch es kehret umsonst nicht
Unser Bogen, woher er kommt.
Aufwärts oder hinab! herrschet in heilger Nacht,
Wo die stumme Natur werdende Tage sinnt,
Herrscht im schiefesten Orkus
Nicht ein Grades, ein Recht noch auch?
Dies erfuhr ich. Denn nie, sterblichen Meistern gleich,
Habt ihr Himmlischen, ihr Alleserhaltenden,
Dass ich wüsste, mit Vorsicht
Mich des ebenen Pfads geführt.
Alles prüfe der Mensch, sagen die Himmlischen,
Dass er, kräftig genährt, danken für Alles lern',
Und verstehe die Freiheit,
Aufzubrechen, wohin er will.[1]

Friedrich Hölderlin (1770-1843)

„Wie alle Menschen hatte auch er während seines Lebens Vorstellungen und Träume in sich getragen. Manches davon hatte er sich selbst erfüllt, manches war ihm geschenkt worden. Vieles war unerreichbar geblieben oder war ihm, kaum erreicht, wieder aus den Händen gerissen worden. Aber er war immer noch da."[2]

Krisen gehören zum Leben. Es kann nicht das Ziel sein, sie zu vermeiden oder zu umgehen – es kommt darauf an, sie zu bewältigen, ihre Botschaften zu verstehen, den Sinn zu erkennen – dann erweisen sie sich als fruchtbar im Leben.

1. Der Mensch und sein Lebenslauf

„Meistens gibt es keinen Plan für den Weg, der vor uns liegt. In der Regel finden wir ihn nur, wenn wir ihn gehen. Und manchmal haben wir das Glück, dabei auf Reserven zu stoßen, von denen wir nicht wussten, dass wir über sie verfügen."[3]

Jeder Mensch hat seinen eigenen Lebenslauf, mit den je eigenen Vorstellungen, Wünschen und Zielen sowie den individuellen Möglichkeiten, damit umzugehen; mit dem Erreichten und dem Unerreichten im Leben, mit dem Geglückten und dem

Missglückten, mit den erfüllten und den unerfüllten Wünschen, mit den Erfolgen und den Rückschlägen, mit den Glücksmomenten und den Krisen, mit Höhepunkten und Schicksalsschlägen. Und jeder lernt auf seine eigene Weise, mit den Hindernissen und Widerständen im Leben umzugehen, die Konflikte zu lösen, die Krisen zu meistern.

Aber kein Mensch geht zu jeder Zeit mit dem, was ihm widerfährt in gleich guter Weise um. Manchmal gelingt uns die Bewältigung einer Herausforderung besser, manchmal schwerer und mitunter gar nicht. Das hängt nicht nur an den Aufgaben, sondern eben auch an uns selbst. Es gibt Zeiten und Situationen, da sind wir „besser drauf", „fitter", innerlich stärker und besser gewappnet, mit Schwierigkeiten fertig zu werden, und es gibt eben auch die anderen Momente, da gelingt es uns nicht so leicht, oder auch gar nicht. Der Mensch ist keine Maschine, die immer gleich funktioniert. Wir machen verschiedene Phasen, Stimmungen und Entwicklungen im Lauf unseres Lebens durch. Und je nach Stimmung und Entwicklungsphase, nach Lebenssituation und -abschnitt, nach Lebensalter und -erfahrung, ändern und entwickeln sich unsere Möglichkeiten, mit den Herausforderungen, Krisen und Konflikten umzugehen.

Unsere Biografie hat keinen geradlinigen Verlauf, sondern eine Entwicklung mit Höhen und Tiefen, mit Forderungen und Förderungen, mit Hindernissen und Gefahren.

Der Lebenslauf eines Menschen ist ein dynamisches Geschehen in verschiedenen Geschwindigkeiten, in hellen und dunklen Farben, mit glatten und kantigen Formen. Jeder Lebenslauf hat seinen eigenen Rhythmus – eingebettet in die großen Rhythmen des Tages, der Jahreszeiten, der Lebensphasen und des Lebens.

1.1 Der Lebenslauf als Flusslauf

Wir können beim menschlichen Lebenslauf metaphorisch an einen Flusslauf denken: Ein Fluss, der von der Quelle aus seinen Lauf nimmt, wie das Leben auch „seinen Lauf nimmt". Der Fluss sucht sich, wie das Leben, seinen ihm passenden, zu ihm gehörenden Weg. Jeder Fluss formt sich sein Bett, das ihn führt, findet seine Täler zwischen den Bergen, seine Ebenen zum Ausruhen, seine Felsen oder Hindernisse zur Überwindung. Der Fluss fließt über Steine oder trägt sie mit sich, er überwindet Wehre und Hindernisse, fällt manchmal metertief herab, um sich danach wiederzufinden und prägt mäandernd der Landschaft seinen Charakter ein. Er findet Freundinnen und Freunde in Bächen und anderen Flüssen, mit denen er sich verbindet. Schwächere oder kleinere nimmt er in sich auf und lässt sie in seinem Bett fließen, größeren schließt er sich vertrauensvoll an, um den weiten Weg zur Mündung in ein Meer, das Ziel aller Ströme, zu erreichen. Nie steht der Fluss natürlicherweise still, immer fließt, bewegt, entwickelt er sich auf sein Ziel hin. Nie steigt deshalb, wie ein altes geflügeltes Wort sagt, ein Mensch zweimal in denselben Fluss.

Trifft dieser Satz, trifft das Bild vom Flusslauf als ein Gleichnis auch auf den menschlichen Lebenslauf zu?

Mit dem Lebenslauf hat es eine besondere Bewandtnis: einerseits ist er individuell und ganz eigen für jeden Menschen. Es ist jeweils eine ganz persönliche Lebensgeschichte, mit der sich jeder als Individuum identifiziert, und kein Lebenslauf gleicht einem anderen.

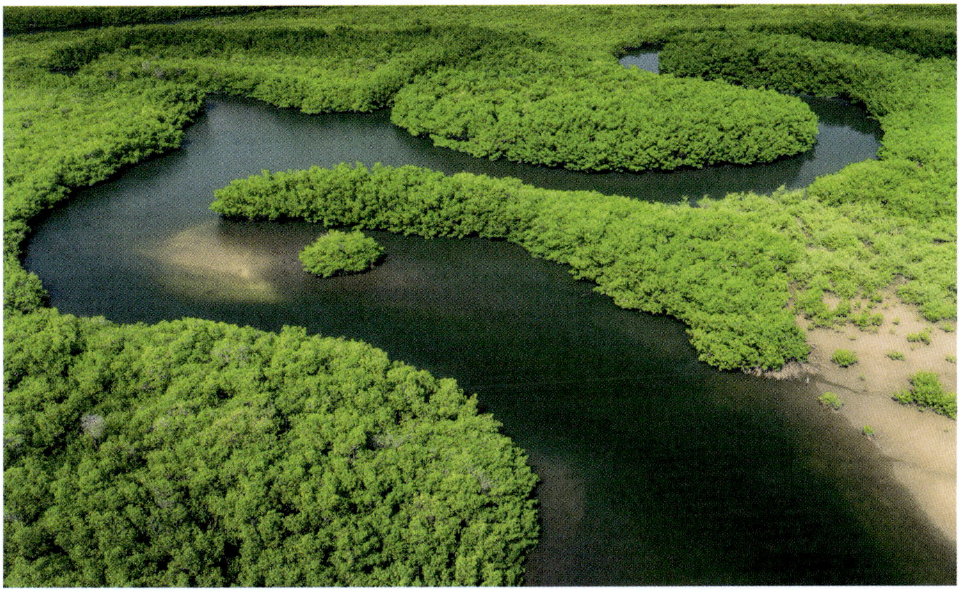

Flusslauf im Amazonas-Regenwald[4]

Andererseits folgt jede Biografie aber auch Gesetzen, die in allen Lebensläufen vorkommen und – in Variationen – für alle Menschen Gültigkeit haben. So ist jede Biografie eingebettet in Gesetzmäßigkeiten, denen sie folgt, ob der Mensch es weiß oder nicht, ob er es will oder nicht.

Wie der Fluss seinem Bett folgt, das Folge und gleichzeitig Führer seines Laufes ist, so ist es auch mit den biologischen Gesetzen in der Biografie des Menschen. Sie sind (genetische) Folge unserer Herkunft und Führer unserer Entwicklung, d.h. sie prägen (allerdings nicht alleine) unseren Lebenslauf. Sie wirken als etwas Überpersönliches in den individuellen Lebenslauf hinein. Es sind zum Beispiel die Gesetzmäßigkeiten der biologischen, psychologischen und geistigen Reifung, die wir als biografische Entwicklung zusammenfassen und die in allen Lebensläufen, wenn auch in sehr unterschiedlichen Variationen, zum Ausdruck kommen und die sich in Phasen innerhalb der Biografie vollziehen.

Allgemeinverbindlich sind die biologischen Gesetze der körperlichen Entwicklung: Geburt und Tod als die entscheidenden Eckpfeiler jeden Lebens. Dazwischen vollziehen sich die kindliche Entwicklung von Stehen, Gehen, Sprechen und Denken in den ersten drei Lebensjahren, dann der erste Gestaltwandel (mit ca. 5 Jahren), Zahnwechsel, Schulreife, zweiter Gestaltwandel (mit ca. 12 Jahren), Geschlechtsreife (zwischen 11 und 15), dann Abschluss des Körperwachstums (mit ca. 18 Jahren). Der Wendepunkt der organischen Leistungsfähigkeit ist nach dem Maximum mit ca. 35 Jahren erreicht, damit beginnt der organisch-körperliche Abbau – und es eröffnen sich neue, gesteigerte Möglichkeiten für seelisch-geistigen Aufschwung.

Die seelische Entwicklung beobachten wir natürlich bereits in den ersten Lebensjahren: äußere und innere Wahrnehmungen und entsprechende Reaktionen, Antworten darauf, wie Lächeln oder Weinen, Schreien und Zufriedensein, Wachen und Schlafen,

Äußerungen von Hunger, Unwohlsein, Freude, Müdigkeit u. a.; schließlich Sprechen und Denken, Ich-Sagen (mit ca. drei Jahren). Es folgen eine erste Abgrenzungsfähigkeit z. B. im Trotzalter mit ca. drei Jahren, zunehmende Erinnerungsfähigkeit, Lernvermögen (Schulreife) in Zusammenhang mit dem Zahnwechsel, der sogenannte „Rubikon" (neun bis zehn Jahre): eine neue Qualität des Erlebens zwischen Ich und Welt; was sich im Trotzalter vorbereitet hat, wird jetzt deutlicher und wacher erlebt. Schließlich erscheint dieses „Distanz-Erleben" in der Pubertät noch deutlicher und manchmal dramatisch in der Identitätsfindung in Sexualität und Gruppenzugehörigkeit – oder erlebter Einsamkeit und Identitätszweifel. Es kommt langsam zu einem eigenständigen Urteilsvermögen in der Phase der Adoleszenz (in drei Etappen: frühe Adoleszenz 11 bis 14, mittlere Adoleszenz 14 bis 18, späte Adoleszenz 18 bis 21 – Adoleszenz lateinisch *adolescere* = heranwachsen, die Lebensphase zwischen Kindheit und Erwachsensein). Im Rahmen der späten Adoleszenz, nach Abschluss der äußeren körperlichen Reife (Wachstum), beginnt die eigentliche seelische Entwicklung, angeregt durch die sogenannte „Ich-Geburt" zwischen 18 und 21 Jahren, d. h. den Wechsel der Ich-Tätigkeit von primär unbewusster leiblicher Aktivität zu mehr und mehr seelischer und potenziell wachbewusster Wirksamkeit in der Seele.

Diese Entwicklung der leibunabhängigen Seele umspannt die mittlere Lebenszeit, die Jahrsiebte [→ Abschnitt 1.4] vier, fünf und sechs bzw. (infolge einer Verlangsamung der seelischen Entwicklung gegenüber einer Akzeleration der körperlichen) die Jahre zwischen 18 und 55.

An diese ausgedehnte Lebenszeit schließt sich, nach Abschluss der seelischen, – zukünftig – die geistige Entwicklung an. In einer neuen Umwandlungsarbeit des Ich an den Wesensgliedern des Menschen zu den geistigen Gliedern: Geistselbst, Lebensgeist und Geistesmensch.

Diese Entwicklung der geistigen Wesensglieder ist heute noch eine zukünftige Aufgabe für den Menschen. Aber es deuten sich schon neue seelisch-geistige Fähigkeiten an wie z. B. Gelassenheit und Innigkeit (im Gefühlsleben), Klarheit und Erfahrenheit (im Sinne einer Altersweisheit im Gedankenleben), Vorbildlichkeit im Wesentlichen, im verwirklichten So-Sein aus Besonnenheit (im Willensleben).

In dem Vergleich von Lebens- und Flusslauf sind im metaphorischen Sinn einige Ähnlichkeiten und Entsprechungen festzustellen: Quelle und Mündung, Weg und Ziel, Flussbett sowohl selbstgebildet als auch führend im weiteren Verlauf (Folge und Führer), Anschlüsse in Beziehungen (Aufgehen in oder Aufnehmen von anderen), Berge, Täler, Hindernisse, Steine, Wehre und andere Ereignisse im Verlauf, die alle zu bewältigen sind. Manche großen Flüsse bilden eigene Täler, machen Überschwemmungen, bilden Wasserfälle oder Seen, manche lassen sich gewaltsam stauen und verlangsamen; alle Flüsse finden ihren Weg – oder sie versiegen im Land. Sie sind fruchtbar für ihre Landschaft, manchmal gefährlich bei Überschwemmungen, gelegentlich trocknen Flüsse aus, meist durch Einflüsse des Menschen oder klimatische Veränderungen.

Alles ist bildhaft zu verstehen und behutsam auf den menschlichen Lebenslauf zu übertragen.

1.2 Patchwork-Biografie

Als einen weiteren Vergleich findet man in der aktuellen Biografie-Literatur das Bild vom Patchwork, der Patchwork-Biografie (wie auch von Patchwork-Familien), von einem Flickwerk, Flickenteppich: Die Biografie bildet sich wie aus mehreren Stücken oder Flecken zusammengesetzt, vielleicht zufällig, oder von verschiedenen Anlässen angeregt, ergibt sich ein wechselhaftes, buntes Bild: keine Geradlinigkeit, wechselnde Lebenspartner, mit Kindern aus verschiedenen Beziehungen, diverse Ausbildungen und Berufstätigkeiten, neue Karrieren und immer wieder Aufstiege, Krisen und Neuanfänge. Dies scheint der modernen Biografie-Entwicklung in ihrer bunten Vielfältigkeit und Variationsmöglichkeiten mehr zu entsprechen als der in Mäandern und Windungen ruhig auf sein Ziel hinströmende Fluss.

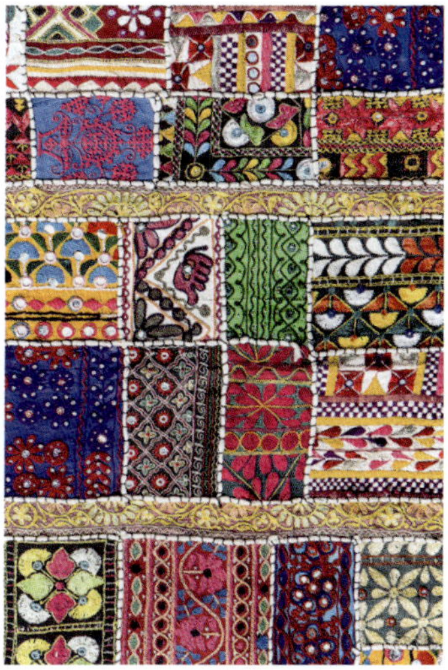

Flickenteppich aus Stoffresten[5]

1.3 Biografie als Lebensmosaik

Schauen wir bei der Biografie auf die Identitätsbildung und auf die Bewältigung der Lebensereignisse (Life-Events), so können wir diesen Prozess mit der Gestaltung eines Mosaiks vergleichen. Ein Mosaik ist ein künstlerisches Gebilde aus verschiedenfarbigen, unterschiedlich geformten Teilen, aus verschiedenen Materialen, die sich zu einem Gesamtbild zusammensetzen, so dass daraus eine Darstellung, ein Bild wird. Die Motive sind frei wählbar.

In diesem Sinn lässt sich mitunter auch die Biografie verstehen: aus einer Vielheit von vorgefundenen oder herbeigebrachten Steinen, verschiedener Größe, Farbe und Beschaffenheit, bunte, helle, dunkle, glatte, raue, kantige, runde, spitzige, geschmeidige, leuchtende oder matte, trübe oder schwarze, versuchen wir nach Sichten und Sammeln, Ordnen und Planen, nach Wunsch und Geschmack, nach Vorstellung und Ziel, nach Vorsatz und Fähigkeit, ein Gebilde zu schaffen, das zu uns passt. Mit dem wir uns identifizieren, als „unserem Lebensmosaik".

Ein Lebensmosaik zeigt allerdings die besondere Qualität, dass fortlaufend neues Material hinzukommt und mit jedem neuen Stein sich das bisherige Bild erweitert – denn jeder ist einzuarbeiten. Egal, wie der Stein aussieht, ob er uns gefällt, ob er in unser bestehendes Bild passt, oder ob wir meinen, für diesen Stein sei jetzt kein Platz vorhanden ...

Die „biografische Spielregel" ist klar und einfach: alle angelieferten Steine, ob man sie selbst „bestellt" hat, oder ob sie „scheinbar zufällig" vor der eigene Tür abgeladen wurden, alles ist einzuarbeiten, zu integrieren in das bereits existierende Bild. Das stellt sich als biografisch-künstlerische Aufgabe.

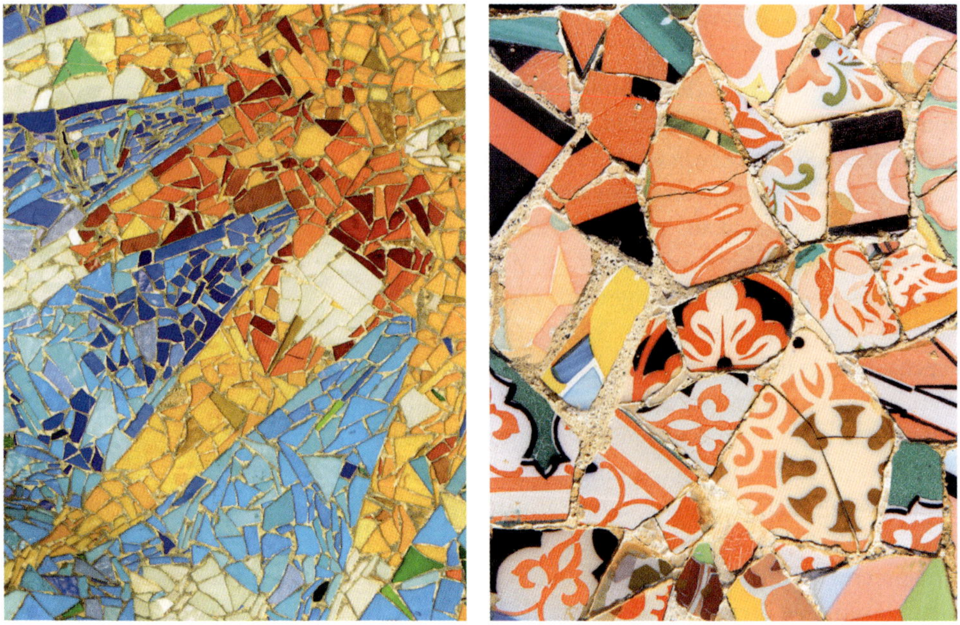

Mosaik-Fragmente[6,7]

Von diesen ständigen Erweiterungen und Einarbeitungen „lebt" das Lebensmosaik, durch die immer neuen Steine bieten sich weitere Gelegenheiten, das Bild zu bereichern. Allerdings kann man das Material nicht im Vorhinein aussuchen; es kommt, wie es kommt.

Es ist also ein Mosaik-Bild, das seine besondere Qualität darin findet, dass es in der Gestalt offen und entwicklungsfähig, in seiner Farbigkeit lebendig und wandlungsfähig bleibt, dass wir flexibel und variationsbereit sind im Umgang mit verschiedenen Steinen, die auf dem Weg liegen. Ein Lebensmosaik-Bild, das in Sinn und Aussage offen und vieldeutig ist, das uns anspricht, sowohl als Bildner wie auch als betrachtender Zeitgenosse, das Kanten und Wunden, Farben und Schatten nicht verbirgt, sondern zeigt, das lebenslang nie fertig und doch immer ein Ganzes ist.

Bei allen drei metaphorischen Vergleichen mit dem menschlichen Lebenslauf, beim Flusslauf, dem Patchwork oder dem Mosaik, gibt es immer eine Instanz, die den Flusslauf/Lebenslauf bildet, die Flicken zusammenfügt zu einer Decke, die Mosaiksteine integriert zu einem Lebensbild: es ist die menschliche Individualität, das Ich, der Gestalter unserer Biografie.

Das Ich wirkt als die zentrale Instanz unseres Lebens. Wie ein Flusslauf von der Landschaft, ein Patchwork oder ein Mosaik von den Materialien geprägt werden, so ist auch die menschliche Biografie abhängig von vorgefundenen Bedingungen und formbar durch die führende Instanz, die ihr Ziel (telos) in sich hat (die Entelechie) und die Gestaltung bestimmt. Das „Leben" und die Individualität wirken zusammen, sie ergänzen sich, sind aufeinander angewiesen: ohne Fluss kein Lauf, ohne Steine kein Mosaik, ohne

Textil kein Patchwork – aber ohne Gestalter, ohne Formkraft auch keine Gestaltung des Materials, kein Bild.

Welche Bedeutung haben nun Ereignisse, Begegnungen und Beziehungen, Krisen und Krankheiten im Lebenslauf?

Sind sie Störfaktoren oder Stimuli? – Das hängt weniger von den Ereignissen ab, sondern vielmehr davon, wie man sich zu ihnen verhält, mit welcher inneren Haltung wir ihnen begegnen.

„Denn wir meinen, dass der wahrhaft gute und verständige Mensch die Wechselfälle des Lebens alle in guter Haltung trägt und immer das Angemessenste aus der Situation macht"[8], empfahl bereits Aristoteles (384-322 v. Chr.) in der „Nikomachischen Ethik".

Darin liegt offenbar eine lebenslange Chance, die gute innere Haltung zu entwickeln, die es uns – ganz individuell – erlaubt, in jeder Situation, die aktuell und uns selbst angemessene Lösung zu finden.

Jeder Mensch, der schon einmal seinen Lebenslauf geschrieben hat, z.B. für eine Bewerbung, mit den wichtigen Daten, Fakten und Ereignissen, weiß, dass diese Angaben, auch wenn alles richtig ist, nicht seinen wirklichen Lebenslauf darstellen. Es handelt sich lediglich um die äußere Biografie. Aber der Mensch hat noch einen inneren Lebenslauf, die Biografie seiner Erlebnisse, der Stimmungen und Gefühle, der Absichten und Enttäuschungen, die zu den Daten und Fakten das Innenleben bilden, das emotionale Erleben zu den faktischen Ereignissen. Im Erleben zeigt sich die Persönlichkeit des Menschen, die Individualität, die Daten und Fakten schaffen einzig das „Bühnenbild", die Kulisse.

Geheimnisvolles Leben

Geheimnisvolles Leben Du, gewoben
aus mir und vielen unbekannten Stoffen,
geschieh mir nur: Mein Sinn ist allem offen
und meine Stimme ist bereit zu loben.
Wenn Du mir weh tun willst, so komm und schneide
mein Herz entzwei, das tausendfach empfindet,
blende mein Auge mit Brand bis es erblindet,
ich glaube, dass ich wachse, wenn ich leide.
Und wachsen will ich und um jeden Preis.
Reiß mich hinauf an meinen Haaren,
drück mich der Erde in den Schoß!
Nur lass mich deinen Sinn erfahren,
denn ich vermute: Du bist groß.
Lass mich nicht sterben, eh ich weiß
wie sich der Tod zu dir verhält?
Ist er der Widerspruch der Welt?
Ist er ihr Heil?
Ist er ein Teil von dir, des Lebens Teil?
Weil ich ihn so nur denken kann – im Leben.
Du musst mir nicht sagen wie alles ist.

Du musst mir nur einige Zeichen geben
und mich mit allen Dingen verweben,
darinnen du verwoben bist.[9]

Rainer Maria Rilke (1875-1926)

1.4 Äußere und innere Biografie – Erlebtes und ungelebtes Leben

Dem genauen Beobachter zeigt sich noch ein weiterer, verborgener dritter Lebenslauf: die Biografie des *ungelebten Lebens.* Was der Mensch alles geplant, gewollt, versucht oder versäumt hat, was alles möglich gewesen wäre, aber nicht zu verwirklichtem Leben wurde. Das ist das *ungelebte Leben,* das jeder Mensch mit sich führt; das meiste davon unbewusst, vergessen oder verdrängt, wenig davon im Wachbewusstsein. Dennoch wirkt das ungelebte Leben in jedem Menschen und bleibt nicht folgenlos. So, wie eine nicht eingetretene Hoffnung, die zu einer Enttäuschung führt, vielleicht mehr Folgen provoziert als die erfüllte Erwartung. (Man denke z. B. an eine erhoffte Beförderung am Arbeitsplatz, die nicht erfolgt, oder an ein verabredetes Treffen mit dem Partner in einer beginnenden Liebesbeziehung, aber die Person kommt nicht. Aufgrund der Enttäuschung am Arbeitsplatz wird der Betreffende eventuell die Stelle kündigen und einen neuen, vielleicht besseren Job bekommen; oder er erlebt die Enttäuschung als Kränkung und leidet darunter, erkrankt eventuell. Aus dem verpassten Treffen folgt vielleicht eine klärende Aussprache oder eine Trennung, und es ergeben sich neue Chancen. In beiden Beispielen wird das ungelebte Leben mehr Folgen haben, als wenn das Erwartete einfach eingetreten wäre.) Die Konsequenzen des ungelebten Lebens können – je nach dem Erleben – positiv oder negativ sein.

Krisen treten zwar meist nach Ereignissen auf wie Enttäuschungen, Trennungen, Schicksalsschlägen; aber diese sind in der Tat nur die Anlässe, nicht die eigentlichen Ursachen. Diese liegen im Menschen: in der *Art und Weise des Erlebens* der Ereignisse und Umstände.

„Zu entscheidender Erschütterung eines Herzens bedarf das Schicksal nicht immer wuchtigen Ausholens und schroff vorstoßender Gewalt; gerade aus flüchtiger Ursache Vernichtung zu entfalten, reizt seine unbändige Bildnerlust. Wir nennen dies erste leise Berühren in unserer dumpfen Menschensprache Anlass und vergleichen erstaunt sein winziges Maß mit der oft mächtig fortwirkenden Gewalt; aber so wenig eine Krankheit mit ihrem Kenntlichwerden, so wenig beginnt das Schicksal eines Menschen erst, sobald es sichtbar und Geschehnis wird. Immer, im Geist und im Blute, waltet das Schicksal längst innen, eh' es von außen die Seele berührt.“[10]

Stefan Zweig (1881-1942): Untergang eines Herzens

Das „Innen“, von dem Stefan Zweig hier spricht, ist spürbar und quasi sichtbar im inneren Erleben. Dieses ist Ausdruck der Persönlichkeit, der Gesamtkonstitution des Menschen aus Leib, Seele und Ich (Geist) sowie den persönlichen Lebenserfahrungen. Im Erleben, das bedeutet: im Bewusstsein der Seele, sei es wach-, unter- oder unbewusst, findet die innere, emotionale Verarbeitung der äußeren Ereignisse statt. Im Erleben bilden sich an den Ereignissen Stimmungen und Gefühle, Überlegungen und Absichten, Vorstellungen und Erinnerungen, Erwartungen und Sorgen. Sie alle prägen dann das Tun und Lassen, unser gesamtes Verhalten. Das äußere ist Ausdruck und Ergebnis des inneren Erlebens. Dies wiederum prägt die innere Haltung: Wie steht der Mensch dem Leben gegenüber, wie ist sein Selbst- und Weltverständnis, wie steht er zur Sinnhaftigkeit des Lebens? Daraus bildet sich in einem dynamischen lebenslangen Prozess die individuelle innere Haltung, sie ist eine Leistung des Ich in der Seele, eine „geprägte Form, die lebend sich entwickelt".[11]

Krisen sind dementsprechend Antworten, die aus der Seele kommen. Die äußeren Ereignisse schaffen die passenden Anlässe. Aber die Seele ist nicht immer in der „Stimmung und Bereitschaft", eine Krise zu erzeugen. Wie schon gesagt, bewältigen wir viele Ereignisse des Lebens ohne Probleme, bis dann auf einmal ein Ereignis zum Anlass einer Krise wird. Es ist wie mit den Verkehrsampeln: wir zählen nur die roten Ampeln, über die wir uns ärgern, an den grünen Ampeln fahren wir einfach weiter, ohne sie besonders zu beachten.

Krisen sind die gelben oder roten Signale im Leben. Wir sollten sie nicht gedankenlos überfahren.

Es gibt Wegstrecken in jeder Biografie, da kommen wir an die roten Signale, die uns zum Anhalten zwingen. Ein Anhalten kann immer eine Chance sein für ein Innehalten, für Besinnung. Ein *Inne-Halten* lässt sich als Gelegenheit verstehen, sich der *inneren Haltung* bewusst zu werden und so sich der je eigenen Bewältigungsmöglichkeiten und Sinnhaftigkeit des Erlebten zu vergewissern.

Es gibt typische biografische Wegstrecken mit roten Ampeln, an denen viele zum Innehalten veranlasst werden. Das sind die Krisenzeiten in jedem Leben. Wir kennen typische biologische Krisenmomente im Leben wie die Pubertät, die je nach Temperament und familiärer Lebenssituation hinsichtlich der Dramatik sehr unterschiedlich ausfällt. Die Adoleszenz (zwischen 11 und 21), das Involutionsalter (ab 45, z. B. Menopause) und der Eintritt in die Rente (ab 60/65) sind typische Krisenzeiten, ebenso die Lebensmitte mit der „Midlife-Crisis". Darüber hinaus gibt es weitere Gesetzmäßigkeiten im Lebenslauf, mit Besonderheiten der seelischen Entwicklung. Diese verläuft nicht in Sprüngen oder aufgrund einmaliger Ereignisse, sondern in Phasen von mehreren Jahren. In diesen entwickeln sich neue Lebensthemen und seelisch-geistige Fähigkeiten, die der Mensch zur angemessenen Bewältigung der sich verändernden Aufgaben und Herausforderungen sinnvoll gebrauchen kann.

Meist an den Umschlagspunkten, von einer Lebensphase zur nächsten, von einem Motiv zu einem neuen Thema, ereignen sich die typischen Krisen. Und immer dann, wenn ein bisheriges Lebensziel erreicht oder in Frage gestellt ist, wenn eine neue Orientierung fällig ist, kann sich diese biografische Situation in einer Krise zeigen. Wann und wie die Krisen auftreten und wie sie verlaufen, sei im Folgenden beschrieben.

2. Lebensphasen

„Die Geheimnisse der Lebenspfade darf und kann man nicht offenbaren; es gibt Steine des Anstoßes, über die ein jeder Wanderer stolpern muss. Der Poet aber deutet auf die Stelle hin.“[12]

Johann Wolfgang Goethe (1749-1832)

Die Biografie des Menschen (von Geburt bis Tod) ist seine persönliche *Zeitgestalt.*

Dabei gelten neben individuellen Faktoren die für alle Menschen gültigen Gesetzen der Zeit: das Verhältnis der Gegenwart zu Vergangenheit und Zukunft.
Das bedeutet, es existieren in jeder Biografie individuelle und allgemein-menschliche Faktoren, die sich ständig durchmischen und überlagern. Insofern gibt es, wie Goethe in dem Zitat andeutete, „Steine des Anstoßes“, also Hindernisse, Herausforderungen oder Krisen, die in jedem Lebenslauf auftreten, über die jeder Mensch stolpern kann – aber nicht jeder muss dabei seinen Halt verlieren, nicht alle müssen fallen, und manche stehen gleich wieder auf, während andere liegen bleiben, bis man sie wieder aufrichtet. Der Poet hat die Gabe, in seinen Dichtungen auf die gefahrvollen Stellen hinzudeuten. Etwas anderes als hinzudeuten und Bewältigungsmöglichkeiten zu beschreiben, kann auch ein Buch nicht leisten.

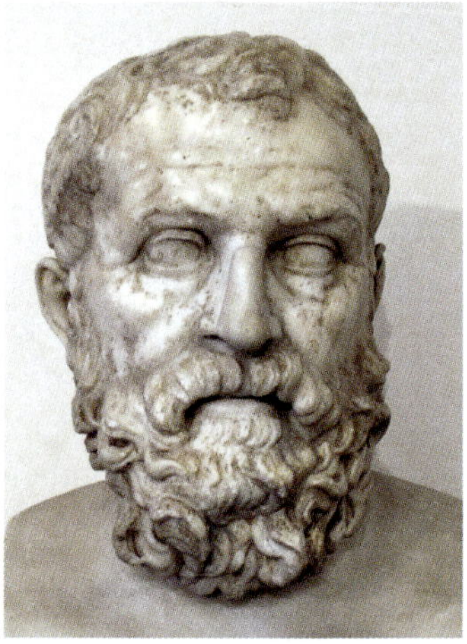

Solon von Athen[13]

Als solche „Stolpersteine“ lassen sich die Übergänge von einer Lebensphase, von einem biografischen Thema zum nächsten verstehen. Schon seit langer Zeit hat man den Lebenslauf in Phasen eingeteilt und in diesen unterschiedliche Themen und Aufgaben, wie auch besondere Fähigkeiten zur Lebensbewältigung erkannt.

Die wohl älteste (abendländische) Gliederung der Biografie beschrieb der Athener Staatsmann und Lyriker Solon (640-560 v. Chr.): er teilte das Leben in Phasen von jeweils sieben Jahren ein und charakterisierte die allgemeinen Aufgaben und Fähigkeiten in den Jahrsiebten. Die Kindheit wurde in der Antike meist weder besonders gewürdigt noch geschätzt. Dagegen lobte und würdigte Aristoteles (384-322 v. Chr.) die Jugend wegen ihres Optimismus und Idealismus, ihrer Unverdorbenheit und Tatkraft, allerdings wies er schon auf ihren Hang zu Übertreibungen hin.

Solon charakterisierte vor allem das sogenannte Erwachsenenalter, und zwar die Jahrsiebte zwischen 21 bis 42. (Man störe sich bitte nicht daran, dass er nur „den Mann“ nannte – das war antike Lebensauffassung, die wir heute glücklicherweise überwunden haben, und anstelle „Mann“ immer „Mensch“ lesen.)

„Während des vierten Jahrsiebts gewinnt ein jeder die mächtigste Kraft; diese gewährt dem Mann Leistung und hohen Erfolg. Während des fünften sollte der Mann auf Vermählung bedacht sein, fortpflanzen sein Geschlecht für die zukünftige Zeit. Während des sechsten festigen sich die Kräfte des Geistes, nicht das Unmögliche mehr hat man als Ziel sich gesteckt.“[14]

Dieser sogenannte *Siebenjahresrhythmus* ist also sehr alte Erkenntnis, er wurde über die Jahrhunderte vergessen und wieder erinnert, abgewandelt und erneuert. In der anthroposophischen Psychologie und Biografik spielt er eine wichtige Rolle – ganz im Unterschied zu anderen zeitgenössischen Biografie-Gliederungen, die auch von Phasen ausgehen[15], aber von sehr unterschiedlichen Phasenlängen und ganz anderen Qualitäten. Rudolf Steiner schrieb dem Siebenjahresrhythmus in Biografie und Menschenkunde eine wesentliche Bedeutung zu.[16] Allerdings betonte er das rhythmische Geschehen, und relativierte die Relevanz der Zahl der Jahre (7), indem er darauf hinwies, dass es sich dabei um eine „Durchschnittszahl" handelt.[17] Der Siebenjahresrhythmus, in dem sich die Entwicklung des Menschen sowohl körperlich als auch seelisch vollzieht, kommt in dieser idealen Form von genau sieben Jahren nur relativ selten vor. Häufig variieren die einzelnen Phasenlängen um einige Jahre. Am nächsten kommt die körperliche Entwicklung dem Siebenjahresrhythmus; auf der seelischen Ebene wirken deutlicher die individuellen Faktoren im Sinne einer größeren Variationsbreite. Tatsächlich zeigen die Beobachtungen der Lebenslaufforschung, dass sich seit Jahrzehnten zwei gegenläufige Geschwindigkeiten manifestieren: eine Akzeleration (Beschleunigung) bei der körperlichen Entwicklung mit früher eintretendem Zahnwechsel sowie erstem und zweitem Gestaltwandel, schnellerer Geschlechtsreife (Pubertät), mit den entsprechenden Folgen, beispielsweise eine frühere Pubertätskrise. Weiter ist auch das Längenwachstum des Körpers rascher abgeschlossen, so dass die seelische Entwicklung früher beginnt und die gesellschaftliche Verantwortung, z. B. Wahlrecht und Strafmündigkeit, seit bald einem halben Jahrhundert mit 18 Jahren eintritt und nicht erst mit 21 Jahren wie früher. Die gegenläufige Tendenz zeigt sich in einer Dezeleration (Verlangsamung) der seelischen Entwicklung. Sie beginnt früher und endet später, d. h. sie beansprucht mehr Lebenszeit des Menschen. Das ist für unsere Verortung der seelischen Krisen im Lebenslauf von Bedeutung. So hat sich die typische Krise der Lebensmitte, die früher mit 35 Jahren eintrat, inzwischen um zehn und mehr Jahre verschoben, auf die Lebensspanne zwischen 45 und 55.[18] Dies korrespondiert natürlich auch mit der zunehmenden Lebenserwartung heute.

Ich lebe mein Leben in wachsenden Ringen,
die sich über die Dinge ziehn.
Ich werde den letzten vielleicht nicht vollbringen,
aber versuchen will ich ihn.[19]

Rainer Maria Rilke

Die Zeit zwischen dem 18. und 55. Lebensjahr bildet einen Kern unserer Biografie. In dieser Zeit verfügen wir über ein Höchstmaß an Möglichkeiten und Fähigkeiten. Vieles steht offen und alles scheint möglich, besonders in unserer heutigen Zeit, wo die Vielfalt der Lebensentwürfe im Vergleich zu früheren Generationen deutlich zunimmt. Die gesellschaftlichen Verhältnisse ermöglichen heute individuellere Lebensverläufe als je zuvor. Generell ist dieser Abschnitt überwiegend dem Aufbau des sozialen Lebens gewidmet. Im Mittelpunkt des äußeren Lebens stehen der Beruf und die Partnerschaft, die Familie und Kindererziehung, die Karriere, die Freunde, und die zukünftige Lebensplanung. Das Handeln orientiert sich ganz auf die Zukunft.

Gleichzeitig erleben wir unsere *innere Biografie*, was sich in unserer Seele ereignet, was wir von unseren Mitmenschen erwarten, was wir erleben, was wir an der Begegnung mit der Welt fühlen, denken und wünschen. Diese *innere Biografie*, das Seelenleben, entwickelt und verändert sich in diesen Jahren zwischen 18 und 55 ganz erheblich – und damit natürlich auch unser Denken, Fühlen, Wollen und Handeln, das Verhalten der Welt gegenüber. Die Entwicklung der Seele in dieser mittleren Lebensphase zeigt sich in der Ausbildung neuer Fähigkeiten, um für die sich ändernden und wachsenden Herausforderungen des Lebens gewappnet zu sein. Die Entwicklung ereignet sich in der mittleren Lebensepoche in drei Schritten. Mögliche Krisen treten meist in den Übergängen auf, zwischen den jeweiligen Phasen.

Zwischen den Altern

Lauf', hol' Dich ein
und sieh' Dir ins Gesicht.
Du warst es lange nicht.
Jetzt kannst Du's sein.[20]

Peter Härtling (1933-2007)

3. Die seelische Entwicklung im Lebenslauf

Die Entwicklung der Seele geht von ihrem Zentrum aus: vom Ich. Ich und Seele werden einerseits vom Leib, andererseits aus den Begegnungen mit der Welt zu Entwicklungsschritten angeregt, die sich dann in der Seele, ihren Eigenschaften und Fähigkeiten zeigen.[21] Dabei gibt das Ich die individuelle Richtung und die biografische Orientierung vor. Es hat die metamorphosierende Kraft, neue seelische und geistige Fähigkeiten auszubilden.

Die seelische Entwicklung im engeren Sinn beginnt im Alter zwischen 18 und 21 Jahren, wenn das körperliche Wachstum abgeschlossen ist und die zuvor in der Bildung des Leibes gebundenen Kräfte nun schrittweise für neu zu begründende psychische Fähigkeiten „frei" werden. Sie vollzieht sich dann in drei Entwicklungsschritten von ursprünglich und idealerweise je sieben Jahren, die sich, wie oben angedeutet, in den vergangenen Jahrzehnten deutlich verlangsamt, d. h. insgesamt verlängert haben. So können wir für die seelische Entwicklung grob die Jahre von 18 bis 55 ansetzen (was idealtypischerweise von 21 bis 42 gewesen wäre, entsprechend Solon von Athen das vierte, fünfte und sechste Jahrsiebt). So, wie sich der Körper in der ersten Lebensepoche, von der Embryonalzeit und dann von der Geburt bis zum Alter von 18 bis 21 Jahren in Gestalt und Aussehen, in Größenwachstum, Organdifferenzierung und -funktionen entwickelt und gesteigert hat, so steigert und entwickelt sich die Seele nun zu neuen Eigenschaften und Fähigkeiten.

Diese lassen sich als *Glieder der Seele* bezeichnen. Die Seele ist eine einheitliche Organisation, die sich im Lauf der biografischen Entwicklung in drei *Seelenglieder*, im Sinn von *Seelenfähigkeitsbereichen* differenziert, um den verschiedenen Aufgaben und Situationen des Lebens in jeweils angemessener Weise gerecht zu werden. Die Entwicklung dieser drei Seelenglieder oder *Seelenfähigkeitsbereichen* erfolgt in Phasen, die aufeinander aufbauen. Das bedeutet, dass die zweite und dritte Entwicklungsstufe nur dann gesund eintreten können, wenn die vorherigen Stufen voll entwickelt sind. Weiterhin verläuft der Prozess in dem Sinne aufbauend, dass die vorherigen Stufen nicht „überwunden werden", sondern als Fähigkeiten erhalten bleiben, zur Verfügung stehen und auch *gelebt* werden sollen.

Zeitlich nacheinander kommen zuerst die Empfindungsseele, dann die Verstandes- oder Gemütsseele und zuletzt die Bewusstseinsseele zur Erscheinung.
Die Eigenschaften der Empfindungsseele beispielsweise sollen im Lauf des Lebens nicht überwunden, vernachlässigt oder ignoriert werden, wenn die Qualitäten der Verstandes- oder der Bewusstseinsseele erreicht sind. Die Verstandesseele steht zwar polar zur Empfindungsseele – sie braucht aber den anderen Pol, um sich abzugrenzen und überhaupt zu entstehen. Die Bewusstseinsseele dagegen bildet eine Synthese aus Empfindungs- und Verstandesseele auf einer neuen Ebene, bedarf also beider vorhergehenden Seelenglieder, um vollgültig zu wirken. Wir sehen also nur dann eine gesunde Entwicklung, wenn wir letztlich alle drei Seelenglieder ausgebildet und ihre Qualitäten und Fähigkeiten zu unserer Verfügung haben, so dass das Ich mit ihnen „spielen", mit ihnen umgehen, sie in Tätigkeit versetzen kann, je nach den Erfordernissen des Lebens. Die Seelenglieder sind kein Besitz, den man erreicht und dann hat; vielmehr sind sie Fähigkeiten der Seele, die nur insofern existieren, als das Ich diese „einsetzt" und der Mensch sie im Leben anwendet und lebt.

Die Beschreibung der Seelenglieder/Seelenfähigkeitsbereiche soll nur in Andeutungen erfolgen (ausführlichere Darstellungen gibt es bereits[22]), insofern ihre Eigenschaften für die bei ihrer Entwicklung möglicherweise auftretenden Krisen von Bedeutung sind. Gerade die Übergänge zwischen den Entwicklungsstufen sind für das Auftreten von Krisen typischerweise empfänglich.

3.1 Die Entwicklung der Empfindungsseele

Die *Empfindungsseele* ist das erste Seelenglied in der Entwicklung der Seelenfähigkeiten. Sie bildet sich aus einer unbewussten Umwandlungsaktivität des Ich am Empfindungsleib ca. ab dem 18. Lebensjahr. Das vorherige seelische Erleben in den Kindheitsjahren und der frühen und mittleren Adoleszenz war noch stark an den Leib gebunden und von ihm geprägt. Das ändert sich in der Phase der späten Adoleszenz zwischen 18 und 21 Jahren. Das Seelenleben wird langsam, aber zunehmend unabhängig vom Leib und orientiert sich mehr an der Welt: es erscheint weltoffen und -interessiert. Nicht, was kommt aus mir, was fühle ich innerlich, sondern: Was erlebe ich in der Welt, wie erlebe ich mich selbst an dieser? – das sind die neuen Fragen. Aus ihnen entsteht z. B. das Interesse und Bedürfnis, in dieser Lebenszeit gern in die Welt zu reisen, diese kennenzulernen – und sich selbst an der Begegnung mit der Welt zu finden (nach der überstandenen Unsicherheit und Identitätskrise der Pubertät).

Die Seele emanzipiert sich langsam von den leiblichen Veränderungen und hormonellen Vorgängen, sie öffnet sich zusehends der Welt gegenüber, mit Fragen,

Wünschen und Bedürfnissen; wie die eigenen Interessen und Fähigkeiten sich in der Welt verwirklichen lassen, was man machen und werden, wo man leben möchte, mit wem man zusammen sein und was man unternehmen möchte, welche Reisen, welches Studium, welche Ausbildung. Alles Fragen und auf die Zukunft gerichtete Pläne, die primär aus Stimmungen und Gefühlen, weniger aus rationalen Überlegungen oder Lebenserfahrung entschieden werden, wie es später ganz dem Alter entspricht. Es sind die „Sturm-und-Drang-Jahre", wie man sie früher nannte, voller Energie und Wünschen, Begeisterung und Tatkraft, mit der Neigung zu Selbstüberschätzung und Übertreibung.

In dieser Phase wirken die neuen Erfahrungen aus der Welt in die Seele hinein, diese ist offen – und damit auch verletzlich, verwundbar, beeinfluss-, präg- und formbar. Hier stehen die Empfindungen, Gefühle, Emotionen und Affekte, Leidenschaften und Ideale berechtigt im Vordergrund. Deshalb wird diese Epoche der Seelenentwicklung Zeit der *Empfindungsseele* genannt.

„Was wir Empfindungsseele nennen, das kann da sein im Leben, ohne dass es viel vom Denken durchdrungen wird. Die Empfindungsseele ist zunächst dasjenige, was die äußeren Eindrücke auffängt. Sie ist dasjenige Glied der menschlichen Seele, welches die Wahrnehmungen der Sinne ins Innere hinein weiter schickt. Diese Empfindungsseele ist es auch, was dann aufsteigen lässt im Innern das, was sich als Lust- und Unlust-Gefühl, als innere Freude, als inneres Schmerzgefühl anschließt an das von außen Gebrachte und Beobachtete. Diese Empfindungsseele ist zunächst dasjenige, aus dem aufsteigen die Triebe und Instinkte und Leidenschaften und Affekte der menschlichen Natur."[23]

Es sind besonders die in Polaritäten auftretende Gefühle wie Sympathie und Antipathie, Freude und Schmerz, Lust und Unlust (bis zum Leid), Liebe und Hass, Anhänglichkeit und Selbstbehauptung, Symbiose und Abgrenzung, die das Leben der Empfindungsseele prägen und bestimmen.

Die jugendliche Kraft und Begeisterung, die vielen Gefühle wollen erlebt und ausgelebt werden in der Welt. Damit stehen ab der Pubertät, bis zum Abschluss der Adoleszenz, große Herausforderungen auf dem „biografischen Programm":

- die eigene sexuelle Identität und Geschlechtsrolle finden und annehmen
- die Veränderungen des Körpers akzeptieren
- die Ablösung von den Eltern angemessen vollziehen
- eigene Zukunftsperspektiven entwickeln
- sich der persönlichen Wünsche, Interessen, Fähigkeiten und Bedürfnisse klar werden
- einen eigenen sozialen Umkreis bilden (Freundeskreis)
- eine individuelle Weltanschauung, ein Welt- und ein Selbstbild entwickeln

Es ist leicht einsehbar, dass diese Herausforderungen auch Überforderungen darstellen können. Insbesondere, wenn negative, kränkende oder verletzende (traumatische) Erlebnisse und Erfahrungen in dieser sensiblen Zeit eintreten. Denn die sich der Welt gegenüber öffnende jugendliche und reich empfindende Seele ist besonders verletzlich.

So können in der späten Adoleszenz[24], zwischen 18 und 21 und noch bis zum 25. Lebensjahr, als Ausdruck von Adoleszenz- bzw. Empfindungsseelenkrisen, typischerweise Ängste (besonders soziale Phobie), Depressionen, Essstörungen, Störungen des Sozialverhaltens, Sucht sowie die hebephrene und paranoid-halluzinatorische Psychose als Erstmanifestation auftreten. Es gibt kein anderes Lebensalter, in dem sich in so kurzer Zeit so viele gravierende Krankheitsbilder und psychische Krisen manifestieren können. Wobei nicht alle davon als pathologisch anzusehen sind und sich zu den schweren Krankheitsbildern in der weiteren Biografie entwickeln; manche bleiben einmalig als Krise, ohne zu rezidivieren. Dennoch muss man den davon betroffenen jungen Menschen professionell helfen [zu den Krankheitsbildern im Einzelnen → Kapitel IV].

3.2 Die Entwicklung der Verstandesseele

Nach Abschluss der Entwicklung der Empfindungsseele, ungefähr ab dem 28. bis 30. Lebensjahr, beginnt eine „Umwertung aller bisherigen Werte". Nicht mehr die Kraft der Empfindungsfähigkeit wirkt jetzt in der Seele, in Erleben und Verhalten prägend, sondern es zeigen sich zunehmend neue, und ganz andere Qualitäten: kühle Verstandestätigkeit, rationale Überlegungen, klare Entscheidungen zwischen richtig – oder falsch. Die Emotionen der frühen Jahre zählen nicht mehr. Die Qualität in Beziehungen wird eine andere: weniger gemeinsame Gefühle, mehr geteilte Interessen zählen, weniger Wünsche, eher Machbarkeit, weniger Sehnsucht, mehr rationale Planung. (Auch in der Kindererziehung zeigen sich ab dem 30. Jahr, in der Phase der Verstandesseele[25] andere Prioritäten). Diese Umstellung führt zu Spannungen bei dem biografischen Entwicklungsschritt um das 28. bis 30. Lebensjahr – mit der Anfälligkeit für eine neue Krise. Die psychischen Spannungen entfalten sich zwischen Selbstbehauptung versus Empathie, zwischen wahr und unwahr, richtig oder falsch, es geht um die Entscheidung zwischen den Alternativen: es geht um *entweder – oder*. Das schafft Klarheit und Eindeutigkeit, aber auch Kälte und Kompromisslosigkeit in Forderungen und im Zusammenleben. Die biografischen Krisen dieser Epoche sind dementsprechend keine emotionalen oder affektiven, sondern Entscheidungs-, Durchsetzungs- und Erkenntniskrisen, was richtig und was falsch ist in der Lebensplanung [zu den Erscheinungsbildern dieser Krisen → Abschnitt 4.3].

3.3 Die Entwicklung der Bewusstseinsseele

Der nächste Entwicklungsschritt zum dritten Seelenfähigkeitsbereich, der Bewusstseinsseele, kann sich erst vollziehen, wenn sich die beiden anderen Fähigkeitsbereiche konsolidiert haben. In der Biografie ist inzwischen meist das Alter ab 40 erreicht. Die seelischen Entwicklungsschritte sind in ihrer Phasenlänge deutlich individueller als es auf der körperlichen Ebene der Fall ist. So vollzieht sich die Bildung der

Bewusstseinsseele heute nicht wie idealtypisch formuliert im sechsten Jahrsiebt, zwischen 35 und 42, sondern eben erst zwischen 40 und 55 Jahren, um die Lebensmitte. Die Qualitäten der Bewusstseinsseele, die jetzt entstehen, sind wie eine Zusammenfassung und Steigerung der bisher in Empfindungs- und Verstandesseele erreichten Fähigkeiten. Starke, aber nicht mehr affektbetonte Gefühle und klare, doch nicht unversöhnliche gedankliche Entscheidungskraft, die in der Bewusstseinsseele nicht mehr zu *Entweder-oder-Alternativen* führt, sondern ein gefühlvolles und verständnisvolles *Sowohl-als-auch* in Beurteilungen und Orientierungen erlaubt. Dafür haben sich ein neues Selbstbewusstsein und ein feines Ich-Gefühl in dieser Entwicklungsphase herausgebildet. *„Denn die Selbstbewusstseinsseele soll wissen, wissen von der Welt und von sich selbst.“*[26]

Die Qualitäten der Bewusstseinsseele liegen darin, starke Gefühle der Empfindungsseele („geläuterte“ Affekte) und klare Gedanken der Verstandesseele unter einem neuen Gesichtspunkt zusammenzufassen: ein gestalterischer wachbewusster Wille aus Ergebenheit (Hingebung) und Liebe, beides geführt von wachem Denken und begleitet von einem guten Selbstgefühl, machen die Qualitäten der Bewusstseinsseele aus.

Wer in der Bewusstseinsseele fühlt, aus ihr denkt und mit ihr handelt, der zeigt besondere Fähigkeiten im Umgang mit Menschen und Lebensereignissen.

Fühlt und handelt man in der Empfindungsseele spontan und emotional, nach Lust und Sympathie oder Antipathie, oft unüberlegt und irrational, denkt und entscheidet der Mensch aus der Verstandesseele überlegt, rational, reflektiert und immer unter dem Gesichtspunkt, was richtig oder falsch ist, so verhält sich der Mensch aus der Bewusstseinsseele besonnen, feinfühlig, wertschätzend, gefühl-, liebe-, respekt- und hingebungsvoll, mit klarem Denken, ohne die eigenen Ansichten oder Werte zu vergessen oder zu vernachlässigen.

Selbst und Welt begegnen sich in der Bewusstseinsseele und ermöglichen dem Menschen ein Erkennen von Zusammenhängen und ein Handeln aus dem Zusammenklang von Ich-Bild und Welt-Wirklichkeit.

Auch bei diesem Entwicklungsschritt zeigen sich Risiken: es sind vor allem Fragen nach Sinn und Zusammenhang der eigenen Biografie und der bisherigen Lebensführung, solche nach der weiteren Orientierung, und möglicherweise Zweifel an den eigenen Fähigkeiten und dem bisherigen Leben [zu den Erscheinungsformen der Krisen dieses Altersabschnitts → Abschnitt 4.4].

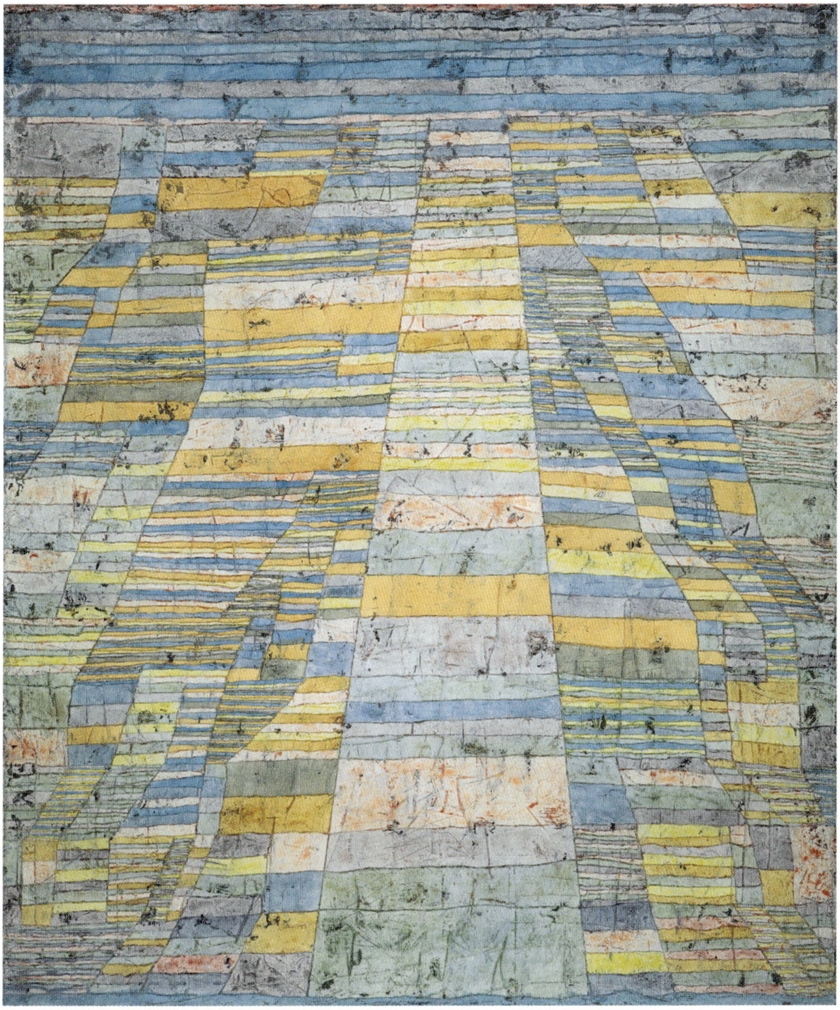

Paul Klee (1879-1940): Haupt- und Nebenwege (1929)[27]

Zusammenfassung der Qualitäten der drei Seelenfähigkeitsbereiche:

- **Empfindungsseele**
  Der Mensch in der Empfindungsseele öffnet sich der Welt. Er will die Welt erleben und sich seinen Gefühlen, seiner Lust und Laune entsprechend in dieser verwirklichen. Zuvor erlebte er in den vom Empfindungsleib geprägten Jahren primär seinen Körper, das Leibgefühl an der Welt, als Stimulanz oder als Widerstand. Jetzt dreht es sich um: der Mensch spürt die Welt in seiner Seele, anregend oder beängstigend, als Fördernis oder als Hindernis. Er lebt und liebt spontan, gefühlvoll, emotional; so entscheidet er die anfallenden Lebensfragen, so geht er Beziehungen ein, so kann er Berufspläne beginnen und Reisen unternehmen. Das ist charakteristisch für die Zeit zwischen 18 und 30 Jahren.
  Krisentyp: emotional-affektiv betonte Krisen

- **Verstandesseele**
  Der Mensch macht in der Zeit der Verstandesseele, ab dem 28. oder 30. Lebensjahr, zunächst eine Krise durch, die zu einer „Umwertung aller Werte“ führt. Es zählen jetzt nicht mehr die „Gefühle von gestern“, die alten Vorlieben, Pläne, Kontakte oder Wünsche treten zurück. Andere Interessen tun sich auf, neue Beziehungsqualitäten gelten, ganz andere Fragen drängen sich in den Vordergrund. Nicht *was gefällt*, sondern *was richtig ist*, zählt jetzt. Keine nebulösen Gefühlsentscheidungen, sondern klare rationale Entschlüsse nach harten, nachvollziehbaren Kriterien: *Entweder-oder* lautet das neu geltende Prinzip. Die Luft wird spürbar dünner und kälter.
  Krisentyp: rational geprägte Entscheidungs- und Durchsetzungskrisen

- **Bewusstseinsseele**
  Der Mensch macht heute oft in der Zeit der Bewusstseinsseele eine Lebensmitte-Krise (Midlife-Crisis) durch. Jetzt findet der Mensch auf neuer Stufe zu sich selbst. Fragen nach dem eigenen Wesen melden sich, dem Sinn des bisherigen Lebens und wie es weitergehen soll, beschäftigen oder belasten den Menschen in dieser Zeit. Große Fragen, Herausforderungen und Krisen: Infragestellung des bisherigen Lebensplans, Neuorientierung – oder Bestätigung der Lebensziele mit frischer innerer Kraft. Das *Entweder-oder-Prinzip* der Verstandesseele ist überwunden; die *Sowohl-als-auch*-Perspektive ist entdeckt. Der Horizont wird größer, der Umkreis weiter, der Sinn tiefer. Der Umgang mit Menschen, mit dem eigenen Leben verändert sich: die Enge weitet sich, Großzügigkeit wächst, Besonnenheit beginnt, Souveränität zeigt sich.
  Krisentyp: Orientierungs-, Sinn- und Zukunftskrisen

4. Lebenskrisen

Indem das Leben nimmt und giebt und nimmt

Indem das Leben nimmt und giebt und nimmt
entstehen wir aus Geben und aus Nehmen:
ein Schwankendes, sich Wandelndes, ein Schemen
und doch in unserer Seele so bestimmt.
Hindurchzugehn durch dieses Sich-Verschieben
unangezweifelt, aufrecht, unbeirrt
von Tag zu Nacht, von Nacht zu Tag getrieben,
aus denen unaufhaltsam Leben wird
von unserm Leben, Blut von unserm Blut,
Lust von der unsern, Leid das wir erkennen,
von dem wir uns auf einmal wieder trennen
weil unsre Seele, einsam, schon geruht
vorauszugehn...[28]

Rainer Maria Rilke

Lebenskrisen entstehen aus zwei Gründen, aus einer inneren Ursache und einem äußeren Anlass – und drittens innerhalb der Biografie eines individuellen Menschen.

Die innere Ursache einer Krise (bei erwachsenen Menschen) ist der gelingende, gestörte oder misslingende Übergang von einer Lebensphase zur nächsten, von einem Seelenfähigkeitsbereich zum folgenden. Wirken in diesem Zusammenhang äußere Faktoren (als Anlässe) störend, hemmend oder drängend auf die Entwicklung ein, so kann das Entwicklungsgeschehen so beeinträchtigt werden, dass das Ziel nicht zu erreichen ist. Um auf die Gefahr oder das Risiko einer misslingenden Entwicklung aufmerksam zu machen, kommt es dann oft zu einer krisenhaften Zuspitzung des Geschehens, was Aufmerksamkeit weckt und das Bewusstsein für die Notwendigkeit eines helfenden Eingreifens stärkt – z.B. in Gestalt einer Beratung oder Therapie. Auf diese Weise lassen sich die störenden und unter Umständen pathogen wirkenden äußeren Faktoren (die Anlässe) erkennen und durch unterstützende, beratende oder therapeutische Maßnahmen ausgleichen. Jeder Mensch in einer Krise sollte zu ihrer angemessenen Bewältigung eine entsprechende Unterstützung bekommen.

Die hier angesprochenen Lebenskrisen sind die seelischen Krisen, die typischerweise in den Übergängen von einer Epoche zur nächsten auftreten, wenn äußere Faktoren oder innere Unsicherheiten die Entwicklung beeinträchtigen.

Wie eine – scheinbar – undramatisch klingende Schilderung einer Krise lässt sich das Gedicht „Radwechsel“ von Bertolt Brecht lesen:

Der Radwechsel

Ich sitze am Straßenhang.
Der Fahrer wechselt das Rad.
Ich bin nicht gern, wo ich herkomme.
Ich bin nicht gern, wo ich hinfahre.
Warum sehe ich den Radwechsel
mit Ungeduld?[29]

Bertolt Brecht (1898-1956)

Bei dieser Schilderung, die Brecht auf dem Weg ins Exil schrieb, kann man sowohl eine Ausweglosigkeit als auch die Relativität von Krisensituationen heraushören und den Moment der Besinnung schätzen lernen, der es einem ermöglicht, die Situation mit einer neuen Einstellung zu überwinden, die Krise als Chance zu nutzen. Voraussetzung ist der Moment der Besinnung, der nur aus einem gewissen Abstand und in Ruhe möglich ist; eben zum Beispiel ganz unerwartet am Straßenrand.

4.1 Die häufig auftretenden Lebenskrisen des erwachsenen Menschen in den jeweiligen Lebensaltern

Zwischen 18 und 55 Jahren erleben und bewältigen wir (mindestens) drei wesentliche biografische Krisen: die des Erwachsenwerdens zwischen 18 und 21, die Krise der Lebensmitte zwischen 45 und 55, und dazwischen die des dreißigsten Lebensjahres.

4.2 Die Entwicklung zur Empfindungsseele und die entsprechenden Krisen

Der Schritt zur Empfindungsseele, infolge der körperlichen Akzeleration bereits ab dem 18. Lebensjahr beginnend (ursprünglich ab 21), und einige Jahre andauernd, stellt die sensibelste Entwicklungsepoche des Erwachsenwerdens dar. Es handelt sich um den Übergang von der körperlichen zur seelischen Entwicklung; diese ist dadurch charakterisiert, dass sich das Seelenleben ab diesem Alter mehr und mehr unabhängig vom Körper entwickelt, d. h. sich frei nach Interessen und Wünschen an der Welt entfaltet. Der entscheidende Impuls hierzu geht vom Ich des Menschen aus; und das Ich selbst macht zwischen 18 und 21 als erstes den Schritt einer Ablösung vom Körper und eines Unabhängig-Werdens für die seelische Entwicklung. Diesen Schritt bezeichnet man oft als „Ich-Geburt", was nichts anderes als dieses „Frei-Werden" des Ich vom Leib meint. Denn jetzt wird sich das Ich mehr um die seelische Entwicklung kümmern, da die körperliche überwiegend abgeschlossen ist.

Schon vorhandene seelische Kräfte und Fähigkeiten (z. B. Empfindungen, Stimmungen und Gefühle) erfahren, angeregt vom Ich, in dieser Lebensphase eine Umwandlung: bis dahin sind sie stark vom Befinden des Körpers abhängig und spiegeln dessen Bedürfnisse und Zustände. Jetzt werden sie davon frei, sie orientieren sich mehr und mehr an der Welt und auf diese hin. Das ist der wesentliche Schritt vom Empfindungsleib zur Empfindungsseele, mit ihr wird der junge Erwachsene weltoffen. Die Seele orientiert sich in Neugier und Interesse, in Freude und Lust, in Hoffnung und Angst an der Welt. In dieser Offenheit ist die Seele empfindlich und verletzlich, sie kann enttäuscht und gekränkt werden, Zuneigung oder Ablehnung erfahren, es begegnet ihr Verständnis oder Abwehr. Und die Seele des jungen Menschen antwortet darauf. Solche Antworten können als Aggression oder Depression auftreten, als Angst oder Rückzug, als Ausweichen in Fantasiewelten oder in die Psychose, als Derealisation und Depersonalisation, als Sucht oder Zwang, oder in Form von Essstörungen (die Anorexie um das 18. Lebensjahr – und weiterhin zunehmend ab 18 Jahren die Bulimie).

Damit sind die alterstypischen Krisen und psychischen Erkrankungen dieser Epoche benannt. Es sind Kränkungsfolgen der sich der Welt öffnenden Empfindungsseele, entsprechend nehmen emotionale und affektive Störungsbilder einen großen Raum ein. Die in diesem Alter häufigen Krankheitsbilder Angst und Phobie, Depression, Derealisation, Depersonalisation, Psychose, Anorexie und Bulimie beschreibt [→ Kapitel IV Krankheitskrisen].

Die Adoleszenzkrisen

Die Adoleszenzkrisen sind die Krisen des Erwachsenwerdens, sie bilden für die erwachende und erst am Beginn des Wachsens und des selbst zu verantwortenden Lebens stehende Seele der jungen Menschen die erste große Herausforderung. Ihre Erscheinungsbilder sind vielfältig, von leicht zu bewältigenden Forderungen des Lebens bis zu extremen Überlastungen, mit den unterschiedlichsten Folgen, bis hin zu schweren psychischen Krankheitsbildern.

Adoleszenz ist die Lebensphase des Heranwachsens, vom Kind zum erwachsenen und selbstverantwortlichen Menschen. In der frühen (10 bis 14 Jahre) und der mittleren (14 bis 18 Jahre) Adoleszenz verbindet sich die Seele mit dem Leib, vom Kopf abwärts über die Atmung, die Gliedmaßenmuskulatur, die Stoffwechselorgane, zur Geschlechtsreife und zum Abschluss des Körperwachstums. Dann beginnt die Umorientierung der Seele von der Leib-gerichteten zu einer Leib-freien Tätigkeit, d. h. zur Weltoffenheit der Seele. Den Wendepunkt markiert die sogenannte „Ich-Geburt" in der späten Adoleszenz (18 bis 21 Jahre), mit dem damit zusammenhängenden Beginn der Metamorphose des Empfindungsleibes zur Empfindungsseele. Mit diesen Schritten endet die körperliche Entwicklung und eine erste „Reife" der Persönlichkeit in seelischer und sozialer Hinsicht tritt ein („Reifeprüfung"), mit persönlicher und sozialer Verantwortung in der Welt, mit spezifischen Rechten und Pflichten im gesellschaftlichen Leben.

Die biologische wandelt sich zur seelischen Entwicklung, angeregt durch die „Ich-Geburt": der Mensch sucht sich selbst.

Die beiden Essstörungen Anorexie und Bulimie sind typische Beispiele für eine Entwicklungsbeeinträchtigung in diesem Lebensabschnitt der frühen, mittleren und späten Adoleszenz.

Die seelischen Entwicklungsaufgaben in der Adoleszenz, in denen sich bereits deutlich die Wirkungen des Ich in der Seele zeigen, lassen sich in folgenden Punkten zusammenfassen:

- die Veränderungen des Körpers akzeptieren – und möglichst positiv erleben
- die eigene Geschlechterrolle annehmen und die sexuelle Identität finden und akzeptieren
- Ablösung von den Eltern; Autonomie, Selbständigkeit und Verantwortung verwirklichen
- Ansätze zu einem eigenen Selbstbild stärken
- ein persönliches Weltbild, eine Weltanschauung (Weltbezug) entwickeln
- individuelle Zukunftsperspektiven entwerfen: Ausbildung, Studium, Beruf, Partnerschaft, Familie
- sich für eigene Lebensziele entscheiden
- Ansätze zur Sinnperspektive im Leben finden
- einen eigenen Freundeskreis/Beziehungen aufbauen und pflegen

Die Adoleszenzkrisen sind vielgestaltig, da hier der Wandel der Ich-Wirksamkeit, der Beginn der Entwicklung zur Empfindungsseele und der erste Mondknoten [→ Abschnitt 5] zusammenfallen. Insofern sind diese Phase und die hier auftretenden Krisen und Krankheitsbilder für die Biografie von besonderer Wichtigkeit. Ihre Nachwirkungen können das weitere Leben stark beeinflussen.

Beispiele

Die neunzehnjährige Patientin, das Abitur hinter sich, ein Studium (noch unklar, welches Fach es werden soll) vor sich, in einer „Zwischenzeit", in der sie nicht weiß, wohin mit sich, hatte in einer verzweifelten Stimmung versucht, sich das Leben zu nehmen. Deshalb kam sie zu mir in Behandlung. Ihre Eltern hatten sich vor kurzem getrennt, ihr jüngerer Bruder, der noch zur Schule geht, und sie sind bei der Mutter geblieben, zumindest vorläufig. Der Vater ist zu seiner jüngeren Freundin gezogen, die Mutter bleibt in der Wohnung zurück; mit ihr und dem Bruder. Vom Vater ist sie enttäuscht und auch wütend auf ihn, *„von der Mutter aber auch, nur anders"*. Sie selbst war schon länger eher still und melancholisch, ganz anders als ihr Bruder, der alles leicht nimmt, was sie gar nicht kann. *„Jetzt habe ich die Bescherung – ich weiß nicht mehr weiter, ich weiß nicht, wofür ich überhaupt leben soll, wenn doch alles so beschissen ist. Ich weiß nicht, was mich interessiert, ich hab niemand, der mir total wichtig ist. Und das braucht man doch. Mein Freund, den ich hatte, hat auch eine andere und will mich nicht mehr."* In dieser mehrfachen Enttäuschung und seelischen Belastung erlebte sie ihre Situation als Überforderung und ausweglos – und reagierte mit einer affektiv-depressiven Kurzschlusshandlung: mit einem Suizidversuch.

Eine typische Adoleszenzkrise des Erwachsenwerdens. Die erwachende Empfindungsseele, offen und erwartungsfroh für neue Erlebnisse, erfährt zunächst nur unerwartete Enttäuschungen und Verletzungen von Menschen, die ihr lieb waren.

In diesem Zusammenhang ist auch an die im [→ Kapitel II Beziehungskrisen] erwähnte Patientin zu erinnern, die zwei Jahre nach dem Vergewaltigungsversuch durch den „Freund" eine Magersucht entwickelte. Auch das lässt sich als Adoleszenzkrise nach schwerer Kränkung verstehen.

J. W. Goethe (1749-1832) erlebte als 17- bis 18-jähriger eine erste melancholische Krise während seiner Leipziger Studentenzeit (ab Oktober 1765). Er sollte auf Wunsch seines Vaters Jura studieren, obwohl es ihn selbst zu Philologie und Poetik hinzog; so gehorchte er unglücklich, langweilte sich in den Jura-Vorlesungen und besuchte trotzdem die Poetik-Vorlesungen von Prof. Böhme. Zunächst erlebte er dabei Begeisterung und fühlte sich selbst zu poetischen Versuchen angeregt. Doch im Frühjahr 1766 verdüsterte sich seine Stimmung und an Ostern schrieb er seiner Schwester Cornelia (1750-1777): *„Oft werde ich zum Melancholiker. Ich weiß nicht woher es kommt. Dann sehe ich jeden mit starrer Miene an wie eine Eule ... und dann überfällt eine Dunkelheit meine Seele, eine Dunkelheit, so undurchdringlich wie der Oktobernebel."*[30]

„Goethe fügt dem Brief ‚Ein kleines Gedicht über mein mangelndes Selbstvertrauen' bei, in dem er seine ‚Melancholie' und die ‚Nebel des Zweifels' beklagt. In solchen Phasen könne er nicht einen ‚Funken von Wert' in sich entdecken. Nach kurzer Zeit werden die Briefe aber wieder heiterer. Im Mai 1766 hält er fest: ‚Oft Schwester, bin ich guter Laune.

In sehr guter Laune! Dann besuche ich hübsche Frauen und Mädchen ... ich bin fleißig, ich bin fröhlich, und ich bin glücklich. Leb wohl!'"[31]

Im September desselben Jahres war er wieder depressiv verstimmt und von Selbstzweifeln bedrückt, die er auf Liebesenttäuschungen zurückführte.

Eine eher harmlose Adoleszenzkrise, die allerdings bereits die Tendenz zu jahreszeitlichen Wiederholungen zeigt, wie sie im Leben von Goethe tatsächlich immer wieder vorkamen: ein Wechsel von melancholischen und nachfolgend euphorisch-hypomanischen Phasen.

Anders sah die Adoleszenzkrise des Erwachsenwerdens bei Andreas Egger in „Ein ganzes Leben" von Robert Seethaler aus: *„Einen Tag nach Eggers achtzehntem Geburtstag ... passierte es, dass ihm beim Abendbrot die tönerne Schüssel mit der Milchsuppe aus den Händen rutschte und mit einem dumpfen Knall zerbarst. Die Suppe mit dem erst gerade eingebrockten Brot ergoss sich über den Dielenboden, und Kranzstocker (der Bauer), der seine Hände schon zum Tischgebet gefaltet hatte, stand langsam auf. ‚Hol den Haselnusser und leg ihn ins Wasser!', sagte er. ‚Wir treffen uns in einer halben Stund!'*

Egger holte die Gerte (mit der er schon oft vom Bauer geschlagen wurde) von ihrem Haken, legte sie draußen in die Viehtränke, setzte sich auf die Ochsenstange und ließ die Beine baumeln. Nach einer halben Stunde erschien der Bauer. ‚Den Haslinger her!' sagte er.

Egger sprang von der Stange und nahm die Gerte aus dem Trog (wie er es immer tun musste). Kranzstocker ließ sie durch die Luft zischen. Sie bog sich geschmeidig in seiner Hand und zog einen Schleier aus zart glitzernden Wassertropfen hinter sich her.

‚Hosen runter!' befahl der Bauer. Egger verschränkte die Hände vor der Brust und schüttelte den Kopf.

‚Da schau her, der Bankert will dem Bauern widersprechen', sagte Kranzstocker.

‚Ich will meine Ruhe, sonst nichts', sagte Egger. Der Bauer schob den Unterkiefer nach vorne. Zwischen seinen Bartstoppeln klebten trockene Milchreste. An seinem Hals pulsierte eine lange, geschwungene Ader. Er trat einen Schritt nach vorne und hob den Arm.

‚Wenn du mich schlagst, bring ich dich um!', sagte Egger und der Bauer verharrte mitten in der Bewegung.

Wenn Egger in seinem späteren Leben an diesen Augenblick zurück dachte, kam es ihm vor, als hätten sie sich damals den ganzen Abend so gegenübergestanden: er mit seinen vor der Brust verschränkten Armen, der Bauer mit der Haselnussgerte in der erhobnen Faust, beide schweigend und mit dem kalten Hass in den Blicken. In Wirklichkeit waren es höchstens ein paar Sekunden. An der Gerte lief langsam ein Wassertropfen hinunter, löste sich mit einem Zittern und fiel auf die Erde. Aus dem Stall drang das gedämpfte Mampfen der Kühe. Im Haus lachte eines der Kinder auf, dann war es wieder still auf dem Hof.

Kranzstocker ließ den Arm sinken. ‚Schleich dich jetzt', sagte er mit tonloser Stimme, und Egger ging."[32]

Damit war für Andreas Egger der entscheidende Schritt in sein eigenes Leben getan. Jetzt war er unabhängig und frei, für sich selbst verantwortlich.

So vielgestaltig zeigen sich Adoleszenzkrisen – und haben entweder positive oder negative Folgen für das weitere Leben. Die psychischen und psychosomatischen Erkrankungen, die in der späten Adoleszenz und in den Folgejahren auftreten können, beschreibt das Kapitel IV.

4.3 Die Entwicklung zur Verstandesseele und die entsprechenden Krisen

Wie oben bereits beschrieben wandelt sich das Seelenleben ab den Jahren 28 bzw. 30 und den folgenden in deutlicher Weise. Insbesondere das Selbstbild und das Weltverständnis ändern sich. Alles emotionale, gefühlvolle, begeisternde verliert an Kraft und Wichtigkeit, dagegen gewinnen rationale, „objektive" Kriterien an Bedeutung. Alles, was verstehbar und sachlich begründet erscheint, zählt mehr, als was „nur" gefällt und schön oder sympathisch anmutet. Richtig oder falsch lösen Sympathie und Antipathie ab.

Durch eine solche Um- und Neubewertung dessen „was zählt", ergeben sich mannigfaltige Schwierigkeiten. Oft zeigen sie sich in Beziehungs-, Ehe- und beruflichen Entscheidungskrisen. Daraus entwickeln sich, je nach individueller Disposition, mitunter Ängste und Depressionen. Da die dreißiger Jahre eigentlich ein sehr gesundes Lebensalter sind, treten biografische Krisen in dieser Epoche oft als Unfälle auf (Arbeitsunfälle infolge Unkonzentriertheit oder Sportunfälle, weil man sich selbst „etwas beweisen muss").

Die Krise des dreißigsten Jahres

Eine typische biografische Krise kann um das dreißigste Jahr auftreten (zwischen 28 bis 30); eigentlich die gesündeste Zeit in der Biografie. Hier manifestiert sich der Übergang von der emotional betonten Empfindungsseele zur sachlich orientierten Verstandesseele mit vielen Fragen an das eigene, bisherige und zukünftige Leben, in Form unterschiedlicher Krisen (privat und beruflich) und evtl. Unfälle.[33] Sehr prägnant schilderte diese biografische Krise die österreichische Dichterin Ingeborg Bachmann (1926-1973) in ihrer Erzählung „Das dreißigste Jahr"[34]: Es ist die Geschichte eines jungen Mannes, eben in seinem dreißigsten Jahr, auf der Suche nach sich selbst, nach einem neuen Leben, ohne das alte mitnehmen zu müssen. Mit der Sehnsucht nach neuen Beziehungen, um die alten zu vergessen, auf der Suche nach Arbeit, Aufgabe und einem Sinn im Leben. All das ist anstrengend und überfordert ihn manches Mal; er überlebt das Jahr nur mit Mühe und Not.

„Wenn einer in sein dreißigstes Jahr geht, wird man nicht aufhören, ihn jung zu nennen. Er selber aber, obgleich er keine Veränderungen an sich entdecken kann, wird unsicher; ihm ist, als stünde es ihm nicht mehr zu, sich für jung auszugeben. Und eines Morgens wacht er auf, an einem Tag, den er vergessen wird, und liegt plötzlich da, ohne sich erheben zu können, getroffen von harten Lichtstrahlen und entblößt jeder Waffe und jeden Muts für den neuen Tag ... Denn bisher hat er einfach von einem Tag zum andern gelebt, hat jeden Tag etwas anderes versucht und ist ohne Arg gewesen. Er hat so viele

Möglichkeiten für sich gesehen und er hat, zum Beispiel, gedacht, dass er alles mögliche werden könne: ...
Mit den extremsten Gedanken und den fabelhaftesten Plänen hatte er sich darum jahrelang abgegeben, und weil er nichts war außer jung und gesund, weil er noch so viel Zeit zu haben schien, hatte er zu jeder Gelegenheitsarbeit ja gesagt ... Bei jeder Gelegenheit hatte er ja gesagt zu einer Freundschaft, zu einer Liebe, zu einem Ansinnen, und all dies immer auf Probe, auf Abruf. Die Welt schien ihm kündbar, er selbst sich kündbar ...

Nie hat er bedacht ...

Nichts hat er befürchtet.

Jetzt weiß er, dass auch er in der Falle ist."

Aber wer oder was ist dieses Ich, das hier beginnt über sich nachzudenken?

„*Ich, dieses Bündel aus Reflexen und einem gut erzogenen Willen, Ich ernährt vom Abfall aus Geschichte, Abfällen von Trieb und Instinkt, Ich mit einem Fuß in der Wildnis und dem anderen auf der Hauptstrasse zur ewigen Zivilisation. Ich undurchdringlich, aus allen Materialien gemischt, verfilzt, unlöslich und trotzdem auszulöschen durch einen Schlag auf den Hinterkopf. Zum Schweigen gebrachtes Ich aus Schweigen ... er ist, wie alle, nicht gut vorbereitet; er weiß nur den geringsten Teil und jeder weiß ja nur einen allergeringsten Teil von dem, was vorgeht.*"[35]

Dann ereignet sich der Unfall in der Nacht, als Mitfahrer. Der Fahrer ist tot, er selbst kommt verletzt in ein Krankenhaus, wird operiert.

„*Dieses Jahr hat ihm die Knochen zerbrochen. Er liegt mit ein paar kunstvollen blaurot unterlaufenen Narben in der Klinik und zählt die Tage nicht, bis ihm der Gipspanzer abgenommen werden soll, unter dem er zu heilen verspricht ... Lange hatte er auch nicht gewusst, was er glauben sollte und ob es nicht überhaupt schmählich war, etwas zu glauben. Jetzt begann er sich selbst zu glauben, wenn er etwas tat oder sich äußerte. Er fasste Vertrauen zu sich ... Endlich sagte er sich: Ich lebe ja, und mein Wunsch ist es, noch lange zu leben.*
Ich lebe ja!
Er wird bald geheilt sein.
Er wird bald dreißig Jahre alt sein.
...
Ich sage dir: Steh auf und geh! Es ist dir kein Knochen gebrochen."[36]
Es ist das schmerzhafte Erwachen der Verstandesseele aus den prägenden Erlebnissen der vorhergehenden emotional betonten Jahre. Aus dem Versuch, die Begegnungen und Empfindungen möglichst folgenlos hinter sich zu lassen, entstehen vielfältige Enttäuschungen.

Die Beschreibung Ingeborg Bachmanns zeigt die Unsicherheit und die Dramatik, die unaufhaltsame Zuspitzung – und schließlich die Überwindung und Heilung, wie es für biografische Krisen charakteristischerweise zu erwarten ist. Entwickelt sich anstelle eines Unfall-Ereignisses eine psychische Erkrankung, so ist selbstverständlich eine entsprechende Therapie erforderlich. Die typischen psychischen Leiden dieser Lebensepoche stellt Kapitel IV dar.

Stehen Empfindungs- und Verstandesseele in ihren charakteristischen Eigenschaften und Fähigkeiten offensichtlich polar zueinander, so kann in der Bewusstseinsseele eine Synthese und Steigerung aus beiden erfolgen. Das starke Gefühlsleben der Empfindungsseele und das betonte Gedankenleben der Verstandesseele hält der ordnende Wille der Bewusstseinsseele zusammen, in einem Einklang verbunden und sowohl mit der Welt als auch mit dem eigenen Ich in eine Übereinstimmung gebracht.

Bisherige, scheinbar absolute Alternativen von Sympathie oder Antipathie, richtig oder falsch, verlieren ihre Entscheidungsgewalt und werden abgelöst durch die Einsicht, dass es ein Sowohl-als-auch gibt. Das menschliche Verständnis erreicht eine neue Stufe, das seelische Erleben wird gelassener, das Verhalten souveräner. Die Risiken dieser Entwicklung, eine vorübergehende Überbetonung von Ich oder Welt, zeigen sich in Orientierungskrisen und Sinnfragen. Wenn daraus Krankheitsbilder entstehen, so sind es meist Depressionen, aber auch körperliche Erkrankungen, die der Mensch mit einer starken Infrage-Stellung der eigenen Biografie erlebt [→ die genannten Krankheitsbilder beschreibt das Kapitel IV Krankheitskrisen].

Die Krise der Lebensmitte

Grad in der Mitte unsrer Lebensreise
Befand ich mich in einem dunklen Walde,
Weil ich den rechten Weg verloren hatte,
Wie er gewesen, wäre schwer zu sagen.[37]

Dante Alighieri

So begann Dante (1265-1321), quasi urbildhaft, die Beschreibung seiner eigenen Krise der Lebensmitte. Allein in einem dunklen Wald, orientierungslos, auf der Suche, unbekannten Gefahren ausgesetzt, mit dem Willen, weiterzugehen, aber auch mit Fragen und Zweifeln im Gepäck.

Die amerikanische Autorin Gail Sheehy (1936-2020) beschrieb 1982 in ihrem Buch „In der Mitte des Lebens" heutige Erscheinungsbilder der Midlife-Crisis. Es sind überwiegend Orientierungskrisen in Zusammenhang mit familiären Beziehungsproblemen, beruflichen Erfahrungen und fälligen Entscheidungen. Früheres wird infrage gestellt – aber nicht immer zeigen sich überzeugende neue Möglichkeiten. Oft ereignen sich in diesen Momenten Trennungen, manchmal beginnen Beziehungen mit neuen Partner*innen. So gehen familiäre Bindungen, meist unter belastenden Auseinandersetzungen, in eine veränderte Gestalt über. Das verlangt von allen Beteiligten viel Kraft und die Bereitschaft, sich – die eine Seite gewollt, die andere oft ungewollt – auf Veränderungen in der Lebensgestaltung einzulassen. Nicht selten führt eine solche Midlife-Crisis bei dem „aktiven Teil" (der die Trennung will) zu einer Neuorientierung, bei dem „passiven Partner", der die Trennung erleidet, zu Rückzug und Depression; und erst danach scheint eine Neuorientierung möglich.

Die Krise der Lebensmitte ist eine Orientierungskrise, zwischen enttäuschendem Rückblick auf das bisher gelebte Leben: *„War das schon alles?"* – und unklarem Vorblick, was noch möglich ist: *„Wo liegt der Sinn meines Lebens, was ist zu tun?"*

In dieser Krisensituation der Lebensmitte ist in erster Linie Haltung gefragt: *„Wie stehe ich zu meiner Vergangenheit? – und wie will ich die Zukunft gestalten, mein Leben bewusst führen?"*

Hälfte des Lebens

Mit gelben Birnen hänget
und voll mit wilden Rosen
das Land in den See,
ihr holden Schwäne,
und trunken von Küssen
tunkt ihr das Haupt
ins heilignüchterne Wasser.

Weh mir, wo nehm ich, wenn
es Winter ist, die Blumen und wo
den Sonnenschein
und Schatten der Erde?
Die Mauern stehn
sprachlos und kalt, im Winde
klirren die Fahnen.[38]

Friedrich Hölderlin

In seinem Schauspiel „Biografie: Ein Spiel" ließ Max Frisch (1911-1991) einen Verhaltensforscher, gerade fünfzig Jahre alt, sein Leben noch einmal an einem von ihm beliebig zu wählenden Zeitpunkt neu beginnen, nach dem Motto: Was wäre, wenn ... und vor allem: was wäre, wenn nicht. Gelingt es mit der Erfahrung des Fünfzigjährigen, frühere Fehler nicht noch einmal zu machen? Schafft er es, seine Biografie anders zu leben, ist das möglich? Das sind typische Fragen in der Lebensmitte. *„Hätte es nicht auch ganz anders sein können? – Kann es nicht jetzt ganz anders weiter gehen? Denn das Bisherige darf doch noch nicht alles gewesen sein!?"*

In solchen Momenten ist eine Besinnung auf das Leben, auf die Aufgaben aus der Welt und auf die eigenen Ziele, auf Gefährdungen und Hindernisse, wie auch auf Verführungen, Förderungen und Unterstützungen in der Biografie angebracht, ebenso auf die erworbenen Fähigkeiten, und was daraus noch werden kann oder soll.

Der Verhaltensforscher in dem „Biografie-Spiel" von Max Frisch, der in seiner Lebensmittekrise die einmalige Gelegenheit bekommt, mit all den Erfahrungen des Fünfzigjährigen noch einmal neu anzufangen, um alte Fehler zu korrigieren, damit es jetzt besser geht, macht im Lauf seiner biografischen Korrektur-Versuche eine ernüchternde Erfahrung.

„Her Professor Kürmann, Sie haben gesagt: Wenn Sie noch einmal anfangen könnten in Ihrem Leben, so wüssten Sie genau, was Sie anders machen würden in Ihrem Leben –

Kürmann: Allerdings!“[39]

„Ich weigere mich zu glauben, dass unsere Biografie, meine oder ihre, oder irgendeine, nicht anders ausgehen könnte. Vollkommen anders. Ich brauche mich nur ein einziges Mal anders zu verhalten – und ich werde nicht Professor, sondern ich komme ins Gefängnis, zum Beispiel, drei Jahre lang, dann wandere ich aus, Kanada zum Beispiel oder Australien, und ich habe eine Biografie ohne Antoinette Stein.

Spielleiter: Bitte.

Kürmann: Ganz zu schweigen vom Zufall!“[40]

Dann folgen mehrfache Versuche des Herrn Kürmann – und die ernüchternde Erfahrung stellt sich ein: er wiederholt jeden alten Fehler seiner Biografie aufs Neue. Er kann seine Biografie nicht ändern, solange er sich selbst nicht ändert. Unsere Biografie sind wir selbst.

Mit dieser Erkenntnis ist das Spiel zu Ende, das Leben geht weiter: *„Spielleiter: Sie sind frei, Herr Kürmann – noch sieben Jahre.“*[41]

Die Sinnkrise

Die Sinnkrise ist natürlich an kein Lebensalter gebunden, doch scheint sie in der Lebensmitte besonders häufig und intensiv aufzutreten.

Die Frage nach Sinn, die Suche danach, die Sinnschöpfung und die Verzweiflung bei seinem Fehlen sind charakteristisch für den Menschen und seine biografischen Erfahrungen. Denn Sinn ist für uns lebenswichtig. Er ist, ein banaler Vergleich sei hier erlaubt, so etwas wie das Salz in der Suppe: ohne Sinn erscheint das Leben fad, langweilig und – eben sinnlos.

Die Frage nach dem Sinn ist für den Menschen existenziell. Mit dieser Frage umzugehen, sich darauf einzulassen, dass es einen Sinn geben könnte, ist bereits ein erster Schritt der Bewältigung. Denn es ist der Beginn eines Weges und bewahrt davor, mit falschen Antworten auf der Stelle stehen zu bleiben.

Im Gegensatz dazu geraten Menschen, die schon die Frage nach einem Sinn für sich verneinen, manchmal in schwierige Situationen, wenn sie das Gefühl von Sinnlosigkeit erleben. Das kann schnell zu einer lebensentscheidenden Krise werden.
Zusammenhänge von Krisen zeigen sich in den verschiedenen Kategorien:

- zeitlich: wann, um welche Tages-, Jahres- oder Lebenszeit
- Ort: wo, am Körper; geografisch, in welcher räumlichen Gegebenheit
- Art und Weise: wie, langsam, plötzlich, akut, chronisch, „hell“, „dunkel“, „warm“, „kalt“
- Intensität: sanft, heftig, stark, schwach, harmlos, gefährlich
- soziale, zwischenmenschliche Situation: privat, beruflich, Familie, Partnerschaft, Beziehungen
- Lebenssituation: biografisch, körperlich gesund oder krank, Erfahrung, Lebensplanung, Seelenentwicklung, innere Haltung

Nach diesen Zusammenhängen sollte man bei der Sinnfrage einer Krise forschen, um sich einem Verständnis zu nähern. So klären sich die Bedingungen der Krisenentstehung, so lässt sie sich in ihrem Gesamtzusammenhang „entschlüsseln".

Wenn (wie in Krisen häufig der Fall) in Denken, Fühlen und Wollen der Zusammenhang verlorengeht, so schwindet auch das Verständnis für den Sinn; Zweifel und Sinnverlust stellen sich ein und verschärfen das Erleben der Krise – mit allen sich daraus ergebenden Folgen wie Verzweiflung und Lebensmüdigkeit.

Die Frage nach dem Sinn ist für den Menschen wesentlich für sein Gesund- und Kranksein, das Wieder-gesund-Werden oder Krise-Bewältigen. Denn gerade die Auseinandersetzung mit der Sinnfrage wird zu einer spirituellen Kraftquelle, die Lebensmut, -kraft und -orientierung, also Resilienz stärkt.

Die Fähigkeit zur Salutogenese, zum Wieder-gesund-Werden, wie auch zur Bewältigung von Krisen, hängt entscheidend von dem Vertrauen in die Sinnhaftigkeit des Lebens und seiner Ereignisse ab.[42]

Sinnzweifel und -verlust können zu Ängsten, Depressionen und Lebensmüdigkeit führen.

Die Fragen nach dem Sinn halten uns wach. Wir fragen uns nach dem Sinn eines Ereignisses, vielleicht eines bestimmten Verhaltens, nach dem Sinn einer Erkrankung oder einer Krise, und letztlich nach dem Sinn des Lebens.

Solche Fragen suchen nach einem Zusammenhang. Sinn gibt es nur in Zusammenhängen, aus einem Gesamtzusammenhang der Ereignisse. Ein Verhalten, ein Ereignis, eine Krise für sich genommen, isoliert betrachtet, haben keinen Sinn. Der Sinn entsteht erst in dem Zusammenhang mit den Umständen und Gegebenheiten eines bestimmten Menschen, der sich verhalten oder etwas erlebt hat, eine Krise durchmacht, und nach dem Sinn fragt.

Sinn ergibt sich zum einen aus dem Gesamtzusammenhang, zum anderen aus unserem Denken. Sinn ist nie einfach da, er muss erkannt, ent-deckt werden, oft muss man ihn sogar „schaffen". Das ist immer ein ernsthaftes Bemühen. Das kann durch Denken geschehen, ebenso wichtig sind Sehen, Hören, Staunen, Fühlen, Ahnen, Glauben, Spüren. Sinn kann nicht produziert, aber auch nicht gefunden werden, denn er liegt nicht einfach da, offen oder versteckt. Sinn muss *kreiert werden*, er lässt sich nur aus einer inneren, geistigen Schaffensfreude *bilden, aktiv ent-decken*, wenn wir Unzusammenhängendes wegräumen, Zusammenhänge sehen, wenn wir Klarheit schaffen, d. h., wenn wir *uns selbst klar werden* im Kontext einer Situation, eines Ereignisses, einer Erkrankung, unserer Biografie.

Sinn erleben, erkennen, erfüllen, ist eine Frage der inneren Haltung, einer geistoffenen Seelenhaltung, die wir manchmal unbewusst einnehmen, aber auch bewusst entwickeln und pflegen können.

Erst der Sinn gibt einem Handeln, einem Ereignis, die Richtung bzw. Orientierung, die es im Ganzen, d. h. im Leben hat. Der Sinn kann als Motiv schon vor der Handlung existieren; er ist aber auch, z. B. bei unwillkürlichen Handlungen, nachträglich im Zusammenhang zu erkennen. Bei Ereignissen und Krisen zeigt sich der Sinn oft noch nicht während des Geschehens, sondern erst im Verlauf oder meist erst im Nachhinein, wenn der Zusammenhang überblickbar ist.

Sinn hat die Qualität von Bedeutung, Aussage, Botschaft. Einen Sinn zu sehen (bei einer Sache, einer Unternehmung, einer Krise), ist eine geistige Erkenntnis. *Sinn ist Geist.*

Deshalb lohnt es sich, nach dem Sinn zu fragen, um nicht an Sinnlosigkeit zu leiden. Dies ist wesentlich schwerer als das Leiden an körperlichen Gebrechen, Armut oder Not.

Das *Erleben von Sinn, Sinnhaftigkeit* zu spüren oder um sie zu wissen, gibt eine Kraft und Sicherheit im Leben, die sich durch nichts anderes ersetzen lässt. Das ist einmalig und im echten Wortsinn Leben-erhaltend. Das zeigen und bestätigen sowohl die Erkenntnisse der Logotherapie Viktor Frankls[43] (1905-1997) als auch die der Salutogenese-Forschung von Aaron Antonovsky (1923-1994).[44]

Die Frage nach dem Sinn ist der *goldene Kompass* fürs Leben.

[→ Die seelischen Erkrankungen als Erscheinungsformen der Krise um die Lebensmitte stellt Kapitel IV vor].

5. Mondknoten und biografische Krisenereignisse

Es gibt noch einen weiteren, biografisch wichtigen Rhythmus, der generell gilt und in seinem zeitlichen Auftreten wenig individuelle Variationsmöglichkeiten bietet; dafür um so mehr in der „inhaltlichen" Gestaltung, im Erscheinungsbild der *Mondknotenkrisen.*

Zunächst zur Erklärung, um was es sich bei den sogenannten *Mondknoten* handelt: Mit Mondknoten bezeichnet man die Konstellation von Sonne, Mond und Erde im Verhältnis zum Fixsternhimmel. Die Stellung von Sonne, Mond, Erde und Tierkreis, wie sie bei der Geburt eines Menschen vorlag, wiederholt sich genau alle 18 Jahre, 7 Monate und 9 Tage (oder ganz genau: alle 18 Jahre, 218 Tage, 2 Stunden und 22 Minuten). Exakterweise bezeichnet man sie als *identische Mondknoten.*

Dabei kommt es zu einem Zusammenwirken von mehreren kosmischen Kräften bzw. Gesetzmäßigkeiten.

Es handelt sich kosmologisch um eine Wiederholung der Geburtskonstellation, die bedeutungs- und wirkungsvoll wie auch folgenreich für die Biografie des Menschen sein kann.

Aber so wie eine Geburt nicht ein punktuell-plötzliches überraschendes Ereignis ist, sondern einer Zeugung und einer neunmonatigen „Vorbereitung" in der Embryonalzeit bedarf, um schließlich zur Entbindung, d.h. zur Sichtbarkeit (auf die Welt) zu kommen und dann noch eine intensive Pflegezeit nach der Geburt braucht, so hat auch jeder spätere Mondknoten im Leben seine Bedeutung nicht an dem einen Tag und der Stunde, sondern ungefähr ein ganzes Jahr lang, will man seine biografische Bedeutung richtig ermessen.

Der Mondknoten als Wiederholung der Geburtskonstellation wirkt also wie ein Echo, eine Erinnerung an den eigenen Lebensplan, an die biografischen Motive, die im Laufe der Zeit vielleicht etwas in den Hintergrund traten, und deren Wieder-bewusst-Werden ein krisenhaftes Ereignis in dem Jahr eines Mondknotens anregt. Da es sich um die Erinnerung an die Himmelskonstellation der körperlichen Geburt handelt, haben die Ereignisse um einen Mondknoten oft selbst einen „handfesten" Charakter, d. h. sie betreffen den physischen Leib, in Gestalt körperlicher Erkrankungen oder Unfälle – offensichtlich ein Unterschied zu den seelischen Entwicklungskrisen.

Der erste Mondknoten tritt mit 18,7 Jahren, also im 19. Lebensjahr ein, der zweite mit ca. 37 Jahren, der dritte mit 56, der vierte mit 75, der fünfte mit ca. 94 bis 95 Jahren.

Es gibt viele Beispiele von wichtigen biografischen Ereignissen im Lebenslauf bedeutender Persönlichkeiten, die mit den Mondknoten zusammenfallen. Es seien einige davon beispielhaft behandelt.

5.1 Zum ersten Mondknoten

Noch während seiner Leipziger Studentenzeit, im Sommer des Jahres 1768, erlebte Goethe eine schwere Krise mit lebensbedrohlicher körperlicher Erkrankung (ein Blutsturz im Rahmen einer Tuberkulose), die wochenlange Behandlung und Pflege brauchte, bis er Ende August, an seinem 19. Geburtstag, die Heimreise nach Frankfurt am Main antreten konnte. Im September schrieb er aus Frankfurt an seinen Freund Langer: *„Meine Herzensangelegenheiten! Was die für eine Tour genommen? Wenn ich es selbst wüsste, so wollte ich es Ihnen sagen; aber ich begreife mich selbst nicht.“*[45] Goethe war von der körperlichen Erkrankung geheilt, aber seelisch von einer Melancholie wieder stark heimgesucht. Es zeigt sich im Zusammenhang mit dieser langen Krise des ersten Mondknotens eine Neuorientierung in Goethes Biografie und Lebensplanung, *„nämlich, ‚das Ganze zu retten', eine grundlegende Wandlung und Vergeistigung zu bewirken, einen innerlichen Menschen hervorzubringen.“*[46]

In anderer Weise lebensbestimmend war der schwere Unfall der später großen mexikanischen Malerin Frida Kahlo (1907-1954).[47] Am 17. September 1925, mit etwas über 18 Jahren (dem ersten Mondknoten) ereignete sich völlig unerwartet die Wende im Leben von Frida Kahlo: eine Straßenbahn rammte den Bus, in dem sie saß und verletzte sie schwer. Sie selbst beschrieb diesen Unfall folgendermaßen:

„Kurz nachdem wir den Bus bestiegen hatten, kam es zu dem Unfall. Vorher hatten wir schon einen anderen Bus genommen, aber ich hatte einen kleinen Sonnenschirm vermisst, und wir waren wieder ausgestiegen und so kam es, dass wir dann den Bus bestiegen, in dem ich zum Krüppel werden sollte...“[48]

Die Folgen der schweren Verletzungen bei diesem Unfall blieben für das weitere Leben von Frida bestimmend, die 29 Jahre, die sie noch vor sich hatte, waren von Krankheit und Schmerzen gezeichnet.

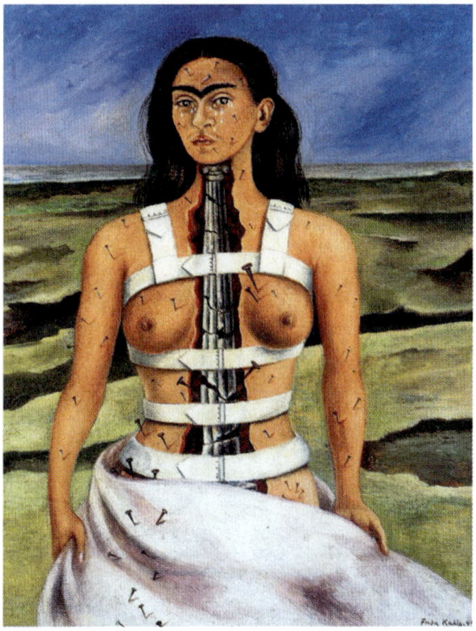

Frida Kahlo: Die zerbrochene Säule (1944)[49]

„Was die Zahl meiner Operationen betrifft, kann ich es mit jedem aufnehmen", sagte sie einmal. Tatsächlich wurde sie mindestens 32-mal operiert, die meisten Operationen an ihrer Wirbelsäule und an ihrem rechten Fuß. Bereits mit sechs Jahren hatte Frida Kinderlähmung gehabt und musste anschließend mit großer Selbstdisziplin, mit Gymnastik und Sport ihre Behinderung zu überwinden versuchen. Jetzt nach dem Unfall im neunzehnten Lebensjahr brauchte sie ihre Selbstdisziplin und -überwindung, um sich mit den zahlreichen Frakturen möglichst nicht zu bewegen und ruhig zu bleiben.

So kam es wohl, dass sich Frida fast zufällig einer Beschäftigung zuwandte, die ihr weiteres Leben beherrschen sollte:

„Da ich jung war, nahm ich das Unglück nicht so tragisch, ich spürte, dass ich genug Energie in mir hatte, statt des angestrebten Medizinstudiums etwas anderes zu beginnen. So habe ich ohne große Umstände zu malen angefangen."[50]

Frida Kahlo wurde zu einer großen Malerin, der Künstlerin, die so fast ausschließlich wie kaum andere Maler hauptsächlich sich selbst malte, die in ihren Bildern ihre Schönheit darstellte und ihre Schmerzen, Verstümmelungen und Operationen, ihre Sehnsüchte und Leiden, alles und immer wieder durch Antlitz und Körper. Frida Kahlo wurde im zwanzigsten Jahrhundert zur Malerin der Schmerzen, zur Malerin eines schönen, aber operativ misshandelten und verstümmelten Körpers, zur Malerin von Leiden und Leidenschaften, zur Malerin ihres Schicksals. Sie schrieb in ihr Tagebuch *„Ich male meine eigene Wirklichkeit." „Ich male, weil ich malen muss."*[51]

Die Malerei war für Frida Kahlo für viele Jahre das wichtigste Heilmittel gegen ihre Schmerzen und zur Bewältigung ihrer Operationen, Verstümmelungen sowie ihrer Unfruchtbarkeit.

„Meine Malerei enthält alle meine Schmerzen ... Malerei hat bei mir zu Ende geführt, was das Leben unvollendet ließ. Ich habe drei Kinder verloren ... und die Gemälde haben sie ersetzen müssen. Für mich ist die Arbeit ein Lebenselixier."[52]

Der erste Mondknoten zeigt viele verschiedene Gesichter, Unfälle, Krankheiten, fundamentale Entscheidungen und anderes – immer geht es um eine Richtungsfindung für das weitere Leben.

5.2 Zum zweiten Mondknoten

Der zweite Mondknoten mit ca. 37 Jahren kann von akuten körperlichen Erkrankungen geprägt sein, auch von Unfällen, Beziehungskrisen mit Depressionen oder anderen Ereignissen, die als große Leistungen imponieren. So haben viele Künstler oder Schriftsteller um die Zeit ihres zweiten Mondknotens wichtige, vielleicht lebensnotwendige Werke vollbracht. Georg Wilhelm Friedrich Hegel (1770-1831) beispielsweise veröffentlichte (nach einer schwierigen Lebenszeit) mit 37 Jahren (1807) sein erstes philosophisches Hauptwerk, die „Phänomenologie des Geistes" [zu Goethes zweitem Mondknoten → Kapitel V Schöpferische Krisen].

Hölderlin (1770-1843), Freund von und gleichaltrig wie Hegel, erkrankte zu seinem zweiten Mondknoten 1807 an einem schweren und die zweite Hälfte seines Lebens bestimmenden seelischen Leiden. In der Zeit der Krankheit, noch einmal 37 Jahre, lebte

Hölderlin im Turm am Neckar in Tübingen. Ein Gedicht aus den Anfängen dieser Periode der „Turm-Gedichte“ lautet:

Das Angenehme dieser Welt…

Das Angenehme dieser Welt hab ich genossen,
Die Jugendstunden sind, wie lang! wie lang! verflossen,
April und Mai und Julius sind ferne,
Ich bin nichts mehr; ich lebe nicht mehr gerne![53]

Friedrich Hölderlin

Ein Mondknotenereignis kann auch tödlich verlaufen. Am 29. Juli 1890, wenige Monate nach seinem 37. Geburtstag starb Vincent van Gogh (1853-1890) an den Folgen einer (ungeklärten) Schussverletzung nach langem Todeskampf.

Der bedeutende Bildhauer Wilhelm Lehmbruck (1881-1919), der mit 20 Jahren, 1901 in Düsseldorf sein Kunststudium begann und 1906 beendete, war bereits in jungen Jahren vor dem Ersten Weltkrieg ein angesehener und viel ausgestellter Künstler, sowohl in Paris, wo er zeitweise lebte, als auch in Berlin und ab 1916 in Zürich.

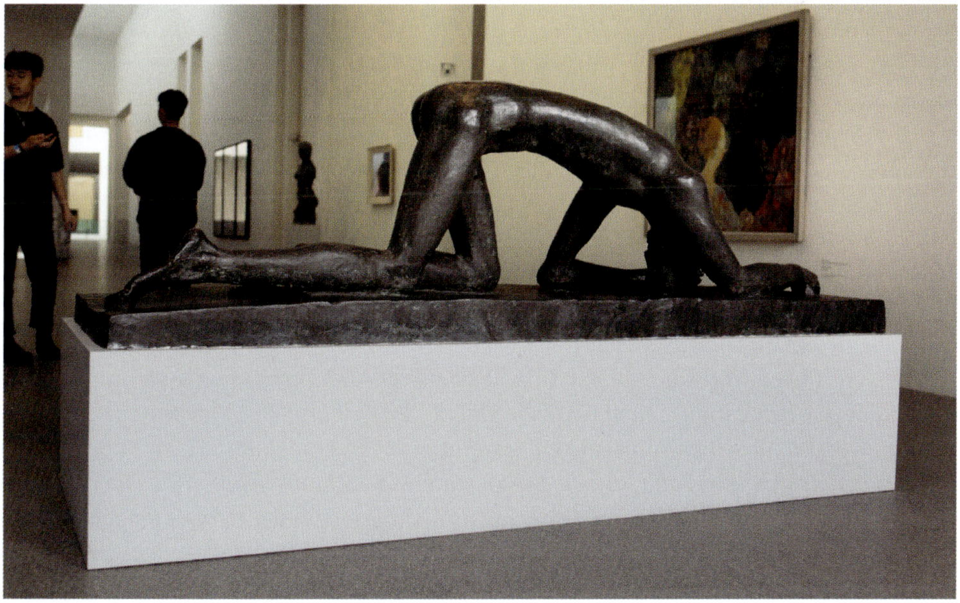

Wilhelm Lehmbruck: Der Gestürzte (1915/16)[54]

In die Kriegsjahre des Ersten Weltkriegs fielen die Höhepunkte in seinem künstlerischen Schaffen; er war in seiner Haltung pazifistisch und unterschrieb 1919 den „Aufruf an das Deutsche Volk und die Kulturwelt“ von Rudolf Steiner. Trotz seines künstlerischen Erfolgs litt er zunehmend an Depressionen und beendetet sein Leben in der Zeit seines zweiten Mondknotens 1919 in Berlin. Gerade dieser Mondknoten markiert im Schaffen kreativer Menschen oft erste Höhepunkte – oder Wendepunkte fürs Leben.

Im Jahr 1807 befand sich Ludwig van Beethoven (1770-1827) in einer beruflichen Neuorientierungsphase, die er erfolgreich im Jahr darauf, 1808, beenden konnte.

Michelangelo (1475-1564) vollendete während seines dritten Rom-Aufenthalts 1512, in der Zeit seines zweiten Mondknotens, die Sixtinische Kapelle im Vatikan.

Jean-Paul Sartre (1905-1980) stellte 1942, mitten im Zweiten Weltkrieg, zur Zeit seines zweiten Mondknotens sein philosophisches Hauptwerk fertig, *L'Être et le néant* (Das Sein und das Nichts).

Der Autor der schon erwähnten und oben zitierten Novelle „Ein fremder Freund/ Drachenblut", der Schriftsteller Christoph Hein, erlangte mit dieser Veröffentlichung Berühmtheit; sie erschien in der damaligen DDR 1982, im Jahr nach seinem zweiten Mondknoten.

Die Beispiele sollen verdeutlichen, in welcher Variationsbreite der zweite Mondknoten auftritt, von harmlos über erfolgreich bis dramatisch und tödlich.

Bei dem oben erwähnten Andreas Egger gab es in dessen Leben um die Zeit des zweiten Mondknotens ein schweres, lebensveränderndes Ereignis:

„Ende März neunzehnhundertfünfunddreißig saßen Egger und Marie nach Sonnenuntergang auf der Türschwelle und blickten übers Tal. Die letzten Wochen waren schneereich gewesen, doch seit zwei Tagen kündigte ein plötzlicher Wärmeeinbruch den Frühling an, überall schmolz der Schnee ... Er fühlte eine kleine, warme Welle der Zufriedenheit in seinem Inneren hochsteigen und am liebsten wäre er aufgesprungen und hätte sein Glück in die Welt hinausgeschrien, doch Marie saß so ruhig und still da, dass auch er sitzen blieb ...

In der Nacht wurde Egger von einem merkwürdigen Laut geweckt. Es war nicht mehr als eine Ahnung, ein sanftes Flüstern, das um die Mauern strich. Er lag in der Dunkelheit und lauschte. Er spürte die Wärme seiner Frau neben sich und hörte ihre leisen Atemgeräusche. Schließlich stand er auf und ging nach draußen. Der warme Föhnwind stieß ihm entgegen und riss ihm fast die Tür aus der Hand. Über den Nachthimmel rasten schwarze Wolken und dazwischen schimmerte immer wieder ein blasser, unförmiger Mond hervor. Egger stapfte ein Stück die Wiese hinauf. Der Schnee war schwer und nass und überall gluckerte das Schmelzwasser ...

Er blieb stehen. Irgendwo in der Höhe hörte er ein Geräusch, so als ob irgendetwas im Innern des Berges mit einem Seufzen platzte. Dann hörte er ein tiefes anschwellendes Grollen und nur einen Augenblick darauf begann die Erde unter seinen Füßen zu zittern. Plötzlich war ihm kalt. Binnen Sekunden erhob sich das Grollen zu einem durchdringenden, hellen Ton. Egger stand regungslos und hörte, wie der Berg zu singen begann. Dann sah er in einer Entfernung von etwa zwanzig Metern etwas Großes, Schwarzes lautlos vorbeihuschen, und noch ehe er begriffen hatte, das es ein Baumstamm war, rannte er los. Er rannte durch den tiefen Schnee zum Haus zurück und rief nach Marie, doch im nächsten Moment packte ihn etwas und hob ihn hoch. Er fühlte, wie er davongetragen wurde, und das Letzte, was er sah, ehe ihn eine dunkle Welle überspülte, waren seine Beine, die über ihm in den Himmel ragten, als hätten sie die Verbindung zum Rest des Körpers verloren.

Als Egger wieder zu sich kam, waren die Wolken verschwunden und der Mond stand strahlend weiß am Nachthimmel. Ringsum erhoben sich die Berge in seinem Licht, ihre vereisten Kämme wirkten wie aus Blech gestanzt und schienen in ihrer Schärfe und

Klarheit den Himmel zu zerschneiden. Egger lag schräg auf dem Rücken. Er konnte Kopf und Arme bewegen, doch seine Beine steckten bis zur Hüfte im Schnee. Er begann zu graben ...

Die Gegend hatte sich verändert. Die Lawine hatte Bäume und Felsen unter sich begraben und den Boden geglättet. Die Schneemassen lagen wie eine riesige Decke im Mondlicht. Er versuchte sich an den Bergen zu orientieren. Soweit er erkennen konnte, befand er sich etwa dreihundert Meter unterhalb seiner Hütte, die dort oben hinter einem Hügel aus aufgeschüttetem Schnee liegen musste. Er machte sich auf den Weg. Es ging langsamer, als er gedacht hatte, der Lawinenschnee war unberechenbar ... Er blieb kurz stehen und lauschte. Aber es war kaum ein Geräusch zu hören. Der Föhnwind war verschwunden, nur noch ein ganz feines Lüftchen prickelte auf der Haut. Er ging weiter. Die Welt um ihn herum war still und tot. Für einen Moment hatte er das Gefühl, der letzte Mensch auf Erden zu sein, zumindest aber der letzte Mensch im Tal ...

Er kniete im Schnee und überblickte die vom Mond beschienene Fläche, auf der sein Haus gestanden hatte. Er rief den Namen seiner Frau in die Stille hinaus: ‚Marie! Marie!' er stand auf und ging ziellos auf seinem Grundstück herum ... Er fiel auf die Knie und begann zu graben. Er grub, bis seine Hände bluteten und sich der Schnee unter ihm dunkel färbte. Als er nach einer Stunde etwa anderthalb Meter tief gekommen war und einen von der Lawine zerrissenen, wie einzementierten Dachbalken unter seinen Fingern spürte, hörte er auf zu graben. Er richtete sich auf und blickte in den Nachthimmel hoch."[55]

Die Mondknoten-Ereignisse markieren Möglichkeiten der Besinnung: Wie kann es weiter gehen? Was habe ich – „auf der Höhe des Lebens" – noch vor zu tun?

5.3 Zum dritten Mondknoten

Der dritte Mondknoten indiziert dagegen eher Rückschau auf das bisher Erreichte und Vorblick auf das noch Mögliche im Leben.

Bei Andreas Egger verlief der dritte Mondknoten ohne besondere Dramatik, nachdem der zweite ein so tragisches Geschehen darstellte. Ende seiner fünfziger Jahre orientierte sich Egger tatsächlich noch einmal neu in seinem beruflichen Leben. Nach seiner Heimkehr aus russischer Kriegsgefangenschaft („*Er hatte viel mehr Zeit in Russland verbracht als gemeinsam mit Marie*") musste Egger sich an die veränderten Lebensverhältnisse anpassen. Er begegnete dem alten, vom langsamen Tod gezeichneten Bauern Kranzstocker wieder und wanderte viel in den Bergen. Dabei machte er die Bekanntschaft mit einem Ehepaar, das sich verlaufen hatte. Er half ihnen zurück ins Dorf, und an den folgenden Tagen führte er das Paar gegen ein kleines Entgelt auf den Wanderwegen der Gegend. „*Egger hatte Gefallen an der neuen Aufgabe gefunden. Mit einem selbstgemalten Schild, das seiner Meinung nach die unerlässlichen Informationen enthielt und gleichzeitig auch irgendwie interessant genug war, um die Touristen für seine Dienste einzunehmen, postierte er sich direkt neben den Brunnen auf dem Dorfplatz und wartete.*"[56]

Das Plakat sah folgendermaßen aus:

Wenn sie die Berge mögen, sind sie bei mir richtig

Ich (praktisch lebenslange Erfahrung
In der Natur) biete:
Wanderungen mit oder ohne Gepäck
Ausflüge (halber oder ganzer Tag)
Kletterpartien
Bergspaziergänge (für ältere Herrschaften, Versehrte und Kinder)
Führungen zu allen Jahreszeiten
(wenn das Wetter passt)
Garantierte Sonnenaufgänge für
Frühaufsteher
Garantierte Sonnenuntergänge (nur im
Tal, da auf dem Berg zu gefährlich)
Keine Gefahr für Leib und Seele!
(Preis ist Verhandlungssache,
aber nicht teuer)[57]

„*Offenbar machte das Schild Eindruck, denn von Anfang an liefen die Geschäfte gut, so dass Egger keine Veranlassung sah, die alten Handlangerdienste wiederaufzunehmen.*"[58]

Auf diese originelle Weise bewältige Andreas Egger seinen dritten Mondknoten und erreichte eine zufriedene letzte Lebensphase.

Ein dramatischerer Fall eines dritten Mondknoten sei noch angeführt, wegen seiner beispielhaften Deutlichkeit: „*Am 19. März 1962 ereignet sich auf einer Straße, die durch den New Yorker Central Park führt, ein Verkehrsunfall. Ein Taxi wird von einem Lastwagen gerammt. Auf dem Rücksitz des Taxis sitzt eine sechsundfünfzigjährige Frau, die bei dem Zusammenstoß schwer verletzt wird. Ihr Name ist Hannah Arendt, eine Jüdin mit amerikanischem Pass ... Im Krankenwagen erwacht Hannah Arendt aus ihrer Ohnmacht. Ihr ist sofort klar, was passiert ist. Zuerst versucht sie, ihre Arme und Beine zu bewegen, um festzustellen, ob sie gelähmt ist. Dann überprüft sie ihr Gedächtnis, sehr sorgfältig, ein Jahrzehnt nach dem anderen ... Sie denkt an ihre Kindheit und Jugend in Königsberg, an ihre Studienzeit in Marburg und Heidelberg, an die Lehrer, die ihr bis heute so viel bedeuten: an Martin Heidegger, mit dem sie eine Liebesaffäre hatte, und an Karl Jaspers, der sie zur Vernunft brachte. Sie erinnert sich an ihre Flucht aus Deutschland, an das Exil in Paris, wo sie ihren Mann Heinrich Blücher kennenlernte, an das Frauenlager im südfranzösischen Gurs und an die dramatische Flucht aus Europa ... Hannah Arendt ist beruhigt. Sie hat keine Gedächtnislücken und gelähmt ist sie auch nicht. Aber sie ist in einem merkwürdigen Zustand, als ob sie zwischen Tod und Leben schweben würde. Noch lange Zeit später denkt sie fasziniert an jene Momente zurück. Ihrer Freundin Mary McCarthy schildert sie diese Erfahrung so: ‚Das Wichtigste war, dass ich einen flüchtigen Augenblick lang das Gefühl hatte, ich hätte es selbst in der Hand, zu entscheiden, ob ich leben oder sterben wolle. Und obwohl ich nicht dachte, dass der Tod etwas Schreckliches sei, habe ich doch auch gedacht, dass das Leben ganz schön sei und ich mich lieber dafür entscheide.*'"[59]

Dieses sensibel beschriebene Geschehen ereignete sich zur Zeit des dritten Mondknotens von Hannah Arendt und hat den typischen Charakter einer biografischen Entscheidungsfrage: *Was will ich? Was habe ich noch vor im Leben?*

Jede Mondknotenkrise knüpft an die Grundfrage der Inkarnation an: *Wofür lebe ich, wofür will ich leben?*

Eine Patientin aus meiner ambulanten Sprechstunde berichtete mir von ihrer Krise um den dritten Mondknoten: Sie war eine 56-jährige, beruflich erfolgreiche Therapeutin. Sie erlebte durch eine dreifache Erschütterung eine schwere Identitätskrise: durch die für sie plötzliche und unerwartete Trennung von ihrem Ehemann, durch Zweifel an den Überzeugungen ihres religiösen Glaubens und ihrer Weltanschauung durch private Erlebnisse und schließlich ein Auseinanderdriften ihrer eigenen Anschauungen und derer ihres Berufsverbandes, in dem sie bisher aktiv mitgestaltend tätig gewesen war. Auf drei wesentlichen Ebenen privater, weltanschaulicher und beruflicher Identifikation erlebte sie eine grundsätzliche Verunsicherung. In einer anderen Lebensphase hätte sie diese Schwierigkeiten wahrscheinlich bewältigt und wäre deshalb nicht in eine Krise gestürzt.

Aber die sensible biografische Zeit des dritten Mondknotens ließ sie die existentielle Frage nach ihrem Selbstverständnis und ihrem Lebensplan dramatisch zugespitzt als Identitätskrise erleben. Sie wusste nicht mehr, wo sie sich „zu Hause" fühlen konnte, wer und was sie eigentlich noch war: Ehefrau? Therapeutin? Gläubige Christin?

Diese Identitätskrise führte sie in eine Depression, zu deren Therapie sie in meine Behandlung gekommen war.

5.4 Zum vierten Mondknoten

Den vierten Mondknoten erlebte Egger in Einsamkeit und Ruhe in seiner neuen Hütte außerhalb des Dorfes am Berghang. *„In den letzten Jahren nahm Egger keine der ohnehin seltener werdenden Aufträge mehr an. Er fand, dass er in seinem Leben genug geschuftet hatte. Außerdem konnte er das Geschwätz der Touristen und ihre wie das Bergwetter ständig wechselnden Launen immer schlechter ertragen."*[60]

„Er fühlte sich wohl in seinem neuen Zuhause. Manchmal war es etwas einsam hier oben, aber er betrachtete seine Einsamkeit nicht als Makel. Er hatte niemanden, doch er hatte alles, was er brauchte, und das war genug."[61]

„Wie alle Menschen hatte auch er während seines Lebens Vorstellungen und Träume in sich getragen. Manches davon hatte er sich selbst erfüllt, manches war ihm geschenkt worden. Vieles war unerreichbar geblieben oder war ihm, kaum erreicht, wieder aus den Händen gerissen worden. Aber er war immer noch da. Und wenn er in den Tagen nach der ersten Schneeschmelze morgens über die taunasse Wiese vor seine Hütte ging und sich auf einen der verstreuten Flachfelsen legte, in seinem Rücken den kühlen Stein und im Gesicht die ersten warmen Sonnenstrahlen, dann hatte er das Gefühl, dass vieles doch gar nicht so schlecht gelaufen war."[62]

Die Mondknotenkrisen sind, anders als die seelischen Entwicklungskrisen, Ereignisse, die sich nicht als Folge im Zusammenhang mit einem vorherigen Geschehen krisenhaft zuspitzen – sie sind vielmehr als oft plötzlich auftretendes Ereignis (Unfall oder akute Erkrankung) selbst die biografische Krisen, die nachfolgend eine innere Entwicklung anregen.

Jeder Mensch erlebt seine Mondknoten alle 18,7 Jahre individuell und bewältigt diese. Er kann sie übergehen, oder ihre Frage an sich hören und beantworten. Er kann den Unfall oder die Erkrankung um die Mondknotenzeiten als Krise und biografische Herausforderung annehmen, oder sie nur scheinbar überwinden. Die Fragen an ihn und sein Leben bleiben.

Goethe im Mai 1824 in einem Gespräch mit Eckermann:

> *„Wenn einer fünfundsiebzig Jahre alt ist,*
> *fuhr er darauf mit großer Heiterkeit fort,*
> *kann es nicht fehlen, dass er mitunter*
> *an den Tod denke. Mich lässt dieser Gedanke*
> *in völliger Ruhe, denn ich habe die feste Überzeugung,*
> *dass unser Geist ein Wesen ist von ganz unzerstörbarer*
> *Natur; es ist ein fortwirkendes von Ewigkeit zu Ewigkeit.“*[63]

Damit haben wir bei der Beschreibung der Krisen das hohe Lebensalter erreicht.

Oft wird „das Alter“ selbst als „eine Krise des Lebens“ gedeutet und vieles in Zusammenhang damit als problematisch erlebt. Allerdings nur, wenn die Betreffenden am Bisherigen ihres Lebens festhalten, sich nicht, nur schwer oder widerwillig auf Neues einstellen und ihnen eine Neuorientierung schwer fällt.

Altern und Alter bedeuten Wandlung; eine biografische Entwicklung der „Umstülpung“, die Äußeres nach innen und Inneres nach außen kehrt, Sichtbares unsichtbar, und Unsichtbares sichtbar werden lässt; dabei manches ermöglicht, einiges herausfordert und anderes „erzwingt“, immer mit der Möglichkeit der Selbstgestaltung und Sinnverwirklichung.

6. Alterskrisen – Krisen des Alterns – Alterskrankheiten und Chancen

Das höhere (ab 65 Jahren) und das hohe Alter (ab 80 Jahren) sind Phasen, die wieder deutliche Wandlungsschritte mit sich bringen; es geht nicht mehr in erster Linie um Gestaltung des äußeren Lebens, sondern darum, für das innere Leben eine individuell angemessene Form zu finden. Es ist wie eine „Umstülpung“ des Lebens von äußeren Aktivitäten (Vita activa) zu innerer Besinnung (Vita contemplativa). Auf diesem Weg können auch Krisen liegen. Gerade der vierte Mondknoten (mit ca. 75 Jahren) stellt eine biografische „Klippe“ dar, die mit Erkrankung, Unfall oder anderen Herausforderungen – manchmal auch solchen, die einen bewussten Verzicht erfordern – einhergehen kann. Die Krisen des höheren und hohen Lebensalters sind allerdings meist weniger akut und dramatisch (außer bei Unfällen), dennoch eindringlich und manchmal anhaltend, eine Lebenswegstrecke begleitend. Trotz aller Defiziterlebnisse und -geschichten, ist das Alter doch eine Lebensphase reicher Möglichkeiten.

Allerdings scheint es vielen Menschen schwer zu fallen, diese Möglichkeiten zu sehen. Zu stark ist die Fixierung auf die Mängel. Denn die Chancen des Alters sind so anders, als wir es aus unserem bisherigen Leben erwarten und vorstellen; deshalb erkennen wir die tatsächlichen Möglichkeiten oft nicht. Denn Altern heißt in erster Linie Wandlung, Veränderung, Umwertung.

Fand eine erste große Umwertung der Werte im Erwachsenenleben mit ungefähr 30 Jahren statt, von der Empfindungs- zur Verstandesseele, so ist es im höheren Alter, ungefähr ab 65 oder 70 Jahren, eine zweite grundlegende Umwertung vom äußeren, körperlich-psycho-sozialen aktiven Leben (Vita activa) zum verinnerlichten, geistigen Leben (Vita contemplativa), von der biografischen Entwicklung zur geistigen Reife.

Auf diesem Weg liegen reichliche Herausforderungen, die als Krisen und Krankheiten erlebt werden können. Denn wir müssen erst lernen, die neuen und so ganz anderen Möglichkeiten zu erkennen und uns darauf einzustellen. Das bedeutet, nicht mit alten Vorurteilen an die neue Lebensphase heranzugehen, sondern sich öffnen für das Neue und Andere, das Ungewohnte und oft genug Ungewollte.

Wer will schon freiwillig altern? – Das hängt sehr stark von dem Bild ab, das man sich vom Alter und Altern macht.

6.1 Der Alterungsprozess

„Altwerden ist nichts für Feiglinge", schrieb Joachim Fuchsberger (1927-2014).[64] Obwohl wir nichts dafür tun müssen, um zu altern, ist es eben eine Herausforderung, gut, gesund oder gar „optimal" zu altern, wie die Forschung es heute formuliert. Optimal altern, das soll bedeuten: an Jahren alt zu werden und körperliche Kraft zu behalten.

Im Grunde haben die Menschen nur zwei Wünsche: alt werden und dabei jung bleiben, schrieb Peter Bamm (1897-1975) entsprechend.

In dieser Richtung gibt es zwar klare Fortschritte in den vergangenen Jahrzehnten, aber ganz gelingen wird es nicht.

Vor einiger Zeit waren an einem Tag zwei Frauen in meiner Sprechstunde, die von sich aus das Thema Alter angesprochen haben: eine 78-jährige und eine 48-jährige Patientin. Die ältere der beiden Damen, sehr chic und modebewusst gekleidet und ohne Altersleiden, berichtete von einem Besuch bei ihrem neuen Hausarzt, der ihr beim ersten Gespräch sagte: *„Sie in Ihrem Alter könne froh sein, dass es ihr so gut gehe..."*, das hat die Patientin geärgert. *„Sie in Ihrem Alter"*, was ist denn das für ein Alter, wenn es nicht natürlich ist, wenn es einem gut geht? – Der Arzt hatte leider ein negatives Altersbild und übertrug das auf seine Patientin. Das war nicht gut.

Die jüngere der beiden erzählte, dass sie es nicht erträgt, gefragt zu werden, wie alt sie sei. Sie sieht deutlich jünger aus, ist sportlich, gesund und sehr aktiv. Ihr Problem ist nicht das Alter, sondern das Gefühl, sie sei innerlich noch gar keine 48 Jahre hinsichtlich der Lebenserfahrung. Sie sehe nicht nur jünger aus, sie habe auch nicht die nötige Lebenserfahrung, die sie eigentlich haben könnte. Sie habe bisher immer funktioniert und um ihr Überleben gekämpft, aber noch nicht ihr eigenes Leben gelebt. Das macht sie so unglücklich, wenn sie nach ihrem Alter gefragt wird. Es fehle ihr die altersgemäße

Lebenserfahrung und innere Reife, die sie gern hätte, im Rückblick auf ein eigenes, von ihr gelebtes Leben! Stattdessen habe sie ein Leben für andere gelebt – ihr Eigenes sei noch ungelebt. Das belaste sie, das sei schier unerträglich.

Das Alter und das Altern oder Älterwerden sind verschiedene Themen: *das Alter* ist ein bestimmter Lebensabschnitt, während *das Altern* ein Prozess der Veränderung in der Lebenszeit ist, der zum Alter hinführt, ein Prozess, nicht nur der körperlichen Veränderungen, sondern auch der wachsenden Lebenserfahrung und der sich entwickelnden seelisch-geistigen Reife.

In den letzten Jahrzehnten stieg nicht nur die Lebenserwartung, es verbesserte sich auch die Lebensqualität der älteren Menschen erheblich. Dazu trugen Alternsforschung – Gerontologie – und Sozialpolitik sowie medizinische, kulturelle und ökonomische Fortschritte bei. Da jedoch inzwischen immer mehr Menschen neunzig bis hundert Jahre alt werden, treten die Grenzen dieser Entwicklung zu Tage: Neue Erkenntnisse zeigen, dass das Älterwerden der Ältesten der Alten auch künftig nicht nur mit Würden, sondern auch mit erheblichen Bürden einhergehen könnte. Das ist eine der großen Aufgaben, schon jetzt und in Zukunft, diese Bürden mit Würde zu bewältigen.

6.2 Was lässt uns altern?

Ist es die Zeit, sind es die vergehenden Jahre, die uns älter machen? Ist es das „Material" unseres Körpers, das mit den Jahren und der „Benutzung" altert? Oder sind es die Gene, die den Alterungsprozess steuern? Machen uns das Leben, unsere Biografie, die Erfahrung reifer? Oder sind wir es selbst, wenn wir uns mit grauen Haaren älter fühlen, wenn wir Anti-Aging praktizieren, gegen die ersten Falten Botox spritzen, um die Jahre unsichtbar zu machen, aus Angst, man könnte uns für lebensreif halten?

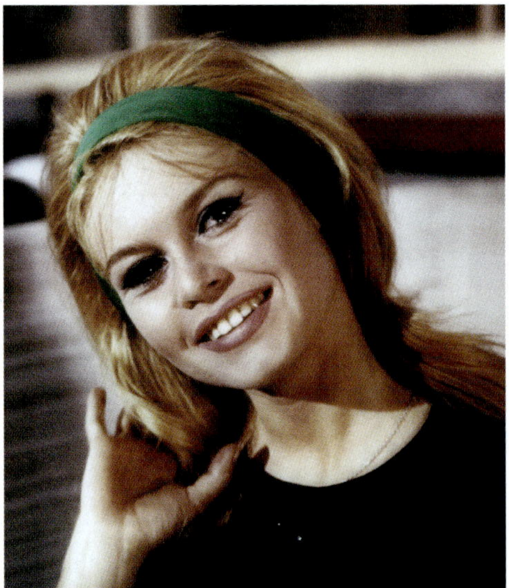

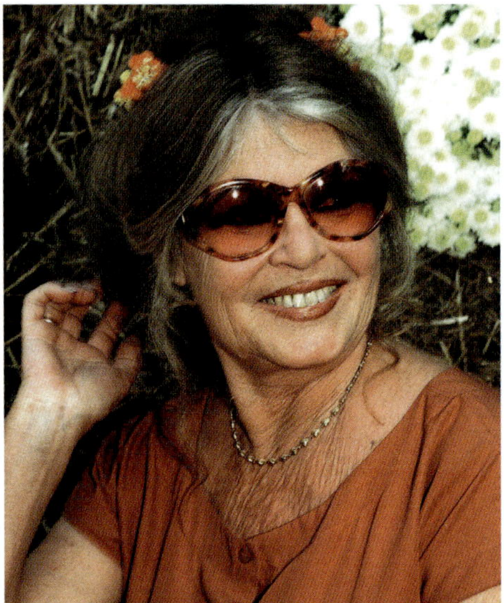

Brigitte Bardot im Alter und in der Jugend (1961)[65, 66]

„Ich bin stolz auf die Falten. Sie sind das Leben in meinem Gesicht", sagt Brigitte Bardot.

Ich möchte eine Szene zitieren, die vielleicht manche aus eigener Erfahrung kennen: *„Noch steht in der Straßenbahn niemand auf, um ihm Platz zu machen. Auch das wird kommen. Noch kann von Alter nicht die Rede sein. Er stutzt nur, wenn er zufällig ein früheres Foto sieht, ein Gesicht, das es nicht mehr gibt. Noch nimmt er's mit den Jüngeren auf. Aber soweit ist es schon, dass er jeden darauf ansieht, ob er jünger ist, und man widerspricht, wenn er von Alter redet, mit Recht. Noch ist sozusagen nichts davon zu sehen. Aber auch das wird kommen."*[67]

Was hat es mit dem Alter und dem Altern auf sich, dass es manchen Menschen Angst macht?

6.3 Altern biologisch gesehen

Das negative, defizitäre Bild vom Alter orientiert sich ganz an einem rein biologischen Verständnis: Das biologische Altern ist durch einen progressiven Verlust von Körperfunktionen sowie durch eine Zunahme des Sterberisikos charakterisiert, heißt es in einer aktuellen wissenschaftlichen Veröffentlichung.[68]

„Die Alterung ist der allgemeine Verlust von Funktionen des Organismus, was zu einem sich progressiv erhöhenden Sterberisiko führt." Oder: *„Altern ist eine irreversible zeitabhängige Veränderung von Struktur und Funktion lebender Systeme, die allgemein geprägt ist durch die Abnahme der Adaptationsfähigkeit des Organismus gegenüber Umwelteinflüssen. Physiologische Mechanismen, die der Aufrechterhaltung des inneren Milieus dienen, laufen nicht mehr mit genügender Schnelligkeit und Präzision ab, die Homöostase ist gestört. Als Konsequenz des Alterns steigt die Mortalitätsrate und die Vitalität (wird z. T. mit ‚biologischem Alter' gleichgesetzt) sinkt."*[69]

Altern ist ein Prozess, den intrinsische (Genetik und Epigenetik) und extrinsische (Ernährung, Stress, Strahlung) Faktoren beeinflussen. Insgesamt ist der Alternsprozess ein hochkompliziertes und multifaktorielles Geschehen.

Aber selbst biologisch gesehen ist der Alterungsprozess kein Abnutzungsgeschehen, wie z. B. beim Stahl, der durch Benutzung und Verschleiß an Qualität verliert und brüchig wird. Der menschliche Organismus erneuert seine Substanz (Zellen, Gewebe, Organe) in einem fortdauernden, lebenslangen Regenerationsprozess (durchschnittlich alle sieben Jahre – zwischen fünf und zehn Jahren je nach Organ – ist alle Körpersubstanz erneuert[70]), d. h. es kann gar keinen „Verschleiß" durch „Abnutzung" geben wie beim Stahl. Die körperliche Alterung entsteht durch eine Verlangsamung der Erneuerung, eine langsamere, geringere Regeneration.[71] Das ist die körperliche Seite; auf der Ebene des Seelen- und Geisteslebens wächst aus den Lebenserfahrungen menschlich-biografische Reife, Erfahrung kompensiert Schnelligkeit, Rat eine Tat, Übersicht die Reaktionsgeschwindigkeit.

„Die Wesensbestimmung des menschlichen Alterns lässt sich so formulieren: Der Prozess des menschlichen Alterns ist die Radikalisierung der menschlichen Grundsituation: die praktischen Sinnentwürfe mit ihren Erfüllungsgestalten, das kommunikative Wesen des Menschen, die leiblich fundierte Ganzheit des Lebens, die Endlichkeit, Negativität und Fragilität – diese Konstituenten gelten universal für alle Lebensphasen und Lebenssituationen."[72]

Der Alterungsprozess betrifft den ganzen Menschen, leiblich, seelisch und geistig[73] – allerdings mit sehr unterschiedlichen Erscheinungen an Leib, Seele und Geist: es gilt das Prinzip der Metamorphose. Körperlich-organische Funktionen und Kräfte wandeln sich zu seelisch-geistigen Fähigkeiten. Das erscheint auf der organischen Ebene als Abbau und Verlust – im Seelischen als Zugewinn und Steigerung.

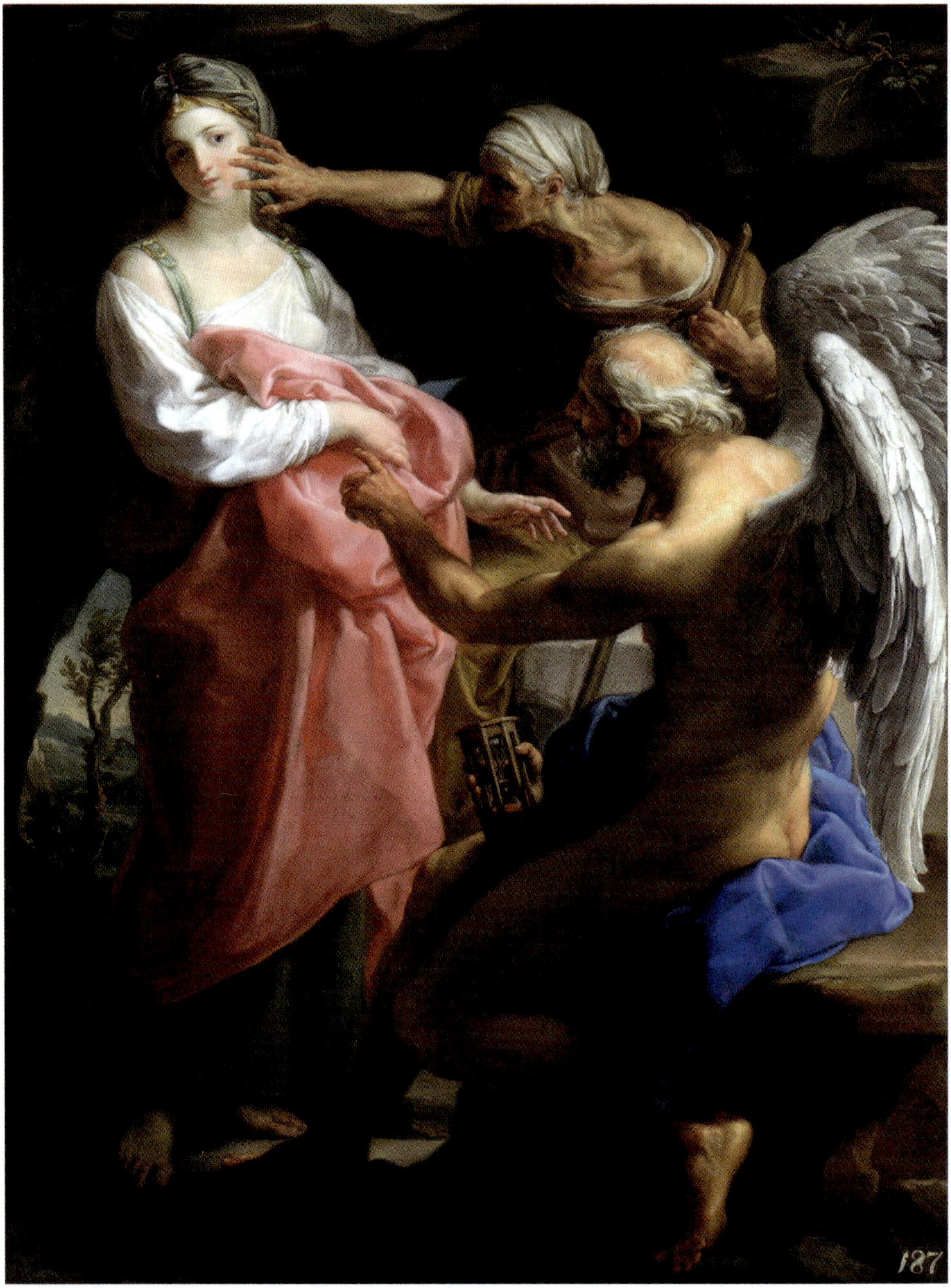

Pompeo Batoni (1708-1787): Die Zeit befiehlt dem Alter, die Schönheit zu zerstören (1746)[74]

6.4 Was ist Altern, wenn wir es nicht nur biologisch verstehen? – Altern biografisch und psychologisch gesehen

Altern ist Entwicklung und nicht nur eine Verlustgeschichte, wie es uns die biologische Definition vormachen will. Entwicklung bedeutet Veränderung: Altes geht zurück, Neues kann entstehen. Sich auf Neues einzustellen, ist immer eine lohnende Herausforderung im Leben – und bedingt eben oft eine Krise.

Altern ist eine Entwicklung, die sich allerdings vom Wachstum der Kindheit- und Jugendzeit wesentlich unterscheidet: Es ist eine qualitative Veränderung des Lebens, die sich mit der quantitativen Zunahme an Jahren steigert.

Die chronologische Entwicklung des Menschen ist zunächst ein Heranwachsen auf verschiedenen Ebenen: zuerst organisch und körperlich an Größe (Embryonalzeit, Wachstumsphase), dann an physiologisch-funktionellen Leistungen, danach an psychischen und mentalen Fähigkeiten, damit zusammenhängend an Lebenserfahrungen.

Wenn Altern sich davon unterscheidet und kein Heranwachsen mehr ist, sondern sich durch eine Rückbildung, eine Involution auszeichnet, dann müssen wir verschiedene Alterungsprozesse im Menschen differenzieren und nicht nur vom biologischen Altern ausgehen.

Ich möchte vier verschiedene Arten des Alterns unterscheiden:

1. Das **chronologische Altern** setzt mit der Geburt, dem ersten Lebenstag ein. Dieses Alter zählen wir in Geburtstagen, in Lebensjahren.
2. Das **biologische Altern** beginnt mit dem Ende der Wachstumsphase, etwa um das 18. bis 20. Lebensjahr, mit Abschluss des Körperwachstums und der Organausbildung; danach gibt es kaum noch Wachstum (wenige Ausnahmen, wie z. B. Haare u. a.), wohl aber ständige Erneuerung im Organismus.
3. Das **physiologisch-funktionelle Altern** fängt ca. um das 30. Lebensjahr an, wenn die Leistungsfähigkeit der allermeisten Organe ihr Optimum erreicht bzw. überschritten hat. Nun nehmen die körperlichen Leistungen tatsächlich ab (Nervenleitgeschwindigkeit, Grundumsatz, Stoffwechsel, Herzindex, Filtrationsleistung der Nieren, Vitalkapazität der Lungen, Milzgewicht (relevant für zelluläre Abwehr), Atemgrenzwert).
4. Das **biografisch-psychologische Altern** beginnt, wenn die psychisch-mentalen Fähigkeiten nachlassen, wenn es (im individuellen Fall) kein Heranwachsen an Lebenserfahrungen mehr gibt – also individuell zu sehr unterschiedlichen Zeitpunkten, aber deutlich später als die anderen Alterungsprozesse. Das ist meist spät, im sogenannten vierten Alter, also ab ca. 80 Jahren der Fall, kann aber auch erst mit dem Tod bzw. unmittelbar davor eintreten. Möglicherweise tritt es im Rahmen eines Demenzleidens auch schon vorzeitig auf; ohne Erkrankung verläuft es sehr langsam und erscheint oft kaum. Viele Menschen bleiben heute bis ins höchste Lebensalter geistig fit, orientiert und gesund.

Als ich noch ein junger Arzt war, hatte ich eine „älteste Freundin", sie war damals 89 Jahre alt, die einzige noch lebende Dichterin des Expressionismus, 1930 aus Deutschland ins Exil nach London geflüchtet und seitdem dort ansässig. Dort habe ich sie 1983 besucht und mehrere Interviews mit ihr geführt; danach hatten wir einen Briefwechsel bis zu ihrem Tod mit 99 Jahren (1993). Es war die Dichterin Henriette Hardenberg (1894-1993); sie lebte eine Zeit lang in München und war mit Rainer Maria Rilke befreundet. Rilke und sie besuchten sich gegenseitig und lasen sich ihre Gedichte vor. Henriette Hardenberg berichtete über einen Besuch von Rilke bei ihr im Jahr 1916 so (sie war damals 22-jährig): *„Lieber Himmel, ich will ganz ehrlich sein, aber es ist wahr, was ich schildere: Rainer Maria Rilke hat mich besucht, und seitdem setzen mir meine Blutkörperchen zu."* Rilke schrieb in einem Brief an sie: *„Ich stelle mir vor, Sie kommen manchmal, wenn Sie etwas Schönes finden, in sich oder in einem Buch, kommen und lesen mirs vor: als einem Blinden, da ich doch nicht sehen mag. Wenn ich dann Sie sehe, so solls jedes Mal wie ein glückliches Bild innen unter sichern Lidern sein."*[75]

Ein Jugendgedicht von ihr, 1913 als Neunzehnjährige geschrieben:

Wir werden

Wir werden herrlich aus Wunsch nach Freiheit
Der Körper dehnt sich,
Dieses Zerrende nach geahnten Formen
Gibt ihm Überspannung.
Schwere Hüften schauern sich zu langem Wuchse.
Im Straffen beben wir vor innerem Gefühl
Wir sind so schön im Sehnen, dass wir sterben könnten.[76]

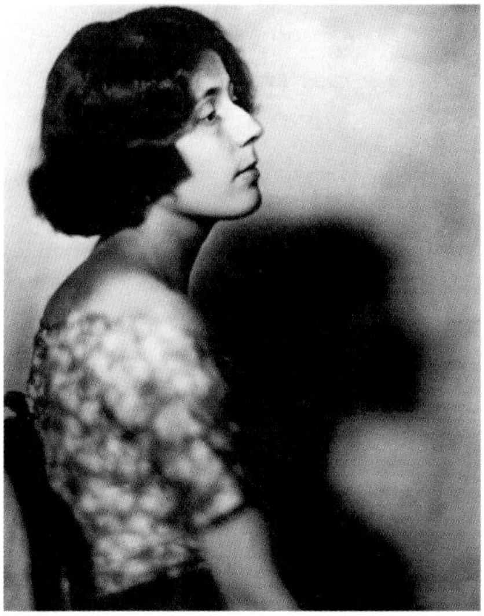

Henriette Hardenberg (1894-1993) – Jugendbild[77]

Nachdem sie aus München weggezogen war, schrieb Rilke an sie: „*München ist, seit Sie's verlassen haben, viel dürftiger ...*"

Ein Altersgedicht von Henriette Hardenberg 1984, mit 90 Jahren verfasst:

Die Alte

Wie ein zu loses Gewand,
in gekräuselten Falten,
umhüllt die magere Haut
das schöne, alte Gesicht,
von schmalen Knochen gehalten,
wie eine wertvolle Schale.
Trübe Augen sind bedeckt
Von müdeschweren Lidern.
Doch in die Wucht hassvollen Zerstörens
einer sorgenvollen, dunklen Zeit
mischen sich die hellen Bilder,
mit dem Licht der eigenen Jugend,
dessen deutlich zarter Glanz
tröstend das Alter bekränzt.[78]

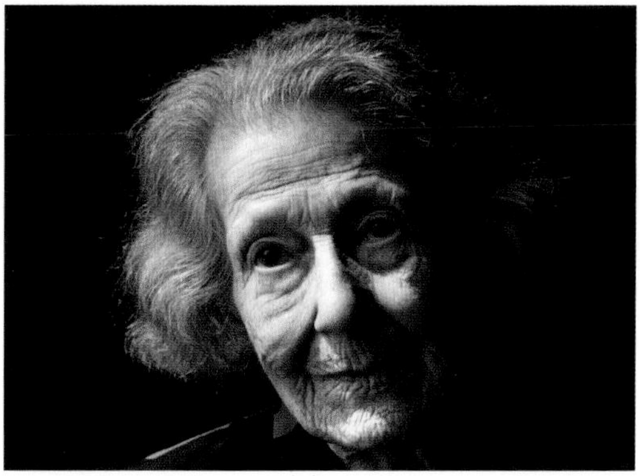

Henriette Hardenberg – Altersbild[79]

So konnte sie mit einem recht realistischen Blick auf das eigene Altern schauen. Sie ist mit 99 Jahren in geistig-seelischer Gesundheit, bis zuletzt dichterisch kreativ, gestorben.

Weitere Beispiele

Mein philosophischer Lehrer in Heidelberg, Hans-Georg Gadamer (1900-2002) – seit Jugend an Kinderlähmung erkrankt – hielt mit hundert Jahren noch Vorträge, starb mit 102 Jahren geistig gesund. Der berühmte Cellist Pablo Casals (1876-1973) übte noch mit 90 Jahren täglich mehrere Stunden Cello. Sein Kommentar dazu: „*Ich habe den Eindruck, ich mache Fortschritte.*" Auch mein Vater (1912-2011) ist körperlich schwach, aber seelisch-geistig gesund, immer orientiert und interessiert, 99-jährig gestorben.

Seelisch-geistig können wir also am längsten jung und gesund bleiben, auch wenn der Körper Alterserscheinungen zeigt und schwächer wird.

Entsprechend schrieb Hermann Hesse (1877-1962): *„Mit der Reife wird man immer jünger.“*

Wie wir unser Alter erleben, ob es uns „glückt“, zu unserer Zufriedenheit und sinnstiftend gelingt, hängt wesentlich von unserem Bild und unserer inneren Haltung ab, wie wir die Erlebnisse und Situationen des Alterns bewerten und ihnen Bedeutung geben.

6.6 Altern und Entwicklung

Alle Lebewesen sind trotz einer ständigen Erneuerung ihrer organischen Substanz der Alterung unterworfen. Was das Altern ausmacht, ist von der Wissenschaft noch nicht wirklich verstanden. Im Organismus findet ein ständiger Prozess der Erneuerung statt, in fast allen Organen werden alternde Zellen ausgeschieden und durch neue ersetzt. Altern ist also auch biologisch-organisch und physiologisch nicht nur ein Defizitgeschehen mit Rückbildung, sondern immer auch Ersatz durch Neues, Regeneration!

Nur die Zellen von Herz und Gehirn sind weit überwiegend postmitotisch, d.h. sie teilen sich nicht mehr und müssen daher lebenslang überdauern. Darauf sind diese Zellen eingerichtet. Das ist offensichtlich eine bemerkenswerte, teleologisch (zielgerichtete) geplante Lebensleistung.

Wenn es zu Ablagerungen und Verschleiß, zu Alterserscheinungen an einem Organ kommt, so deshalb, weil die Ausgleichs- und Reparaturmechanismen, besser die Regeneration des Organismus langsam aufhört. Daraus ergibt sich dann der Alterungsprozess. Das Altern ist Folge, *nicht Ursache* eines Nachlassens der Regeneration, eines Schwindens der sich erneuernden Lebenskräfte. Dieses Phänomen scheint genetisch bedingt zu sein.

Aber die Einwirkungen aus der Umwelt, wie auch die Einflüsse des Lebensstils, der Lebensweise beeinflussen und modulieren die Prozesse des Alterns zusätzlich. Sie wirken auf die Regeneration, also die organismuseigenen Erneuerungs- und Selbstheilungskräfte und haben dadurch direkten Einfluss auf unser Gesundsein oder die Manifestation und den Verlauf von degenerativen Erkrankungen.

Die Forschung unterscheidet heute zwischen drei Alternsvarianten:

1. **Das normale Altern**: Erreichen der durchschnittlichen Lebenszeit mit typischen Einschränkungen, aber ohne gravierende Alterserkrankungen (z.B. Diabetes, Demenz)
2. **Das krankhafte Altern**: Auftreten von altersbedingten Erkrankungen und Einschränkung der Lebensqualität sowie Verkürzung der Lebenszeit
3. **Das optimale (erfolgreiche) Altern**: Man geht davon aus, dass die sogenannten alterstypischen Einschränkungen im Leben und die im Alter gehäuft auftretenden

(Alters-)Erkrankungen nicht grundsätzlich altersbedingt sind, sondern wesentlich durch äußere (Lebensumgebung, Stress) und individuell innere Faktoren (persönlicher Lebensstil) beeinflussbar sind. Folglich lässt sich das Krankheitsprofil im Alter durch körperliche und psychische Aktivierung (Bewegung, Gedächtnistraining, Musik, Kunst, Philosophie, Spiritualität etc.), durch einen individuell angemessenen gesundheitsfördernden Lebensstil verringern, sich also die Gesundheit im Alter steigern.[80]

Die Grundlagen für ein gesundes Altern werden früh im Lebenslauf gelegt, dennoch kann jeder Einzelne in allen Phasen des Lebens zu seiner Gesunderhaltung beitragen. Körperliche Aktivität, d.h. möglichst viel Bewegung, Rhythmus, ausgewogene Ernährung und weitgehender Verzicht auf Nikotin und Alkohol spielen dabei eine entscheidende Rolle, bei einem insgesamt individuell gesunden Lebensstil mit reger geistiger (sinnstiftender) Betätigung.

6.7 Intelligenz und Alter

Im Gegensatz zu der verlustbetonten biologischen Definition zeichnet die Psychologie des Alterns heute ein multidimensionales Bild der Veränderungsprozesse im höheren Lebensalter. Altern ist aus Sicht der Entwicklungspsychologie nicht allein durch Verluste, sondern auch durch Gewinne gekennzeichnet. Ein Beispiel hierfür ist die Intelligenzentwicklung über die Lebensspanne, bei der man zwischen „Mechanik der Intelligenz" und „Pragmatik der Intelligenz" unterscheidet.[81]

Die *„Mechanik der Intelligenz"* umfasst Wahrnehmung und Geschwindigkeit von Denkprozessen, die stark von neuronalen Abläufen abhängen und mit zunehmendem Alter einem langsamen biologischen Abbau unterliegen. Die Mechanik der Intelligenz wirkt inhaltsarm, d.h. sie bezieht sich vor allem auf die Geschwindigkeit der Informationsverarbeitung, nicht auf das, was man denkt. Diese Form der Intelligenz nimmt ab dem zwanzigsten Lebensjahr bereits ab.

„Pragmatik der Intelligenz" meint Erfahrungs- und Wissensbestände, die im Verlauf des Alterns weitgehend stabil bleiben und möglicherweise sogar zunehmen (Stichwort: Altersweisheit!). Das begründet sich auch darin, dass es lebenslang, d. h. auch im sehr hohen Lebensalter zu einer Neosynaptogenese, also zu einer Neubildung von Synapsen, den Verbindungen zwischen Nerven, kommen kann.

Diese Synapsenbildung schafft die neurologische Voraussetzung für lebenslanges Lernen. Weiterhin behält das Gehirn auch eine Plastizität, die es ermöglicht, dass Hirnfunktionen, die ein erkranktes Areal (z.B. nach einem Insult/Schlaganfall) nicht mehr erfüllt, von anderen Regionen des Gehirns übernommen werden – bei entsprechendem Training.[82]

Die für das Leben wesentlich wichtigere *pragmatische Intelligenz* nimmt ab dem zwanzigsten Lebensjahr bis (mindestens) zum achtzigsten Lebensjahr weiter zu. Sie wirkt inhaltsreich, betrifft beispielsweise Lese- und Schreibfähigkeit, Verständnis, Problemlösungsvermögen und Lebenserfahrung.

Mit anderen Worten, es ist (in gewissen Grenzen) möglich, den Verlust in der Mechanik durch Gewinne in der Pragmatik der Intelligenz zu kompensieren. Das ist an der sogenannten „Altersweisheit“ zu bemerken.

Abbauprozesse, die im Alter häufig auftreten, gelten also nicht als zwangsläufige Veränderungen, sondern als beeinflussbar, z. B. im Bereich der Gesundheit etwa durch Prävention. Aus Sicht der Psychologie reicht es aber nicht aus, Entwicklungsprozesse im Erwachsenenalter allein aus individueller Perspektive zu betrachten. Vielmehr ist lebenslange Entwicklung eingebettet in soziale, gesellschaftliche und historische Kontexte.

In der Lebenslaufsoziologie teilt man die Biografie häufig in drei Lebensabschnitte ein, die sich an der Beteiligung am Arbeitsleben orientieren:

1. Erziehungs- und Bildungsphase
2. Erwerbstätigkeits- und Familienphase
3. Ruhestand

Inzwischen beschreibt die Altersforschung noch ein viertes Alter: jenseits des 80. Lebensjahres. Gesundes Altern ist nicht primär eine Frage der medikamentösen Behandlung mit Geriatrika, sondern wesentlich eine Frage der Lebensgestaltung, -führung und des Lebenssinns.

Es lässt sich schon hier sagen, dass es im Alter nicht so wesentlich ist, dem Leben Jahre zu geben, als den Jahren Leben zu ermöglichen (vgl. die von mir erwähnte 48-jährige Patientin).

Die Altersforschung erkannte, dass die Belastung der alten Menschen nicht darin liegt, dass sie viele Jahre gelebt haben und diese Vita endlich ist, sondern es bedrückt viel mehr, wenn alte Menschen bemerken, dass sie *nicht gelebt* haben, das meint: nicht richtig, nicht erfüllt, nicht sinnvoll gelebt haben.

Und das lässt sich jederzeit im Leben, wenn man es bemerkt, korrigieren.

6.8 Gesundheit und Krankheit im Alter – Alter(n) und Krise

Alte Menschen erkranken häufiger und schwerer als jüngere. Auch die subjektive Einschätzung des gefühlten Zustands von *gesund, krank oder körperlich beeinträchtigt* zeigt eine deutliche Zunahme der Klagen im höheren Alter.

Es sind jedoch längst nicht alle Leiden, die im höheren Alter auftreten, tatsächlich Alterserkrankungen; vielmehr haben viele Leiden eine lange Latenzzeit, wie z. B. die Krebserkrankungen, die noch nicht diagnostizierbar im Körper sich entwickeln (ca. 14 Jahre oder auch viel länger) und sich erst im Alter manifestieren; oder es wirkt sich eine jahre- oder jahrzehntelange Exposition verschiedener Risikofaktoren (Lärm, Rauchen, Alkohol, u. a.) stark verzögert aus. Schließlich gibt es im höheren Alter noch die Folgekrankheiten von bereits lange bestehenden Leiden, wie z. B. Herzinfarkt oder Schlaganfall infolge von Diabetes oder Arteriosklerose.

Zu den seelischen Ressourcen, die bis ins Alter einen schützenden Einfluss auf die Gesundheit ausüben, zählen unter anderem:

- innere Haltung dem Leben insgesamt gegenüber, mit der Offenheit für die Sinnhaftigkeit des Daseins
- persönliche Lebenseinstellung, wie Optimismus, ein zuversichtlicher Blick in die Zukunft
- Selbstwirksamkeit, d. h. was man sich selbst zutraut
- das eigene Altersbild, d. h. ob wir eine positive Sicht auf das Älterwerden haben

Von einer *optimistischen Sicht auf die Zukunft* unterscheidet sich der sogenannte *optimistische Interpretationsstil*, der sich darauf bezieht, wie Menschen *vergangene* Ereignisse betrachten. Personen mit einem optimistischen Interpretationsstil schreiben negative Erlebnisse konkreten, äußeren und zeitlich begrenzten Ursachen zu. Analog zum Optimismus hat auch ein optimistischer Interpretationsstil einen günstigen Einfluss auf die objektive Gesundheit und geht mit einem widerstandsfähigeren Immunsystem einher. Ältere Menschen neigen allerdings eher dazu, negative Ereignisse gemäß eines pessimistischen Interpretationsstils zu erklären, indem sie die Ursachen solcher Erlebnisse häufiger sich selbst, das heißt z. B. ihrem eigenen Älterwerden, zuschreiben.

Personen, die ihr Älterwerden positiv bewerten, leben länger, unabhängig von ihrer subjektiven Gesundheitseinschätzung. Noch ist wenig über die Gründe dieser Wirkung bekannt, man geht davon aus, dass die positive Sicht sowohl das Gesundheitsverhalten als auch ein geringes Stresserleben begünstigt.

Selbstwirksamkeit, die innere Haltung zu sich selbst und zur Welt stellen schließlich eine dritte, bis ins hohe Alter bedeutsame seelisch-geistige Ressource dar. Dies umfasst die Überzeugung, neue oder schwierige Anforderungen aufgrund eigener Kompetenz trotz Alter zu bewältigen.

Zahlreichen empirischen Studien[83] zufolge zeigen Personen, die eine hohe Selbstwirksamkeitserwartung haben, ein besseres Gesundheitsverhalten und in Interventionsprogrammen zur Veränderung des Gesundheitsverhaltens größere Erfolge; ebenso gehen sie mit krankheitsbedingtem Stress, chronischen Schmerzen und Krisen besser um als Personen mit geringen Selbstwirksamkeitserwartungen.

Neben psychischen Ressourcen hat auch die Einbindung in ein soziales Netzwerk in der Regel einen positiven Einfluss auf den Gesundheitsstatus älterer Menschen.

Altern heißt im Zwiespalt leben, zwischen Abschied und Aufbruch, zwischen Altem und Neuem, zwischen Bekanntem und Fremden. – Altern ist, wie wir gesehen haben, ein lebenslanger Prozess, und ein Leben lang lässt er sich von uns gestalten.

Die Krisen des höheren und hohen Alters – ab dem vierten Mondknoten, mit 75 Jahren – sind Umwertungs- und Wandlungskrisen, also solche der Neuorientierung. Sie können sich als körperliche Erkrankung, Unfälle oder als Depression zeigen.

Die Altersdepression ist ein Zeichen des persönlichen Ringens um eine Neuorientierung, die nach Überwinden des Leidens oft gelingt.

Der (seltene) Alterswahn (Altersparanoid, z.B. Verarmungs- oder Eifersuchtswahn) bedeutet ein vorübergehendes Misslingen der Umwertung und Neuorientierung, bei Festhalten des Menschen am Physischen.

Die Altersverwirrtheit (Desorientiertheit), die verschiedenen Formen von Altersdemenz sind pathologisch Manifestationen eines Rückzugs aus der Wirklichkeit – der im hohen Alter durchaus seine Berechtigung haben kann, natürlich ohne dementielle Erscheinungen.

Alle drei Krisenformen sind Krankheitsbilder und stellen klare medizinisch-therapeutische Aufgaben [zu den alterspsychiatrischen Erkrankungen → Kapitel IV, 4.: Alterspsychiatrische Krankheitsbilder].

6.10 Lebenszeit mit Leib und Seele

Lebenszeit ist einerseits „Leibzeit", insofern wir in und mit unserem Leib leben und in vielem von ihm abhängig sind. Allerdings *haben* wir unseren Leib, wir *sind* nicht unser Leib, wir haben unseren Leib, aber wir haben darüberhinaus z.B. seelische und geistige Fähigkeiten. Bei einer ausschließlichen Identifikation mit unserem Leib geraten wir mit unserem Selbstbild in die Schwierigkeit, dass wir uns dann von den körperlichen Alterserscheinungen, dem Abbau, den Defiziten und Verlusten nicht mehr frei fühlen; dann sind wir Gefangene unseres körperlichen Abbaus. Bei einem Selbstverständnis, das unsere eigenständigen seelischen und geistigen Fähigkeiten berücksichtigt, werden wir im Alter nicht zu Gefangenen unseres Körpers, und können deshalb ein positiveres Bild dieses Lebensabschnittes entwickeln.

Lebenszeit ist ebenso auch „Seelenzeit", insofern wir unser Dasein nicht nur *leben*, sondern auch *erleben, bewusst gestalten* und *führen* (als einer *geistigen Ich-Fähigkeit)*. Der alte Mensch ist nur mit seiner Biografie, der ganzen Lebensgeschichte zu verstehen. Und er selbst wird die letzte Lebenszeit dann gut bewältigen, wenn er eine Haltung zu seinem Leben und dem (hohen) Alter finden kann, die es ihm ermöglicht, sich nicht nur an seinen Körper gebunden zu fühlen, sondern eben auch seine seelischen und geistigen Fähigkeiten zu erleben und zu gebrauchen.

Wir haben also mindestens zwei Lebensläufe: den biologischen unseres Leibes mit seinen Schwächen und Mangelerscheinungen im hohen Alter – und den seelisch-geistigen, eine „innere Biografie" der persönlichen Entwicklung und Reifung. In diesem Lebenslauf hat der Mensch gerade im höheren Alter, wenn keine schweren Erkrankungen ihn daran hindern (z.B. Demenz), die Chance, das gelebte und das erlebte Leben zu verarbeiten, zu erinnern und zu reflektieren, daraus Lebenserfahrung zu gewinnen. Erfahrung in dem Sinn einer Besinnung über das eigene Leben. Simone de Beauvoir (1908-1986) schrieb in ihrem Buch „Das Alter" (1972), dass man lange gelebt haben muss, ehe man eine *Übersicht* über den Lauf der Dinge gewinnen kann. Es sei auch nur im Alter möglich, einen persönlichen, *selbstdurchlebten* Begriff von der *Gesamtheit des Lebenslaufs* auszubilden.[84]

Wenn ein Mensch im höheren Alter für sich die Chance wahrnimmt und über sein Leben nachsinnt, so erlebt er die Möglichkeit, Erinnerungen der Vergangenheit umzubewerten, zu manchen Erinnerungen eine Distanz einzunehmen und schließlich zu akzeptieren, was nicht zu ändern ist oder war.

Diese drei wesentlichen Fähigkeiten, Distanz einnehmen, Akzeptieren, Umbewerten, erlauben dem alten Menschen, „Frieden zu schließen" mit seinem *gelebten* und seinem *ungelebten Leben.* Im Alter bereut man vor allem die Sünden, die man nicht begangen hat, sagte der Schriftsteller William Somerset Maugham (1874-1965). Wenn der alte Mensch Einsichten gewinnt über das Leben, die er auch weitergibt, und wenn er für sich einen Lebenssinn schafft, bildet das eine besondere Quelle der Zufriedenheit. Damit gewinnt er eine positive Lebensperspektive im hohen Alter, die wir mit Recht Altersweisheit nennen.

Damit sind die Voraussetzungen für Selbstachtung und Selbstwertgefühl des alten Menschen gegeben.

6.11 Wie können wir unser Altern bewusst gestalten?

„Wenn einer fünfundsiebzig Jahre alt ist, fuhr er darauf mit großer Heiterkeit fort, kann es nicht fehlen, dass er mitunter an den Tod denke. Mich lässt dieser Gedanke in völliger Ruhe, denn ich habe die feste Überzeugung, dass unser Geist ein Wesen ist ganz unzerstörbarer Natur; es ist ein fortwirkendes von Ewigkeit zu Ewigkeit. Es ist der Sonne ähnlich, die bloß unsern irdischen Augen unterzugehen scheint, die aber eigentlich nie untergeht, sondern unaufhörlich fortleuchtet."

Johann Wolfgang Goethe

Unsere Mitgestaltung beginnt nicht erst, wenn wir ein höheres Alter erreicht haben, sondern schon früh im Lauf unseres Lebens.

Es geht aus meiner Sicht und in Übereinstimmung mit den Ergebnissen der modernen Forschung im Wesentlichen um fünf Qualitäten, die es im Leben, in jedem Lebensalter und eben auch im Alter, anzuwenden gilt:

1. Das jeweilige Alter annehmen, also beispielsweise: „Ich bin 25 und das ist gut so" – oder „Ich bin 50 und das ist gut so" und eben auch „Ich bin 70 und das ist gut so"...
2. Damit ist auch ein sehr wichtiger und meist unbeachteter Punkt gemeint: Welches Bild habe ich von meinem Alter, insbesondere vom höheren Lebensalter? Z.B. reden alle davon, dass man im Alter langsamer wird, sich langsamer bewegt, langsamer Auto fährt oder denkt. Man kann es auch so sehen: im Alter pflegt man statt der Rastlosigkeit der Jugend die Entschleunigung; man leistet es sich, gelassener, langsamer, ruhiger, besonnener, einfach mit mehr Zeit zu leben. Schließlich haben wir nach der Berufstätigkeit mehr Zeit als je zuvor und können selbst darüber bestimmen. Das dürfen alte Menschen als Vorteil und Gewinn sehen. Nicht als Verlust an Schnelligkeit – es ist die Pflege der Langsamkeit, der Entschleunigung, die das höhere Lebensalter ermöglicht und erlaubt.
3. Die möglicherweise vorhandenen Schwächen (die es in jedem Lebensalter gibt, sie sehen nur unterschiedlich aus – in der Jugend z. B. ist man schnell, aber unerfahren, im höheren Alter ist man langsamer, aber dafür erfahren) – akzeptieren

und dann kompensieren. Das können ältere Menschen sehr viel besser als junge, weil die Jungen meist ihre Schwächen gar nicht als solche wahrnehmen.

4. Bewusst Wertigkeiten setzen, d.h. priorisieren, also immer wieder neu entscheiden und selbst bestimmen, was einem wirklich wichtig ist, und dafür die Kräfte aufsparen und gezielt einsetzen, und nicht für Unwichtiges „verpulvern" – wie es sich die Jugend noch leisten kann, aber im Lauf der Jahre auch lernen muss, dass Priorisieren, Rangordnungen setzen wichtig und hilfreich ist.
5. In jedem Lebensalter in angemessener Weise (also nicht immer in der gleichen Weise) aktiv sein, körperlich in Bewegung bleiben und auch seelisch-geistig beweglich, aktiv und tätig sein und sich um eine positive, sinnstiftende Haltung zum Leben bemühen.

Mit diesen „Tugenden" oder Qualitäten, Annehmen, Kompensieren, Priorisieren und körperlich und seelisch-geistig Aktiv-Sein im Sinn einer positiven, am Sinn orientierten inneren Haltung, können wir das Altern gestalten, unser „optimales" oder erfolgreiches, glückendes persönliches Altern und Alter finden – und die möglichen Krisen bewältigen.

6.12 Ein anderes Bild des Alters

Wir können dem hohen Alter Würde geben, wenn wir auf die seelisch-geistigen Fähigkeiten schauen. Das zeigen die Beispiele Henriette Hardenberg, Pablo Casals und Hans-Georg Gadamer deutlich und überzeugend.

Das Altersbild, das unsere Gesellschaft entwirft, ist ein ausschließlich am Körper und an Jugendlichkeit orientiertes Bild. Solange sich das Alter auf Jugend schminkt, solange der Körper fit gehalten, aber der Geist ungeübt bleibt, solange man im Alter die Jugend nachahmt und die Werte und Chancen dieses Lebensabschnittes nicht wahrnimmt und nicht wertschätzt, solange machen wir selbst uns das Alter zur Bürde und nehmen ihm seine ihm angemessene Würde.

Körperlich ist das Alter offensichtlich Schicksal – seelisch-geistig bedeutet es Chance. Die Chance zu Lebenssinn und Altersweisheit.

Das fällt uns leichter mit einem intakten Körper – deshalb ist es sinnvoll, ein gesundes Leben zu führen. Denn ein gesundes Alter beginnt sich früh zu entscheiden. Das Leben ist ein Geschenk, aber das glückende, erfolgreiche Altern ist eine Kunst.

Die moderne Forschung zeigt uns, dass heute Altern nicht nur Schicksal, sondern auch Chance darstellt und dass es für jede*n Einzelne*n mit der Frage beginnt, welches Bild er/sie vom Alter hat, und wie er/sie sein/ihr Leben führt, sich auf Wandlungsprozesse einlässt und Krisen als Herausforderung meistert.

Der alte Mensch ist wie ein Museum: es kommt nicht auf die äußere Fassade an, sondern auf die Schätze im Innern.

7. Unterscheidung und Einordnung der bisher beschriebenen Lebenskrisen

Bei den Krisen der seelischen Entwicklung und den biografischen Krisen in Zusammenhang mit einem kosmischen Rhythmus, den sogenannten *Mondknoten*, zeigt sich ein Unterschied:

Die beschriebenen Lebenskrisen sind zu verstehen als Ausdruck der seelischen Entwicklung. Verläuft diese in der menschlichen Biografie vorgegebene Entwicklung mit Hindernissen, Verzögerungen oder Beeinträchtigungen, so kann ein solches Geschehen zu einer Krise führen.

Ganz anders sind die Mondknoten-Ereignisse zu betrachten: sie sind nicht Ausdruck eines gestörten Entwicklungsgeschehens, sie sind die Krise selbst. Das bedeutet: nicht ein individuelles Entwicklungsgeschehen spitzt sich zu einer Krise zu (wie bei den seelischen Entwicklungskrisen), sondern die Situation eines kosmischen Ereignisses, eines sogenannten „identischen Mondknotens“[85], erzeugt eine Krise, was die Betroffenen auf eine Entwicklungschance aufmerksam macht.

Die Krise erscheint also nicht als Höhepunkt oder am Ende eines Geschehens, sondern am Anfang, als Ausgangspunkt für eine neue Entwicklung.

Nah ist
Und schwer zu fassen der Gott,
wo aber Gefahr ist, wächst
das Rettende
auch.[86]

Friedrich Hölderlin

Seelische Entwicklungskrisen: Das Geschehen spitzt sich zur Krise zu und erfordert eine Entscheidung/Lösung/Bewältigung und Neuorientierung.
Mondknotenkrisen: Ein krisenhaftes Ereignis löst ein Geschehen aus und regt neue Entwicklungsmöglichkeiten an.

8. Zusammenfassung

- **Erster Mondknoten** (mit 18 Jahren) und die Krise der Empfindungsseele (zwischen 18 und 21 bis 25 Jahren): Krise der sich entwickelnden Empfindungsseele und des Wandels der Ich-Wirksamkeit (sogenannte „Ich-Geburt“). Starke Betonung psychischer, besonders emotionaler Erkrankungen; oft erste Manifestation psychischer Krankheitsbilder, die im weiteren Lebenslauf wiederholt auftreten können (Ängste, Depressionen und Psychosen). Als Entwicklungsbeeinträchtigung der Empfindungsseele tritt (bevorzugt beim weiblichen Geschlecht) oft Bulimie auf (die Anorexie typischerweise früher, zwischen 11 und 15, als Entwicklungsstörung des Empfindungsleibes und dessen Regression).

- **Krise der Verstandesseele** (zwischen 28 bis 30 und den folgenden Jahren): Krise der Umwertung seelischer Qualitäten und biografischer Ziele zur Verstandesseele: Oft schwerer „Abschied" von den starken Emotionen der zwanziger Jahre, Neuorientierung in Beziehungen und Beruf, Beziehungs- und Entscheidungskrisen, ebenso wie Unfälle oder körperliche (psychosomatische) Erkrankungen als Äquivalent einer seelischen Krise.
- **Krise des zweiten Mondknotens** (um das 37. Jahr): Äußere Ereignisse führen zu krisenhaftem Erleben (oder zu besonderen Erfolgen) und Infrage-Stellung (oder Bestätigung) der bisherigen Biografie und der Lebensziele. Die Kraft ist da – wo ist das Ziel?
- **Krise der Lebensmitte** (zwischen 45 und 55, Beginn der Involution) und Entwicklung der Bewusstseinsseele: Wieder ein biografischer Rückblick und eine Neuorientierung. Diesmal in Zusammenhang mit einer biologisch-biografischen Krise (Involutionskrise), einer privaten oder beruflichen Krise, die oft begleitend zu psychischen oder körperlichen Leiden führt, typischerweise zu depressiven Erkrankungen. Sinnkrise, auch im Rahmen körperlicher Krankheiten.
- **Krise des dritten Mondknotens** (mit 57 Jahren): Äußere Ereignisse, Unfälle, ein Schlag aus heiterem Himmel stellen die Schicksalsfrage: Wie klar sind mir meine Lebensziele, wie weit reichen sie in die Zukunft? Wenn es die richtigen sind, dann reichen auch die Kräfte.
- **Krise der Berentung** (zwischen 60 und 67): Aus äußerem Anlass ist eine Neubestimmung des Lebensstils gefragt: Welche Interessen und Ziele, welche Fähigkeiten, Bedürfnisse und Beziehungen geben genügend Sinn und Motivation für eine neue Lebensgestaltung? Oft treten in diesem Zusammenhang psychische oder körperliche Erkrankungen auf und verschärfen die Krise manchmal dramatisch.
- **Krise des vierten Mondknotens** (mit 75 Jahren): Ein Unfall, ein gravierendes Lebensereignis (angenehme Verführung oder unangenehme Herausforderung) oder eine körperliche Erkrankung stellen die Aufgabe der Besinnung auf das eigene Leben: *„Worum geht es (noch), was ist mir wichtig und angemessen für das weitere Leben?"*
- **Krisen des höheren und hohen Lebensalters**: Herausforderungen einer weiteren Umwertung und Neuorientierung im Leben, von der Vita activa zur Vita contemplativa; Besinnung auf den Sinn des Lebens unter geistigem Aspekt.
- **Die „letzte Krise" des Lebens**, die jeder Mensch für sich bewältigen muss, ist das Sterben. Es ist die radikalste Umwandlung: vom irdischen in ein geistiges Leben, von einer körperlichen Präsenz in ein rein geistiges Sein. Wie uns diese „Krise" gelingt, hängt auch mit unserem gelebten und geführten Leben zusammen.

O Herr, gib jedem seinen eignen Tod.
Das Sterben, das aus jenem Leben geht,
darin er Liebe hatte, Sinn und Not.

Denn wir sind nur die Schale und das Blatt.
Der große Tod, den jeder in sich hat,
das ist die Frucht, um die sich alles dreht.[87]

Rainer Maria Rilke

Literatur und Anmerkungen

1 https://de.wikipedia.org/wiki/Lebenslauf_(Hölderlin) (Juli 2024).
2 Seethaler, R.: Ein ganzes Leben. Goldmann Verlag München 2016. S. 169.
3 König, J.: Blinder Galerist. Ullstein Verlag Berlin 2023. S. 117.
4 © Curioso.Photography, stock.adobe.com
5 © OlegD, stock.adobe.com
6 © LoggaWiggler, pixabay.com
7 © Tupungato, stock.adobe.com
8 Aristoteles: Nikomachische Ethik. Rowohlt Verlag Reinbek 2017. S. 66.
9 Rilke, R. M.: Sämtliche Werke. Band III. Jugendgedichte. Insel Verlag Frankfurt/Main 1959. S. 758.
10 Zweig, S.: Untergang eines Herzens. Erzählung. In: Phantastische Nacht. Fischer Verlag Frankfurt/Main 1978. S. 142.
11 Vgl. hierzu: Goethe, J. W.: Urworte orphisch. Die letzte Zeile des ersten Gedichts Daimon/Dämon. In: Hamburger Auagabe. C. H. Beck Verlag München 1998. Band 1. S. 359-360.
12 Goethe J. W.: Maximen und Reflexionen. Nr. 1058. In: Hamburger Ausgabe. C. H. Beck Verlag München 1981. Band 12. S. 514.
13 https://en.wikipedia.org/wiki/Solon#/media/File:Ignoto,_c.d._solone,_replica_del_90_dc_ca_da_orig._greco_del_110_ac._ca,_6143.JPG (September 2024).
14 Solon: Elegie, 19, 7-12. Zitiert nach: Stahlmann, I.: Lebensalter. Antike. In: Dinzelbacher, P. (Hrsg.): Europäische Mentalitätsgeschichte. Kröner Verlag Stuttgart 1993. S. 212.
15 Vgl. hierzu: Erikson, E. H.: Identität und Lebenszyklus. Suhrkamp Verlag Frankfurt/Main 2007. Sheehy, G.: Die neuen Lebensphasen. Wie man aus jedem Alter das Beste machen kann. Knaur Verlag München 1998.
16 Vgl. aus der umfangreichen Literatur beispielsweise: Steiner, R.: Vom Lebenslauf des Menschen. Verlag Freies Geistesleben Stuttgart 1980.
17 Steiner, R.: Metamorphosen des Seelenlebens (GA 59). Rudolf Steiner Verlag Dornach 1972. S. 93.
18 Vgl.: Sheehy, G.: Die neuen Lebensphasen. Wie man aus jedem Alter das Beste machen kann. Knaur Verlag München 1998.
19 Rilke, R. M.: Das Buch vom mönchischen Leben. In: Das Stunden-Buch. Insel Verlag Frankfurt/Main 1905.
20 Härtling, P.: Lebensalter. C. H. Beck München 2004.
21 Vgl. hierzu besonders: Treichler, R.: Die Entwicklung der Seele im Lebenslauf. Stufen, Störungen und Erkrankungen. Verlag Freies Geistesleben Stuttgart 2004.
22 Ausführlichere Darstellungen in: Treichler, R.: Die Entwicklung der Seele im Lebenslauf. Stufen, Störungen und Erkrankungen. Verlag Freies Geistesleben Stuttgart 2004. Fintelmann, V., Treichler, M.: Seele & Leib in Gesundheit und Krankheit. Info 3 Verlag Frankfurt/Main 2019. S. 64-104. Treichler, M., Reiner, J.: Anthroposophie-basierte Psychotherapie. Salumed Verlag Berlin 2019. S. 97-123.
23 Steiner, R.: Metamorphosen des Seelenlebens (GA 59). Rudolf Steiner Verlag Dornach 1972. S. 61-62.
24 Herpertz-Dahlmann, B., Bühren, K., Remschmidt, H.: Erwachsenwerden ist schwer. Psychische Störungen in der Adoleszenz. Deutsches Ärzteblatt PP 2013; (7). S. 322-329.
25 Die Begriffe „Verstandesseele" oder „Gemütsseele" gebrauchte Steiner synonym, meist verwendete er beide Begriffe mit „oder" verbunden, aber nicht immer; vgl.: Steiner, R.: Theosophie (GA 9) oder Metamorphosen des Seelenlebens (GA 59). Da das heutige Verständnis von Gemüt ein anderes ist, als es vor über hundert Jahren war, halte ich den Begriff „Gemütsseele" für missverständlich. Deshalb verwende ich ausschließlich die Bezeichnung „Verstandesseele".
26 Steiner, R.: Metamorphosen des Seelenlebens (GA 59). Rudolf Steiner Verlag Dornach 1972. S. 63.
27 © Historisches Archiv der Stadt Köln mit Rheinischem Bildarchiv, Sabrina Walz: rba_d039386_01
28 Rilke, R. M.: Gedichte 1906-1926. Insel Verlag Frankfurt/Main 1986. S. 988.
29 Brecht, B.: Die Gedichte. Suhrkamp Verlag Frankfurt/Main 2000.
30 Goethe, J. W.: zitiert nach: Holm-Hadulla, R. M.: Leidenschaft. Goethes Weg zur Kreativität. Verlag Vandenhoeck & Ruprecht Göttingen 2009. S. 46.
31 Ebd.

32 Seethaler, R.: Ein ganzes Leben. Goldmann Verlag München 2016. S. 31-33.
33 Treichler, M.: Biografie und Krankheit. Verlag Urachhaus Stuttgart 1995. Ders. in: Fintelmann, V., Treichler, M. (Hrsg.): Seele & Leib in Gesundheit und Krankheit. Info3 Verlag Frankfurt/Main 2019. S. 64-104.
34 Bachmann, I.: Das dreißigste Jahr. Piper Verlag München Zürich 2002. S. 17ff.
35 Ebd. S.17-25.
36 Ebd. S. 59-60.
37 Dante, A.: Die Göttliche Komödie. I. Teil Die Hölle, 1. Gesang. Reclam Verlag Leipzig 2024.
38 Hölderlin, F.: Sämtliche Werke, Briefe und Dokumente in zeitlicher Folge. Stuttgarter Ausgabe. Band 10. Luchterhand München 2004. S. 237.
39 Frisch, M.: Biografie: Ein Spiel. Suhrkamp Verlag Frankfurt/Main 1985. S. 40.
40 Ebd. S. 43.
41 Ebd. S.175.
42 Antonovsky, A.: Salutogenese – zur Entmystifizierung der Gesundheit. Dgvt-Verlag Tübingen 1997.
43 Frankl, V. E.: Anthropologische Grundlagen der Psychotherapie. Verlag Hans Huber Bern Stuttgart Wien 1975. Ders.: Der Mensch vor der Frage nach dem Sinn. Piper Verlag München 2017. Ders.: Trotzdem Ja zum Leben sagen. Deutscher Taschenbuch Verlag München 2008.
44 Antonovsky, A.: Salutogenese – Zur Entmystifizierung der Gesundheit. Dgvt-Verlag Tübingen 1997.
45 Zitiert nach: Holm-Hadulla, R. M.: Leidenschaft. Goethes Weg zur Kreativität. Verlag Vandenhoeck & Ruprecht Göttingen 2009. S. 56.
46 Nager, F.: Goethe. Der heilkundige Dichter. Insel Verlag Frankfurt/Main 1994. S. 57.
47 Vgl. hierzu meine Darstellung in: Fintelmann, V., Treichler, M.: Seele & Leib in Gesundheit und Krankheit. Info3 Verlag Frankfurt/Main 2019. S. 74-77. Herrera, H.: Frida Kahlo. Ein leidenschaftliches Leben. Knaur Verlag München 2002.
48 Ebd.
49 © Alamy
50 Herrera, H.: Frida Kahlo. Ein leidenschaftliches Leben. Knaur Verlag München 2002. S. 56-71.
51 Ebd.
52 Ebd.
53 Hölderlin, F.: Gedichte. Insel Verlag Frankfurt/Main 1984. S. 266.
54 © Alamy
55 Seethaler, R.: Ein ganzes Leben. Goldmann Verlag München 2016. S. 72-81.
56 Ebd. S. 137.
57 Ebd. S. 138.
58 Ebd. S. 139.
59 Prinz, A.: Hannah Arendt oder die Liebe zur Welt. Insel Verlag Frankfurt/Main 2013. S. 9-10.
60 Seethaler, R.: Ein ganzes Leben. Goldmann Verlag München 2016. S. 164.
61 Ebd. S. 166.
62 Ebd. S. 169.
63 Goethe, J. W.: Gespräche mit Eckermann, 2. Mai 1824. Zitiert nach: Holm-Hadulla, R. M.: Leidenschaft. Goethes Weg zur Kreativität. Vandenhoeck & Ruprecht Verlag Göttingen 2009. S. 263.
64 Fuchsberger, J.: Altwerden ist nichts für Feiglinge. Goldmann Verlag München 2014.
65 © Alamy
66 © Alamy
67 Frisch, M.: Mein Name sei Gantenbein. Suhrkamp Verlag Frankfurt/Main 2023.
68 Schosserer, M., Grillari J.: Biologische Grundlagen des Alterns und dessen Relevanz für die Lebensqualität. In: Likar, R., Bernatzky, G., Pinter, G. et al. (Hrsg.): Lebensqualität im Alter. Springer Verlag Berlin Heidelberg 2017. Kapitel 1.
69 Ebd.; vgl. dazu auch: Gerok, W., Brandstätter J.: Normales, krankhaftes und optimales Altern: Variations- und Modifikationsspielräume. In: Baltes, P. B., Mittelstraß, J., Staudinger, U. (Hrsg.): Alter und Altern. Ein interdisziplinärer Studientext zur Gerontologie. De Gruyter Verlag Berlin 1994. S. 356-385.
70 Shafy, S.: Körperzellen sind sieben bis zehn Jahre alt. Die Welt online vom 24.08.2005.

71 Dichgans, J. in: Gabriel, K., Jäger, W., Hoff, G. M. (Hrsg.): Alter und Altern als Herausforderung. Grenzfragen. Verlag Karl Alber Baden Baden 2011.

72 Rentsch, Th.: Philosophische Anthropologie und Ethik der späten Lebenszeit. In: Baltes, P. B., Mittelstraß, J., Staudinger, U. (Hrsg.): Alter und Altern. Ein interdisziplinärer Studientext zur Gerontologie. De Gruyter Verlag Berlin 1994. S. 296 f.

73 Fintelmann, V.: Zufrieden alt werden. Aethera im Verlag Urachhaus Stuttgart 2021.

74 https://de.m.wikipedia.org/wiki/Datei:Pompeo_Girolamo_Batoni_-_Time_orders_Old_Age_to_destroy_Beauty.jpg (September 2024).

75 Hardenberg, H.: Dichtungen. Arche Verlag Zürich 1988. S. 123.

76 Vgl. hierzu: Treichler, M.: Henriette Hardenberg – eine Seele dichtet. Die Drei 1992; 62 (3). S. 213. Ders.: Um den Docht des Lebens. Henriette Hardenberg in Erinnerung und Verneigung. Die Drei 1994; 64 (2). S. 123.

77 © Suzie Maeder. All Rights Reserved 2024 / Bridgeman Images.

78 Ebd.

79 © Suzie Maeder. All Rights Reserved 2024 / Bridgeman Images.

80 Vgl. hierzu: Baltes, P. B., Mittelstraß, J., Staudinger, U. (Hrsg.): Alter und Altern. Ein interdisziplinärer Studientext zur Gerontologie. De Gruyter Verlag Berlin 1994. S. 356 ff.

81 Vgl. hierzu: Baltes, P. B., Lindenberger, U., Staudinger, U. M.: Die zwei Gesichter der Intelligenz im Alter. Spektrum der Wissenschaft 1995, (10). S. 52 ff. Weinert, F. E.: Altern in psychologischer Perspektive. In: Baltes, P. B., Mittelstraß, J., Staudinger, U. (Hrsg.): Alter und Altern. Ein interdisziplinärer Studientext zur Gerontologie. De Gruyter Verlag Berlin 1994. S. 180 ff. Staudinger, U. M., Dittmann-Kohl, F.: Lebenserfahrung und Lebenssinn. Ebd. S. 408-436.

82 Vgl.: Wahl, H-W.: Die neue Psychologie des Alterns. Kösel Verlag München 2017. S. 46.

83 Vgl. hierzu: Baltes, P. B., Mittelstraß, J., Staudinger, U. (Hrsg.): Alter und Altern. Ein interdisziplinärer Studientext zur Gerontologie. De Gruyter Verlag Berlin 1994. S. 356 ff.

84 Baltes, P. B., Mittelstraß, J., Staudinger, U. (Hrsg.): Alter und Altern. Ein interdisziplinärer Studientext zur Gerontologie. De Gruyter Verlag Berlin 1994. S. 432.

85 Reiner, J.: Gesetzmäßigkeiten im Lebenslauf. In: Treichler, M.: Biografie und Krankheit. Verlag Urachhaus Stuttgart 1995. S. 17-34.

86 Hölderlin, F.: Patmos, der Anfang des Gedichts. Abrufbar unter: https://de.wikipedia.org/wiki/Patmos_(Hölderlin) (Mai 2024).

87 Rilke, R. M.: Das Stundenbuch. Drittes Buch. Das Buch von der Armut und vom Tode. Insel Verlag Frankfurt/Main 2020.

KAPITEL IV
Krankheitskrisen

Die in diesen Kapiteln dargestellten Krankheitsbilder treten typischerweise und hauptsächlich in den entsprechend angegebenen Lebensaltern auf; manchmal sind sie sogar auf diese begrenzt (z. B. Anorexie, Hebephrenie). In einigen Fällen kommen die Erkrankungen auch in früheren oder späteren Lebensaltern vor, besonders dann, wenn diese rezidivierend verlaufen, wie das bei vielen psychischen Krankheiten der Fall ist.

1. Typische Erkrankungen der späten Adoleszenz und des frühen Erwachsenenalters

Anorexie, Bulimie, Ängste, Sozialphobie, Hebephrenie, Derealisation, Depersonalisation, Depression, suizidale Krise, posttraumatische Belastungsstörung, dissoziative Krise

1.1 Anorexie

Die Anorexie[1] ist eine typische Entwicklungskrise des jungen (meist weiblichen) Menschen im Alter um die Pubertät und danach.[2]

Die Anorexia nervosa, früher auch wegen ihres alterstypischen Auftretens in dieser Lebenszeit *Pubertätsmagersucht* genannt, bezeichnet man heute als Essstörung. Zweifellos ist Essen ein zentrales Thema für Anorexie-Patient*innen. Aber die Pathologie nur oder in erster Linie auf das Essen zu beziehen, bringt eher ein reduktionistisches Verständnis zum Ausdruck, als dass es der Erkrankung in ihrer Komplexität gerecht würde.

Nach einem anthroposophisch-psychosomatischen Ansatz ist die Anorexia nervosa eine schwere psychosomatische Entwicklungsstörung des zweiten und dritten Jahrsiebts. Und zwar in dem konkreten Sinn, dass der Empfindungsleib (Astralleib), also der dem Körper zugewandte Teil der Seele, der sich zwischen Zahnwechsel und Pubertät intensiv mit dem Leib verbindet und „zum körperlichen Abschluss" die Geschlechtsreife hervorbringt, sich anschließend nicht zur Leib-unabhängigen, weltoffenen Empfindungsseele entwickeln kann.

Was wir als Pubertät kennen und sich insbesondere als Pubertätskrise deutlich bemerkbar macht, ist nicht nur der physiologische Vorgang der Geschlechtsreife. Vielmehr gehen damit tiefgreifende Umwälzungen des Körpererlebens (insbesondere Sexualität), der – besonders emotionalen – Selbsterfahrung, der Identitätsfindung und der Weltbegegnung sowie Sinnfragen und Aspekte der biografischen Zukunftsplanung einher [→ Kapitel III 4.2].

Mit dem Erwachen der Sexualität wird der Körper auf neue und herausfordernde Weise erlebt, daraus entstehen Interesse/Zuneigung oder Abneigung/Angst, dem anderen (oder dem eigenen) Geschlecht gegenüber und in Bezug auf die persönlichen sexuellen Empfindungen und Fantasien. Es kann sich eine tiefgreifende, soziale und sexuelle Identitätskrise entwickeln. Verbunden mit der Frage „*Wer bin ich eigentlich – und wer versteht mich noch?*" entsteht einerseits ein inneres, ja introvertiertes Suchen nach Angenommen- und Verstanden-Werden. Andererseits zeigt sich dieses Suchen mitunter im äußeren Verhalten, extravertiert in den vielfältigen Gruppen, Cliquen und Gangbildungen. Wir erkennen dabei zwei polare Tendenzen: entweder sich zurückzuziehen (introvertiert, neurasthenisch) oder sich mit Gleichaltrigen aktiv zusammen zu tun (extravertiert, hysteriform).

Das typische Alter der Erstmanifestation einer Anorexia nervosa ist die Zeit der Pubertät oder Postpubertät. So zeigt die Anorexia nervosa zwei Erkrankungsgipfel: den einen mit 14,5 Jahren, den anderen mit 18,0 Jahren. Die Prävalenz der Anorexia nervosa liegt insgesamt bei ca. 0,01 bis 1% für junge Frauen im Alter von 12 bis 20 Jahren.

1.1.1 Die charakteristischen Symptome

Im Vordergrund steht die scheinbare Appetitlosigkeit (griechisch = An-Orexie) mit den sichtbaren Symptomen des Verweigerns von Essen, des entsprechenden Gewichtverlustes und der Abmagerung. Dabei erleben die Patient*innen sich selbst nicht als mager oder gar zu dünn, sondern im Gegenteil immer noch zu dick (sogenannte Körperschemastörung). Entgegen der scheinbaren Appetitlosigkeit, die der Erkrankung ihren Namen gibt, beschäftigen sich die Patient*innen (es sind zu ca. 95% Mädchen und Frauen) in ihren Gedanken übermäßig mit dem Essen und mit Nahrung. Eine innere Unruhe und das Wissen, dass körperliche Bewegung Kalorien abbaut und somit Gewicht reduziert, führen zu einem starken Bewegungsdrang, der sich meist in vermehrtem Sport-Treiben äußert. Im Lauf der Erkrankung tritt häufig eine sekundäre Amenorrhoe auf, nicht infolge des Gewichtsverlustes, sondern als Ausdruck des Rückzugs des Empfindungsleibes (Astralleibes) aus dem physischen Körper, um die sexuelle Entwicklung, d.h. die Geschlechtsreife wieder rückgängig zu machen.

Es kommen verschiedene Veränderungen des Seelenlebens hinzu: Stimmungslabilität bis zu depressiven Episoden. Konzentrationsstörungen, Kontrollbedürfnis bis zur Zwanghaftigkeit, ein vermindertes Wärme- und Kälte-Erleben des eigenen Leibes, starke Ambivalenzen und Ambitendenzen in Gestalt eines inneren Kampfes zwischen zwei inneren Stimmen, einer Stimme der Krankheit, welche die Nahrungsaufnahme weiter reduzieren will, und einer Stimme der Gesundheit, die endlich wieder normal essen möchte und keine Angst vor einer Gewichtszunahme hat. Je länger die Stimme der Krankheit im Innern die Oberhand behält, desto gefährlicher werden die Folgen der Unterernährung, bis hin zum Tod der Patient*innen.

Zusammenfassung der Symptome der Anorexie:

- selbst herbeigeführter Gewichtsverlust, meist durch restriktives Essverhalten, z. T. auch durch Erbrechen, Laxantien- oder Diuretika-Abusus
- Untergewicht (BMI ≤ 17,5)
- Körperschemastörung: die Patient*innen haben das unzutreffende Gefühl, zu dick zu sein.
- ständige gedankliche Beschäftigung mit Nahrung, Essen, Gewicht und Körpergefühl
- meist körperliche Hyperaktivität mit starkem Bewegungsdrang
- sekundäre Amenorrhoe
- Nivellierung des Seelenlebens mit sich entwickelnder Interesse- und Entschlusslosigkeit, Konzentrationsstörungen, Stimmungslabilität
- Verlust der Wahrnehmung von eigenen Bedürfnissen
- Entwicklung einer ausgeprägten Zwanghaftigkeit im Sinne von Kontrollbedürfnissen
- vermindertes Wärme-Kälte-Erleben des eigenen Körpers
- innere Ambivalenz bzw. Ambitendenz in Form eines inneren Kampfes
- meist Verlust an sexuellem Bedürfnis und Interesse
- im Verlauf der Erkrankung unter Umständen bedrohliche Folgen der Unterernährung

Der Empfindungsleib, als erstes Bindeglied zwischen leiblichen und psychischen Funktionen, verkörpert sich zwischen Zahnwechsel und Pubertät in den physischen und Ätherleib, um sich danach, metamorphosiert, als Empfindungsseele aus der Leibgebundenheit zu befreien und weltoffen zu werden.

Durch die Verbindung des Empfindungsleibs mit dem Ätherleib gedeiht der Appetit; außerdem kommt es zu den endo- und exokrinen Drüsenfunktionen. Infolge der Wirkung des Empfindungsleibes durch den Äther- bis in den physischen Leib hinein entsteht die Motorik der willkürlichen und unwillkürlichen Muskulatur, also sowohl des Bewegungsapparates als auch (ganz unbewusst) der inneren Organe, beispielsweise der Herzschlag, Blutdruck, Atemrhythmus, die Peristaltik der Verdauungsorgane.

Der Empfindungsleib vermittelt das Körpergefühl, das Leiberleben, das Gefühl von Anspannung und Entspannung, von Wachheit und Schlappheit, Müdigkeit, Gleichgültigkeit, Lufthunger, Bewegungsfreude und Sexualität, schließlich Zuneigung und Abneigung als körperliches Erleben, Lust, Ekel und Schmerz.

Die Zusammenschau der Tätigkeiten des Empfindungsleibes und der Symptome der Anorexie macht deutlich, dass sich eine Vielzahl dieser Symptome auf den Empfindungsleib zurückführen lässt, und zwar auf eine Regression oder Rückzug des Empfindungsleibes aus dem Ätherleib (sekundäre Amenorrhoe), einem ungeordneten Vagabundieren astralischer (unbewusster seelischer) Funktionen bzw. Empfindungen im Leiblichen (z.B. Völlegefühl, Appetitlosigkeit, Obstipation, Bewegungsdrang), einer Regression leibnaher seelischer Empfindungsfähigkeiten (Appetit – Ekel, mangelnde sexuelle Bedürfnisse).

Nach anthroposophischem Krankheitsverständnis ist die Anorexie also nicht in erster Linie eine Essstörung, vielmehr handelt es sich um eine Entwicklungsstörung des Empfindungsleibes im Hinblick auf leibliche und seelische Prozesse. Nach abgeschlossener Pubertät will sich der Empfindungsleib langsam aus der Leibgebundenheit lösen und sich – als Empfindungsseele – der Welt gegenüber öffnen. Dieses seelische Öffnen birgt die Risiken der Kränkung und Verletzung durch die Erlebnisse an der Welt.

Die verletzte, gekränkte Seele zieht sich wieder zurück in den Leib – und im schlimmsten Fall auch aus diesem wieder hinaus.

Als Entwicklungsstörung des Empfindungsleibes mit regressiven Tendenzen (die Seele zieht sich aus der Welt, der Empfindungsleib aus dem physischen Leib zurück, führt den Leib biografisch funktionell aus dem dritten Jahrsiebt zurück ins zweite – oder auch erste – Jahrsiebt, vor die Geschlechtsreife, wie an dem Symptom der sekundären Amenorrhoe und den knabenhaften Formen der Patient*innen deutlich sichtbar wird), ist die Anorexie typischerweise an das Alter um und nach der Pubertät gebunden, was ihre Erstmanifestation betrifft. Selbstverständlich kann sie chronifizieren und über die genannte Altersepoche hinaus lange weiter bestehen.

Im Wesen oder der Persönlichkeitsstruktur von Anorexie-Patient*innen lassen sich häufig charakteristische Eigenschaften beobachten:

- Überangepasstheit, Fleiß, Ehrgeiz und Zähigkeit, besonders im Verfolgen von Zielen, die von außen kommen (im pathogenen Sinne beispielsweise Empfehlungen zu Diät, zur Gewichtsreduktion)
- Neigung zu Perfektionismus und großem Kontrollbedürfnis
- Mangel an psychischem Abgrenzungsvermögen bis zur Unfähigkeit der Selbstbehauptung (außer beim Essen-Verweigern und Gewicht-Abnehmen)
- häufig unreife oder „überreife“ seelische Züge, dysphorische, depressive oder zwanghafte Tendenzen
- Rückzug von Gleichaltrigen, dagegen Hinwendung zu jüngeren Kindern oder auch Kontakt mit älteren Menschen
- starke Tendenz zur Idealisierung und Trennung von Geist und Körper
- Neigung zu Hingabe an Aufgaben und Pflichten in Zusammenhang mit einem Mangel an Autonomie und Identität

Die Seele als Empfindungsleib, in ihrem Leiberleben und -verbundenheit durch Erlebnisse an der Welt verletzt (Traumata, sexueller Missbrauch, schwierige und enttäuschende Familienverhältnisse, Mobbing, Trennungen etc.), drückt ihre Abneigung gegen ihren Körper und dessen Tätigkeiten aus: sie macht ihn appetitlos, mager und geschlechtslos. Der Leib darf keine Bedürfnisse spüren (außer Bewegung), den Genuss an Nahrung und Sexualität verwehrt ihm die Seele.

Die Therapie sollte sich aus dem hier skizzierten Krankheitsverständnis nicht nur auf das Essverhalten beziehen, sondern insbesondere die seelische Entwicklung anregen und unterstützen, mit dem Ziel, dass bei den Betroffenen wieder ein Interesse am Leben und an der Welt sowie am eigenen Körper und seinen Bedürfnissen erwacht. Den besonderen Entwicklungsaufgaben der Adoleszenz [→ Kapitel III] sollte man im Rahmen einer psychotherapeutischen Behandlung Rechnung tragen.

Das folgende Gedicht einer jungen anorektischen Patientin in einer (familiären) Krise bringt die seelische Not und Zerrissenheit zum Ausdruck.

Das Ich beschloss,
die Zähne zusammen zu beißen
und als es endlich wagte,
zu protestieren,
bemerkte es,
dass es sich die Zunge abgebissen hatte.

1.2 Bulimie

Die Bulimie ist eine typische Entwicklungskrise der Empfindungsseele, sie tritt meist zwischen 18 und 28 Jahren auf. Aus Enttäuschung und mangelnder Befriedigung zieht sich die Empfindungsseele teilweise aus der Welt wieder in den Empfindungsleib zurück. Jetzt bekommt der Körper ersatzweise die „Nahrung", die der Seele versagt blieb: Anerkennung und Zuwendung.

Auch die Bulimie[3] ist eine Erkrankung des *gestörten Appetits*, wie die Anorexie, allerdings mit umgekehrten Vorzeichen. Konnten wir bei der Anorexie sehen, dass sie eine Entwicklungsstörung und eine Regression des Empfindungsleibes aus dem Leib zurück darstellt, so finden wir bei der Bulimie eine Beziehungsstörung der Empfindungsseele zu ihren eigenen Ausdrucksmöglichkeiten einerseits und zu der Kommunikation mit den Mitmenschen andererseits. Die sich entwickelnde weltoffene Empfindungsseele des jungen Menschen zwischen zwanzig und dreißig möchte zur Welt eine gute, unproblematische Beziehung mit möglichst vielen Erlebnissen eingehen. Der Mensch in diesem Alter will tun, was ihm gefällt – und er möchte auch den anderen gefallen, d. h. gemocht und anerkannt werden.

Treten in dieser Zeit seelische Enttäuschungen, Kränkungen oder Verletzungen auf, fehlt es an der ersehnten Anerkennung und Liebe, so können innere Leere und Unzufriedenheit entstehen.

Ein geringes oder beschädigtes Selbstwertgefühl wendet sich in übermäßige Anpassung und Anstrengung, um vor den anderen, vor der Welt – in Wirklichkeit auch vor den eigenen hochgesteckten Erwartungen – zu bestehen. Es geht darum, ein gutes Selbstwertgefühl zu haben, das aber erlebnismäßig von Anerkennung und Bestätigung durch die Mitmenschen abhängt.

Wenn die Bedürfnisse nach Anerkennung, Liebe, Wärme, Zuwendung nicht in der Weise wie erhofft Erfüllung finden, so kann einerseits die eigene Anstrengung erhöht werden, den anderen „zu gefallen", andererseits kann man die entstehende innere Leere durch „Zufuhr" – vorübergehend und ersatzweise – von z. B. „stofflicher Wärme", Kohlenhydrate und Süßigkeiten füllen. Es ist eine klassische Ersatzbefriedigung: Süßes statt Anerkennung.

Das eigentliche seelische Bedürfnis meint natürlich keine stoffliche, sondern seelische Nahrung. Dieses Bedürfnis bleibt trotz aller Essanfüllungen unerfüllt – die innere seelische Leere hält an. Das ist das Leiden der Bulimie: die lebenshungrige Empfindungsseele bleibt seelisch unterernährt. Die stoffliche Kompensation in den Essanfällen ist nicht die Lösung, aber sie macht aufmerksam, sie ist ein Zeichen, das verstanden werden will.

Wir kennen im Pubertätsalter eine physiologische Askese als Ausdruck einer momentanen, zeitlich begrenzten Entwicklungs- und Beziehungskrise. Wir sehen auch, im jugendlichen Alter betont, das „Anfuttern" eines sogenannten „Kummerspecks" als Zeichen einer gesuchten, aber noch nicht gefundenen befriedigenden zwischenmenschlichen oder -weltlichen Beziehung.

So erscheinen die Anorexie und die Bulimie als ins pathologisch-krisenhafte übersteigerte Varianten dieser in Ansätzen häufig anzutreffenden Abweichungen des Appetits im Jugendalter.

Noch mehr als die Anorexie ist die Bulimie in den letzten Jahrzehnten zu einer epidemieartigen Erkrankung junger Frauen in den westlichen Überflussgesellschaften geworden. Sie hat an Häufigkeit die Anorexie inzwischen überholt. Umfragen in den Vereinigten Staaten von Amerika schätzen, dass nahezu 10% der Frauen zwischen 15 und 35 Jahren bulimische Episoden durchgemacht haben.

Trotz dieses eindeutigen Bezuges zu unserer modernen Überflussgesellschaft und hemmungslosen Konsumorientierung, die schließlich Achtung, Wertschätzung und Respekt vor der göttlichen Schöpfung der Natur vermissen lässt, zeigt sich, dass die Bulimie durchaus kein Phänomen des ausgehenden 20. Jahrhunderts ist. Denn einem historischen Blick offenbart sich schnell, dass es Missachtung der Schöpfung, Raubbau an der Natur, Überfluss und Hemmungslosigkeit im Genuss im Laufe der Menschheitsgeschichte immer wieder gegeben hat.

So finden wir tatsächlich seit über zweitausend Jahren Beschreibungen eines Krankheitsbildes, das durch unstillbaren Heißhunger gekennzeichnet war: Zeitweilig galten auch ohnmachtsähnliche Schwächezustände als zu dieser Pathologie dazugehörig.[4] Seit Homer (um 800 v. Chr.), später bei Hippokrates (460 bis 370 v. Chr.) und dann bei Galen (129 bis 201 n. Chr.) hießen diese Krankheitsbilder entweder nur Limos (griechisch = Hunger) oder schon Boulimos bzw. Boulimia. Darin sind die beiden griechischen Worte Bous (= Stier, Ochse) und Limos (= großer Hunger, Heißhunger) zu einer besonderen Steigerung als Stierhunger, Ochsenhunger, riesiger Heißhunger zusammengefasst. Die heutige Bezeichnung ist also bereits rund 2.800 Jahre alt – mindestens so lange muss also auch das Krankheitsbild der Bulimie schon bekannt sein.

Interessanterweise beziehen sich die antiken Beschreibungen der von Bulimie geplagten Menschen immer auf Männer, während heute bei der Bulimie wie der Anorexie zu 95% das weibliche Geschlecht betroffen ist.

1.2.1 Die charakteristischen Symptome

Die Leitsymptome zeigen sich in Anfällen von zwanghaftem, hastigem Verschlingen großer Mengen hochkalorischer Nahrungsmittel, zumeist Teig- und Süßwaren sowie fetthaltige Produkte. Diese Essanfälle ereignen sich überwiegend abends und nur, wenn die Patient*innen allein sind. Betroffen sind in der Regel Frauen im Alter zwischen 18 und 30 bis 35 Jahren. Die Bulimie tritt im Lebensalter also später als die Anorexie auf, typischerweise in der Epoche der schon entwickelten Empfindungsseele. Die Bulimie-Patient*innen sind meist sehr angepasst, beliebt, in Ausbildung/Studium oder Beruf fleißig und tüchtig und darauf bedacht, „gut zu funktionieren“. Das kostet sie viel seelische Anstrengung, die dann abends, alleine, von ihnen abfällt und zu dem Bedürfnis nach Zuwendung führt, was dann in einem Kontrollverlust beim (heimlichen) Essen mündet.

Auf die Essanfälle folgen häufig Magenschmerzen, starke Müdigkeit und ein sehr elendes Gefühl mit depressiven Stimmungen, Verzweiflung, Scham, Schuld und ausgeprägten Selbstvorwürfen.

Das häufig sich direkt an die Essanfälle anschließende, unter Umständen aber auch erst Stunden später praktizierte, selbst herbeigeführte Erbrechen (das aber nicht bei allen Patient*innen vorkommen muss), erleben Betroffene oft als Selbstbestrafung und damit ein wenig entlastend. Außerdem mag es beruhigen, dass die schiere Menge der aufgenommenen Nahrung nicht zu einer ständigen enormen Gewichtszunahme führt.

Zusammenfassung der Symptome der Bulimie:

- übermäßiges, zwanghaftes, meist hastiges Verschlingen großer Mengen hochkalorischer Nahrungsmittel
- Die Essanfälle geschehen überwiegend abends und nur, wenn die Betroffenen allein sind.
- Es folgen häufig körperliche und psychische Beeinträchtigungen mit starken Selbstvorwürfen.
- Das nach den Essanfällen selbst herbeigeführte Erbrechen wird oft als Selbstbestrafung und damit ein wenig entlastend erlebt, selten als lustvoll, „wie ein zweites Mal Essen“.
- übermäßige gedankliche Beschäftigung mit Essen
- Enorme finanzielle Aufwendungen für Nahrungsmittel, meist kaufen die Betroffenen im Laufe der Zeit nur noch die billigsten Sonderangebote in verschiedenen Supermärkten ein. Oft entstehen finanzielle Folgeprobleme; in ca. 20 % der Fälle kommt es zu Diebstählen.
- sekundäre Amenorrhoe (nur in ca. 30 % der Fälle, deutlich seltener als bei Anorexie)
- Abführmittelmissbrauch
- Auch unabhängig von den Essanfällen herrschen depressive Stimmungen vor, welche die Patient*innen allerdings meist nicht zulassen, überspielen, oft durch auffallend viele Aktivitäten und Übernahme von Verpflichtungen – vor allem, um sich von der Gefahr der Essanfälle abzulenken.

Es kommen neben der reinen Bulimie auch Mischformen vor, mit einem Wechsel von anorektischem und bulimischem Verhalten, manchmal werden sie als *Bulimarexie* bezeichnet.

Von der Bulimie ist die Binge-Eating-Störung abzugrenzen:
Der Ausdruck Binge-Eating-Störung leitet sich von den englischen Wörtern „binge" (Gelage, Exzess) und „eating" (Essen) ab. Damit ist schon eine Ähnlichkeit mit der Bulimie angedeutet. Auch die Binge-Eating-Betroffenen verzehren ihre großen Nahrungsmengen ausschließlich, wenn sie allein sind und leiden anschließend unter Völlegefühl und deprimierter Stimmung. Aber sie provozieren weder Erbrechen noch abführende Maßnahmen, um die Nahrung „wieder loszuwerden". Infolgedessen sind Binge-Eating-Betroffene (wie die Bulimie-Patient*innen im jungen Erwachsenenalter zwischen 20 und 30) meist übergewichtig, was Bulimie-Betroffene nicht sind. Bei der Binge-Eating-Störung können sich symptomfreie Phasen mit solchen der unkontrollierten Nahrungsaufnahme abwechseln. Während man die Bulimie-Erkrankung den Menschen nicht ansieht, ist das Übergewicht der Binge-Eating-Patient*innen meist nicht zu ignorieren.

In der Persönlichkeit sind sich Bulimie- und Binge-Eating-Betroffene in vielem ähnlich: ein geringes Selbstwertgefühl, Unzufriedenheit mit sich, dem Leben und mit dem eigenen Körper, seelische Probleme mit dem Übergang ins Erwachsensein und aus dem mangelnden Selbstwert das Bestreben, es möglichst allen recht machen zu wollen, um Anerkennung zu bekommen. Auch dieses Krankheitsbild lässt sich als biografische Krise des Erwachsenwerdens (in der Phase der Empfindungsseele) verstehen.

Während Anorexie-Patient*innen ihr restriktives Essverhalten mit Argumenten verteidigen und lange keine Krankheitseinsicht haben, ist den Bulimie- und Binge-Eating-Betroffenen die Abnormität ihres Essverhaltens bewusst und sie leiden darunter. Früher bestand oft Unklarheit, ob es sich bei der Bulimie um eine Erkrankung oder doch um ein moralisches Versagen handelt. Diese Unsicherheit wurde durch die allgemeine Bekanntheit des Krankheitsbildes inzwischen seltener. Oft leisten Selbsthilfegruppen eine sehr gute Aufklärungsarbeit und schaffen Motivation für eine notwendige Therapie.

1.3 Ängste und soziale Phobie

1.3.1 Normale, gesunde Angst

Angst ist, neben anderen Affekten, ein typisches Erleben der Empfindungsseele, das körperlich-vegetative und muskuläre Symptome begleiten. Darin zeigt sich die Nähe der Empfindungsseele zum Empfindungsleib, der bei Ängsten mitbeteiligt ist.

Angst kann jeden Menschen betreffen und zu jeder Zeit. Wir erleben sie als unangenehm, als bedrohlich, oft ärgern wir uns über sie; häufig macht uns unsere Angst selbst wieder Angst, weil wir sie nicht verstehen. Angst kann viele Gesichter haben, aber sie hat immer ein Ziel: Aufmerksamkeit zu wecken und zu steigern.

„Angst ist eine normale und notwendige Basisemotion, ohne die ein Überleben des Individuums nicht möglich wäre."[5]

Sie dient der Bewältigung realer oder vorgestellter, erwarteter Bedrohungen. Zunächst schrecken wir in ihr zurück, um uns zu schützen vor der Gefahr; gleichzeitig beginnen körperliche und seelisch-geistige Aktivitäten zur Lösung und Bewältigung der –

möglichen oder realen – Bedrohung. Angst ist ein „Urgefühl" des Menschen, sie gehört zu unserer seelischen „Grundausstattung".

Obwohl Angst zu den häufigsten psychischen Krankheitssymptomen zählt, ist Angst haben zunächst keine Krankheit. Angst ist zuallererst etwas Gesundes, Positives und Wichtiges. Sie ergreift den Menschen in seiner leiblichen und seelischen Organisation, um ihn auf etwas Kommendes, möglicherweise Bedrohliches aufmerksam zu machen, um ihm die Chance zu geben, sich zu wappnen. In diesem Sinne können wir Angst *vor* etwas haben, das auf uns zukommt, das uns droht, bedroht und für dessen Bewältigung wir Wachheit und Aufmerksamkeit, unsere körperliche und psychisch-mentale Reaktionsbereitschaft benötigen. Wir können aber auch Angst *um* etwas haben, das uns wert und wichtig ist, das wir als bedroht erleben, um das wir uns Sorgen machen.[6]

Die Angst *vor* etwas, die immer konkret ist, nennen wir auch *Furcht* – und in pathologischer Steigerung: *Phobie*. Die Angst *um* etwas als Sorge, als eine ständige Begleiterin wird zur *Ängstlichkeit* – und wieder pathologisch gesteigert zur *generalisierten Angst-* oder *Sorgenkrankheit*.

Es ist immer hilfreich und sinnvoll, die Ängste daraufhin zu befragen, welche Botschaften sie bringen, was sie den Betroffenen sagen wollen. Konkret: worauf sie sich vorbereiten sollen, ob real oder fiktiv.

1.3.2 Ängstlichkeit

Ängstlichkeit ist eine seelische Gestimmtheit der Empfindungsseele, geprägt von mangelndem Vertrauen in das Leben und seine Bewältigung. Diese Gestimmtheit kann als ein Persönlichkeitsmerkmal Erleben und Verhalten eines Menschen prägen.

Ängstlichkeit ist noch keine Krankheit, aber die Übergänge in krankhafte Angst sind fließend. Ängstlichkeit äußert sich als alltägliche Befürchtung, ohne vegetativ-körperliche Begleiterscheinungen, aber auch als diffuses Angstgefühl, als begründbare oder unbegründete Sorge um etwas, oder als konkrete (auch unbegründete) Furcht vor etwas. In diesen Fällen kommen vegetative Symptome hinzu. Ängstlichkeit ist für die Betroffenen immer anstrengend und nicht selten Ausdruck eines krisenhaften Erlebens. Als solches birgt es ebenfalls eine Botschaft: Was sagt mir meine Ängstlichkeit in dieser Lebenssituation? Worauf im Leben kann oder soll ich mich – besser – vorbereiten?

1.3.3 Pathologische Angst

Eine krankhafte Angst wird von einer gesunden, d. h. „normalen" und begründeten Angst abgegrenzt und unterschieden, wenn die körperliche, seelische und mentale Antwort des Organismus unangemessen stark, intensiv oder lang anhaltend ausfällt und die betroffenen Menschen sich davon überfordert fühlen, d. h. nicht angemessen mit ihrer Angst umgehen können, keine sinnvollen Bewältigungsmöglichkeiten haben und darunter leiden – und im Lauf der Zeit ihr Leben mehr und mehr eingeschränkt wird. Außerdem, wenn es offensichtlich keine nachvollziehbaren Gründe für die Angst oder die

Furcht gibt. Ebenso, wenn die Ängste plötzlich auftreten, ohne Anlass, als Panikattacke, mit heftigen vegetativen Begleitsymptomen, die für die Betroffenen wiederum eine bedrohliche Qualität haben (z. B. Atemnot, Herzrasen, Schwindel).

Aus einer solch komplexen Mischung von Gefühlen und körperlichen Begleiterscheinungen entwickeln sich häufig einerseits Angst vor genau diesen Beschwerden, und andererseits eine Tendenz, alles, was diese Ängste auslösen könnte, zu vermeiden. Es ist die *Angst vor der Angst,* die jede Angsterkrankung kennzeichnet.

Angst und Vermeidungsverhalten führen häufig zu Selbstbehandlungsversuchen mit Genussmitteln (Alkohol u. a.), Medikamenten (Beruhigungs-, Schlaf- und Schmerzmitteln) oder auch Rauschdrogen (Haschisch, Kokain, Opiate, Designerdrogen). Dabei ist die Gefahr von Abhängigkeit und Sucht enorm groß, der therapeutische Effekt dagegen (wenn überhaupt) nur kurzfristig und keinesfalls ausreichend oder sinnvoll; vielmehr drohen weitere Gefahren und Komplikationen.

Gar nicht so selten sehen wir auch Überkompensationsversuche von Patient*innen, die ihre Ängste durch Ausübung besonders gefährlicher Sportarten oder Eingehen anderer Risiken überwinden wollen. Auch diese Versuche führen nicht zum gewünschten Erfolg einer echten Bewältigung.

1.3.4 Angstkrankheiten

Neben einer gesunden unterscheiden wir krankhafte Ängste[7]:

1. als Begleiterscheinungen bei körperlichen – vor allem internistischen und neurologischen – Erkrankungen, wie Asthma bronchiale, Hyperthyreose, Diabetes mellitus, Herzerkrankungen, Hirntumore, Epilepsien, u. a.
2. Angstzustände in Zusammenhang mit anderen psychischen Erkrankungen: Depressionen, Psychosen, Anpassungs-, Persönlichkeits- sowie Traumafolgestörungen, Demenz, Alkohol- und Medikamentenabhängigkeit
3. Die wichtigste Gruppe der sogenannten primären Angststörungen, die als eigenständige Erkrankungen auftreten, ohne eine andere Ursache: die Phobien, die generalisierte Angst und die Panikstörung

1.3.5 Phobien

Phobien sind Angsterkrankungen, die vor einem konkreten Auslöser bestehen, dies können Gegenstände (Messer, Spritzen, Waffen u. a.), Lebewesen (Tiere, Pflanzen, Bakterien, Menschen usw.) oder Situationen (Prüfungen, Alleinsein, Dunkelheit, Arzttermine, freie Plätze oder enge Räume, bestimmte soziale Situationen u. a.) sein. Am häufigsten treten die *Agora-* und die *soziale Phobie* auf. Phobien sind genau genommen *Furchterkrankungen,* sie beziehen sich immer auf konkret Gegebenes.

Die Symptome einer Phobie zeigen sich auf den vier Ebenen:

- **körperlich**: in vegetativen Beschwerden wie Atembeklemmung, Herzrasen, Schwitzen, Frieren, Zittern, Schwindel, Übelkeit, Mundtrockenheit u.a.
- **seelisch**: Angst, Sorge, Unsicherheit, Verunsicherung, in Beklemmungen und Befürchtungen, in Gedanken und Vorstellungen von potenziell schlimmen Ereignissen, in aktivierten oder gelähmten Willensimpulsen
- **zwischenmenschlich**: im Verhalten, in Vermeidungen, in Rückzug oder Davonlaufen, oder in häufigem Thematisieren der Befürchtungen
- **biografisch**: in den Folgen, die sich in Lebensbewältigung und -entscheidungen sowie Sinnfragen an die Angst zeigen

Bei den phobischen Erkrankungen sind die Betroffenen in ihren Erwartungen fixiert auf das Eintreten der unangenehmen Symptome, die sie als sehr gefährlich erleben und bewerten. Diese Symptome treten nicht nur auf, wenn sich die Menschen in der betreffenden Situation befinden, sondern auch, wenn sie nur daran denken, sie könnten in eine solche kommen. Das führt dann zu der Angst vor der Angst, wie es Erich Fried (1921-1988) in einem Gedicht ausdrückte.

Angst vor der Angst
Angst, was kommt
Denken vor Angst, was kommt.
Angst vor dem Denken, was kommt.
Angst vor dem Denken.
Wenn es kommt,
kommt es wegen der Angst.
Wegen der Angst vor dem Denken,
die mir Angst macht.[8]

Erich Fried

Erschwerend kommt hinzu, dass die Betroffenen körperliche Symptome (vor allem Atemnot und Herzrasen) als vital bedrohlich und dadurch die Angst verstärkend erleben. Für die Bewältigung ist es wichtig zu wissen, dass diese Beschwerden zwar sehr unangenehm sind, aber vollkommen ungefährlich und niemals lebensbedrohlich. Das gilt ganz besonders bei der Panikstörung.

1.3.6 Soziale Phobie

Unter den Phobien ist die soziale Phobie als Ausdruck einer Lebenskrise von besonderem Interesse. Die soziale Phobie wurde 1966 zum ersten Mal unter dieser Bezeichnung diagnostiziert und erst 1992 in die ICD der WHO aufgenommen.[9] Sie ist die häufigste Angstsymptomatik und tritt oft in leichter Form schon im Jugendalter auf, dann in den zwanziger Jahren mit deutlichen Beschwerden, wenn sich die Empfindungsseele entwickelt und in erwartungsvoller Offenheit sich der Welt, insbesondere den Mitmenschen zuwendet. Fast jeder Mensch hatte als Kind, Jugendlicher oder junger Erwachsener schon mal die Angst, sich bei einer Prüfung, einem Vorspiel oder Vorsprechen zu blamieren. In vielen solcher Fälle vergeht diese „soziale Ängstlichkeit" spontan wieder, ohne Krankheitsbedeutung.

Bei der *sozialen Phobie* zeigen sich bei den Betroffenen Erwartungen, von anderen beobachtet und beurteilt zu werden, wenn sie öffentlich etwas tun, z. B. Essen, Sprechen oder Bewegen. Die Vorstellung, dass sie sich dabei blamieren könnten und es jemand sehen würde, ist ihnen peinlich und mit Scham verbunden. Deshalb wollen sie diese Situationen auf alle Fälle vermeiden. Als Symptome der sozialen Phobie zeigen sich – schon in bloßer Erwartung einer entsprechenden Lage – beispielsweise Erröten, Herzklopfen, Zittern, Schwitzen, Übelkeit mit Angst vor Erbrechen (zu dem es aber nie kommt!), Durchfall, Muskelanspannung und möglicherweise Panikattacken und depressive Verstimmungen. Im Grunde harmlose vegetative Symptome, die aber in der Vorstellung der Betroffenen sehr peinlich und schamhaft bewertet werden, weil sie sich so nie sehen lassen wollen.

Wenn diese Befürchtungen ein so starkes Ausmaß annehmen, dass die Betreffenden davon in ihrer Lebensgestaltung beeinträchtigt sind, ist die Diagnose einer sozialen Phobie zu stellen.

Sie kann als Erscheinungsform einer biografischen Entwicklungskrise (typischerweise der Empfindungsseele) auftreten, wenn andere Faktoren zusätzlich vorliegen, wie z. B. ein melancholisches Temperament, eine ängstlich-introvertierte (neurasthenische) Persönlichkeit, Selbstunsicherheit oder Kränkung durch das Verhalten anderer.

Die schwarzen Krähen

Den schwarzen Krähen,
die da oben kreisen,
zu entgehen, ist leicht:
Wirf mit dem Stein,
verbirg dich im Strauch,
vertreib sie mit Schrein.
Die schwarzen Krähen
unter deinem Dach
wirst du zähmen müssen.[10]

von einer Patientin mit Angsterfahrung

1.4 Hebephrenie

Die Hebephrenie ist die Jugendform der schizophrenen Psychose. Sie beginnt typischerweise im Alter zwischen 15 und 25 Jahren, also in den Entwicklungsjahren von Empfindungsleib und Empfindungsseele. Die Erkrankung kann lange unter dem Eindruck einer anhaltenden postpubertären Krise unerkannt und undiagnostiziert bleiben, obwohl Auffälligkeiten zu bemerken sind.

Im Vordergrund stehen – passend zum Lebensalter – Veränderungen der Stimmungen und Gefühle, des emotionalen Erlebens, Ausdrucks und Verhaltens, das Mitmenschen häufig als unangemessen und läppisch deuten. So kommt es oft zu einer emotionalen „Verflachung", zu unpassendem Kichern oder Lachen der Betroffenen, zu albernen Äußerungen in Zusammenhang mit ernsten Gesprächsthemen. Das Denken wirkt zerfahren und desorganisiert. Im Dialog fallen gelegentlich überraschende und originelle Wortneuschöpfungen auf. Der willentliche Antrieb ist reduziert, es zeigen sich oft ein Desinteresse und eine Nachlässigkeit den täglichen Pflichten gegenüber. Im Bewegungsleben kann es zu „verschnörkelten" Abläufen kommen, wie auch zu übertriebener Artikulation beim Sprechen. Halluzinationen und wahnhaftes Erleben sind selten, führen aber durch ihr Auftreten zur Diagnose einer psychotischen Erkrankung.

Die Ähnlichkeit und Verwechslungsmöglichkeit mit einer anhaltenden Postpubertätskrise deuten auf die Beziehung zum Lebensalter und der seelischen Entwicklung hin.

Die Abgrenzung und Differentialdiagnose zwischen Krise und Psychose in diesem Alter ist schwierig, aber wichtig wegen der notwendigen Behandlung der Psychose und ihres oft langen Verlaufs, während die Pubertätskrise in der Regel spontan zu Ende geht und keine psychiatrische Behandlung braucht.

1.5 Fremdheitsgefühl – Depersonalisation und Derealisation

Das Erleben eines Gefühls von Fremdheit, der Umwelt oder sich selbst gegenüber, als ob alles hinter einem Nebel wäre, unerreichbar, unbeeinflussbar, damit auch beängstigend, als ob man alles von außen beobachten würde, auch sich selbst, und keinen Einfluss darauf hätte, etwas zu ändern, ein solches Erleben tritt bei verschiedenen Krisen und psychischen Erkrankungen (Ängsten, Depressionen, Neurosen, Psychosen) auf, auch bei Erschöpfung und Übermüdung, es führt zu Verunsicherung. Es kann selbst krisenhaft erlebbar sein, mit der Angst, verrückt zu werden. In den meisten Fällen dauert es nur kurz an. Es wird als Depersonalisations- und Derealisationserleben bezeichnet und gehört zu den meist leichten dissoziativen Symptomen. Allerdings kommen sie sehr häufig vor, auch ganz unabhängig von psychischen Erkrankungen. Man schätzt, dass mindestens 50 % der Bevölkerung wenigstens einmal im Leben ein solches Erleben hat. Es tritt typischerweise im Alter zwischen der Kindheit und dem 25. Lebensjahr auf, danach nur noch sehr selten. Charakteristisch ist ein Fremdheitserleben entweder der Umgebung gegenüber, die wie verändert, fremd, unwirklich, wie hinter einem Nebel oder einer Glaswand erscheint, man erlebt sich wie losgelöst oder wie im Traum der Umwelt gegenüber. Bei der Depersonalisation fühlt man sich „außer sich selbst", wie ein externer Beobachter, man hat keinen Zugang zu den eigenen Gefühlen, fühlt sich unwirklich, distanziert, wie abgespalten, schattenhaft, fremd, unvertraut. Meist besteht nur eine schwache oder keine Erinnerung an diese Phasen.

Das Erleben dauert oft nur kurze Zeit, wenige Stunden bis Tage, manchmal – im Rahmen anderer psychischer Erkrankungen – Wochen oder Monate. Als eigenständiges (seltenes) Störungsbild persistiert es in sehr belastender Weise auch Jahre.

Dieses Erleben ist verständlicherweise mit Angst und Verunsicherung verbunden. Viele Betroffene haben Angst, verrückt zu werden. Je intensiver, länger oder häufiger das Erleben auftritt, desto mehr belastet es die Patient*innen. Meist tritt es in Zusammenhang mit einer psychischen Erkrankung auf (Angst, Depression, Traumafolgen/PTBS, Psychosen, Stress, Übermüdung, Drogen, emotionale Vernachlässigung und Gewalterleben).

Das Depersonalisations- und Derealisationserleben (unabhängig von einer seelischen Erkrankung) hat eine gute Prognose, spontan und ohne Folgen auszuheilen.

Das Manifestationsalter und die Symptomatik weisen auf den Zusammenhang mit einer krisenhafter Entwicklung hin, sei es seelisch-biografischer Art, seien es bestimmte Erlebnisse in dem vulnerablen Alter von Empfindungsleib und Empfindungsseele.

1.6 Depression

Depressive Erkrankungen können in jedem Alter auftreten, vom ersten bis zum letzten Lebensjahr. Ein häufiges Erstmanifestationsalter ist die Adoleszenz, insbesondere wieder der Entwicklungsübergang von Empfindungsleib zu Empfindungsseele, zwischen 18 und 25 Jahren. Es kann viele Anlässe geben: Konflikte, Krisen und Verlusterlebnisse, Enttäuschungen und Kränkungen in Beziehungen, Erschöpfung, Überlastung und Überforderung, kränkende, verletzende und traumatische Erlebnisse sowie schließlich die Vorbereitung auf einen seelischen Entwicklungsschritt in der Biografie. Dabei darf man nie vergessen, dass es sich bei jeder Erkrankung um die Antwort eines Menschen handelt, um mit einer gegebenen Situation, die als Anlass erscheint, umzugehen. Es ist der individuelle Mensch, der für sich, in seiner biografischen Lebenssituation, unbewusst (als „Schicksal") seine Krankheit „macht". Damit gibt der Mensch den Krankheiten auch ihren Sinn – allerdings unbewusst und in verschlüsselter Form, in einer erst zu übersetzenden Sprache des jeweiligen Krankheitsbildes.

Die Depression gilt als *affektive Erkrankung*, d. h. sie betrifft primär das Gefühls- und Stimmungsleben – aber damit zusammenhängend auch Gedanken- und Willensleben, Erleben und Verhalten, begleitend viele körperliche Symptome. Die Depression ist eine Erkrankung mit charakteristischen Beschwerden, und dennoch hat jeder Mensch seine eigene Depression, mit persönlicher Färbung und Gestalt.

Eine depressive Erkrankung tritt oft als Ausdruck einer Krise auf; sei es eine biografische oder eine Beziehungskrise, oder in Zusammenhang mit einer anderen Belastung oder Erkrankung. Mit einer Depression auf ein schwer zu ertragendes Ereignis oder auf einen Konflikt zu reagieren, ist eine typisch menschliche Fähigkeit. Eine Depression hat immer – neben allen anderen Phänomenen – auch eine Schutzfunktion für die Betroffenen.

Sie zu entdecken, ist eine biografische Chance und kann auch eine psychotherapeutische Aufgabe sein.

M e l a n c h o l i e

Melancholie,
meine Beschützerin,
süchtig nach Grenzen
und verbündet mit Verlusten.
In welcher Sprache
kann ich dich lesen?
Immer sind es die unerwarteten
Wörter,
aus denen die Trauer
bricht.[11]

Peter Härtling (1933-2017)

1.6.1 Zum Krankheitsbild der Depression[12]

Depressive Verstimmungen und Erkrankungen gehören zu den häufigsten Krankheiten weltweit, ihr Ausmaß lässt sich nur schätzen. Die Angaben schwanken zwischen 3 und 44 % der Bevölkerung, je nach den Kriterien für schwere und langdauernde bis zu kurzzeitigen und leichteren Formen.

Nach neueren Untersuchungen, die eine beachtliche Zunahme der Depressionen feststellen, müssen wir heute davon ausgehen, dass bei uns in Europa mindestens jeder fünfte, eher jeder dritte Mensch ein oder mehrmals in seinem Leben eine behandlungswürdige Depression (das bedeutet mittelschwere bis schwere depressive Episoden) durchmacht.[13]

Die Depression ist die am meisten unterschätzte Krankheit: in Bezug auf ihre Häufigkeit, ihre Schwere und Gefahren, ihre Folgen für die Betroffenen und Angehörige, sowie ihre Auswirkungen auf die Biografie der Patient*innen.

„Abgesehen von den Ursachen einer Depression, die im allgemeinen sowohl biologisch-physischer als auch psychosozialer Natur sind, bildet ein spezifischer Aspekt oft ein großes Problem in der Behandlung: Viele depressive Patienten erkennen nicht, dass sie an einer Depression leiden. Sie fühlen sich niedergeschlagen, verzweifelt, minderwertig, schuldig, schlecht oder verloren, ohne dass sie begreifen, dass ihre Gefühle durch eine Krankheit verursacht werden: die Depression.“[14]

Das Eingeständnis oder die Erkenntnis, dass es sich bei einer längeren Verstimmung um eine Depression, also um eine echte und oftmals schwere, aber immer behandelbare Krankheit handeln kann, ist der entscheidende und wichtigste Schritt zu einer erfolgreichen Therapie.

Zur Symptomatik der Depression

Depressionen haben in ihrem Erscheinungsbild eine eigene körperliche, seelische, zwischenmenschliche, „soziale" und „biografische" Sprache.
In allen diesen „Sprachen", diesen Erscheinungsformen von Depression erleben wir das Element der Schwere vorherrschend.[15]

1.6.2 Die Körpersprache der Depression

Depressionen haben ihre eigene Körpersprache. Das körperliche Empfinden einer bleiernen Schwere drückt sich in Mattigkeit und Verlangsamung, Verspannungen und Schmerzen, Hemmung, Erstarrung und Apathie aus. In dem Gefühl, Nicht-mehr-zu-Können, weil einfach alles zu viel, zu schwer scheint, was früher oft „wie von selbst" gegangen war. Es ist ein schmerzvoller Unterschied, der den Betroffenen meist unerklärlich bleibt. Und damit noch schwerer zu ertragen ist, als wenn man einen Grund dafür kennen würde.

Die Patient*innen erleben die Schwere häufig im Kopf, als Druck, drückende Kopfschmerzen, aber auch im Schulter-Nacken-Bereich als Verspannungsschmerzen. Im Magen tritt sie als Druckgefühl auf, begleitet von Appetitlosigkeit. Im weiteren Verdauungstrakt macht die Schwere sich als Trägheit bemerkbar, Obstipation stellt sich ein. Im Bereich der Gliedmaßen drückt sie sich vor allem in Schmerzen aus, Bewegungshemmung und Verlangsamung kommen hinzu; es kann aber unter dem Schweregefühl auch eine innere Unruhe entstehen, die zu Agitiertheit, äußerer Unruhe und Aggressivität führt.

Nicht selten erleben wir Patient*innen, die überwiegend oder ausschließlich die körperliche Sprache der Depression zeigen. Unter diesen Symptomen und Beschwerden leiden die Betroffenen genauso, als wären sie körperlich-organisch krank. Wir sprachen deshalb früher von einer sogenannten *maskierten* oder *larvierten Depression*, die wir heute in der neueren Terminologie eine *somatisierte Depression* nennen.

Dabei verschiebt sich bei diesen Kranken die depressive Symptomatik sehr stark von der seelischen auf die körperliche Seite. Die Seele verstummt – der Körper übernimmt es unbewusst, die Not und das Leiden der Menschen auszudrücken.

Da die Körpersprache verschlüsselt und nicht leicht verständlich ist und außerdem bei den Schmerzen sich doch kein organischer Befund finden lässt, haben Patient*innen mit einer solchen somatisierten Depression häufig eine lange Leidenszeit vor sich, bis ihre Schmerzen als körperlicher Ausdruck einer seelischen Depression verstanden und dann erst angemessen behandelt werden. Diese „Dechiffrierung" körperlicher Schmerzen als Ausdruck einer seelischen Depression fällt der modernen Medizin nicht leicht[16] – andererseits sind die Betroffenen verständlicherweise meist von der körperlichen Qualität und Ursache ihrer Erkrankung überzeugt.

Hier zeigt sich uns wieder die Nähe zwischen Empfindungsseele und Empfindungsleib, in den ein unangenehmes bis unerträgliches emotionales Erleben regredieren, d. h. sich zurückziehen kann, so dass es nicht mehr seelisch, sondern nur körperlich erscheint.

1.6.3 Die seelische Sprache der Depression

Die vielgestaltige seelische Symptomatik der Depression, die bei jedem Menschen individuelle Züge trägt, sei hier unter dem Aspekt der Nachvollziehbarkeit ausgehend von der Dominanz der Schwere im Seelischen dargestellt. Schwere hat immer etwas Lastendes, Drückendes, kaum zu tragendes und zu ertragendes an sich. In den drei Grundfähigkeiten der Seele (Denken, Fühlen und Wollen) macht sich die Schwere besonders deutlich bemerkbar.

- Im Denken zeigt sich Schwere in negativen und dunklen Gedanken, in einer Verlangsamung des Denkens, in Selbstzweifeln und im Grübeln (Gedankenkreisen); in negativen Erwartungen hinsichtlich der Zukunft, in Gedanken der Sinn- und Hoffnungslosigkeit, schließlich in denkerischer Fixierung auf den Tod (Suizidalität).

- Im Fühlen drückt sich Schwere in dunklen, bedrängenden Gefühlen aus, in ausgeprägter freud- und lustloser Verfassung, in trauriger Stimmung, in Angst, Verzweiflung und Schuldgefühlen. Auch die Gefühle kreisen und drehen sich immer um dieselben Themen von Schuld und Versagen. Dabei treten Ängste in den verschiedensten Formen auf. Ein Gefühl der Leere, insbesondere der Sinnleere, mit damit verbundenen Stimmungen der Lebensmüdigkeit. Auch das „Gefühl der Gefühllosigkeit" als einem besonders schweren Erleben der Ungewissheit, ob man überhaupt noch etwas fühlt, erschwert das depressive Leiden.

- Im Wollen äußert sich Schwere vor allem darin, dass den depressiven Patient*innen alles schwerer fällt als früher, sie können sich kaum noch für etwas entscheiden (Entschlussunfähigkeit), sich nicht mehr aufraffen, zu tun, was sie tun wollten und sollten. Es geht (fast) nichts mehr, weil Antrieb und Willenskraft gelähmt sind (Antriebslosigkeit).

1.6.4 Die soziale Sprache der Depression

- Im sozialen Leben wirkt sich die Schwere besonders in den zwischenmenschlichen Beziehungen aus: depressive Menschen ziehen sich zunehmend zurück, sie trauen sich nicht mehr mit anderen in Kontakt zu treten, fühlen sich unverstanden und nutzlos; sie beteiligen sich nicht mehr an Gesprächen. Sie fühlen sich deplaziert, überall da, wo Menschen fröhlich zusammen kommen.

- Die Kontakte werden seltener und schwerer haltbar, die bisherigen Beziehungen schwinden, Angst führt zu Rückzug, zu Vereinzelung, zu Einsamkeit. Und diese macht wieder depressiv und verstärkt das Gefühl von Nutz- und Sinnlosigkeit. Es ist ein gefährlicher „Teufelskreis".

1.6.5 Die biografische Sprache der Depression

Das Erleben von Schwere an Leib und Seele stellt das Urphänomen allen depressiven Krankseins dar. Es zeigt sich auch im Erleben und im Umgang mit der eigenen Biografie, Lebensgestaltung und -bewältigung.

Schwere drückt und lastet, sie macht dunkel und einsam, sie schmerzt und lähmt, sie führt zu Erstarrung und Verhärtung und übt einen Sog in die Tiefe aus.

Schwere zu erleben in Bezug auf das eigene Leben führt zu den wesentlichen Sinnfragen, die in dieser Situation allerdings meist unbeantwortbar scheinen.

Das Gefühl von der Sinnlosigkeit des Lebens, von der Unerträglichkeit des depressiven Zustands, von Hoffnungslosigkeit auf eine Änderung zum Besseren, macht eine angemessene Therapie unbedingt erforderlich – denn dieses Erleben mündet oft in die Suizidalität.

Lebensmüdigkeit ist kein Versagen, keine persönliche Schuld oder ein moralischer Fehler, es ist ein typisches Krankheitssymptom fast jeder schweren Depression.

Aber das Erleben von Schwere vermag auch – vor allem wenn es für die depressiven Menschen eine tragfähige Beziehung gibt – zu neuen und sinnstiftenden Erfahrungen zu führen. Die Schwere im Dasein zu spüren, kann zu wesentlichen Schritten der Reife beitragen und bedeutet einen unersetzlichen Gewinn für die Biografie eines Menschen – wenn man ihn gut durch die depressive Erkrankung begleitet.

Melancholie

Was ist der Mensch – die Nacht vielleicht geschlafen,
doch vom Rasieren wieder schon so müd,
noch eh ihn Post und Telefone trafen,
ist die Substanz schon leer und ausgeglüht,
ein höheres, ein allgemeines Wirken,
von dem man hört und manches Mal auch ahnt,
versagt sich vielen leiblichen Bezirken,
verfehlte Kräfte, tragisch angebahnt:
Man sage nicht, der Geist kann es erreichen,
er gibt nur manchmal kurzbelichtete Zeichen.[17]

Gottfried Benn (1886-1956)

1.6.6 Vom Sinn der Depression

Eine depressive Erkrankung ist ein schweres Leiden für die Betroffenen, aber sie kann auch eine Chance sein. Die Chance, einen Verlust im depressiven Rückzug zu bewältigen, sie kann eine Botschaft sein, auf eine Veränderung im Leben aufmerksam zu werden und sich daraufhin zu sammeln und vorzubereiten; sie mag eine Aufforderung sein, sich seiner biografischen Aufgaben und Lebenszielen oder persönlichen Eigenschaften bewusst zu werden und eine neue Haltung und Umgangsmöglichkeiten ihnen gegenüber zu finden. Eine Depression ist eine Herausforderung: für die Betroffenen wie auch für die Angehörigen, Freunde und Kolleg*innen. Sie spricht alle an, die mit ihr in Berührung kommen. Ihre Sprachen sind nicht leicht zu verstehen, deshalb ist es erlaubt und sinnvoll, sich als Betroffene, aber auch als Angehörige, von professionell therapeutischer Seite beim „Übersetzen" helfen zu lassen.

Depressionen sind keine sinnlosen oder unnützen Ereignisse, sie haben und geben einen Sinn. Sie stellen durch ihr Auftreten oft Lebensfragen an den betroffenen Menschen – und lassen ihn eine sinnvolle Antwort darauf erfahren. Dazu kann eine gute Therapie den Weg bereiten.

Eine depressive Erkrankung tritt oft in biografischen Krisenzeiten auf, in jedem Lebensalter; sie markiert einen seelisch-biografischen Entwicklungsschritt; sie hat das Potential, als Krise und Chance erlebt zu werden.

Beispiele aus verschiedenen Lebensaltern

1. Beispiel

Eine 18-jährige Schülerin, gerade das Abitur bestanden, kam in meine Sprechstunde. Es zeigte sich nichts von der Freude und dem Stolz, das Abi geschafft zu haben und jetzt frei zu sein für Pläne, von Reisen, Studieren oder einem sozialen Jahr. Vielmehr war ihr eine große Verzweiflung anzusehen, die sie dann auch aussprach: *„Ich hab keine Ahnung, was ich machen will. Ich will gar nichts mehr. Es hat doch alles keinen Sinn ... Ich fühle gar nichts mehr. Ich fühle nicht mal, ob ich noch lebe."*

Die junge Frau hatte sich gewissenhaft durch das letzte Schuljahr geplagt, hatte keine Freude mehr, nur noch „Pauken" fürs Abitur. Nachdem das geschafft war, gab es kein Ziel mehr, kein Wofür sich Anstrengung lohne. Sie erlebte sich zu Beginn des Erwachsenwerdens in einer schweren depressiven Krise.

Durch Gespräche und Kunsttherapien gelang es ihr, den Erlebnishorizont wieder zu erweitern, neues Selbstvertrauen zu entwickeln und sich eigene Ziele zu setzen.

2. Beispiel

Ein 37-jähriger Informatiker wird von seinem Hausarzt wegen Müdigkeit, Erschöpfung, nervöser Unruhe und Depression mit Antriebslosigkeit zur stationären Behandlung eingewiesen. Anfangs war er in seinem Beruf erfolgreich gewesen, aber mit der Zeit verlor er seine Interessen und die Freude an der Technik, er zweifelte an dem Sinn seiner Arbeit. Mit der Unzufriedenheit kamen gereizte Stimmung, Konflikte mit der Partnerin, „Stress auf allen Ebenen". Er wurde müde, lust- und antriebslos, blieb zuhause, lies sich krankschreiben und zog sich aus allem zurück. Er sah keinen Sinn mehr, so weiterzumachen. Er war (noch) nicht lebensmüde, deshalb willigte er auf Anraten seines Arztes einer stationären Psychotherapie ein. Es gelang ihm, wieder einen Lebenssinn zu entdecken und seiner Biografie beruflich wie privat eine neue Richtung zu geben.

3. Beispiel

Ein 56-jähriger Patient (in seinem dritten Mondknoten) entwickelte im Rahmen einer Depression, die er als solche nicht erkannt hatte und die ihn scheinbar grundlos heimsuchte, eine schwere Lebensmüdigkeit; in einer solchen Stimmung fuhr er eines Morgens zum Stuttgarter Flughafen, nahm sich in einem dortigen Hotel ein Zimmer, hängte das Schild „Bitte nicht stören“ außen an seine Zimmertür und legte sich mit einer Überdosis an Schlaftabletten und Alkohol auf das Bett. Das Zimmermädchen, das am nächsten Vormittag Dienst hatte, übersah das Schild, kam in das Zimmer und sah den bewusstlos liegenden Mann mit mehreren leeren Tablettenblistern um sich herum. Sie alarmierte sofort den Notarzt, der den tief komatösen Patienten zu uns in die Klinik brachte. Nach der akuten Behandlung seiner schweren Intoxikation auf der Intensivstation kam der Patient in meine psychiatrische Therapie. Er berichtete mir, dass er als erfolgreicher Geschäftsmann in verschiedenen Bereichen alles erreicht habe, was er sich je in seinem Leben vorgenommen hatte, dass er die ganze Welt gesehen habe, dass er reich und einflussreich sei, dass es nichts mehr gebe, was er noch erstrebenswert fände – aber dass er den Sinn in seinem Leben verloren habe. Deshalb habe er versucht, sich dieses Leben zu nehmen. Nach der Therapie und der Überwindung seiner schweren Depression sagte der Patient zu mir: „*Was ich durch diese Depression an Bewusstseinserweiterung erlebt habe, habe ich mein ganzes Leben vorher nicht erlebt, und das ist es auf jeden Fall wert gewesen.*“

1.7 Suizidale Krise

Jede Krise ist ernst zu nehmen, aber bei der suizidalen Krise geht es um Leben oder Tod.

Da sind einige Dinge besonders zu beachten und zu bedenken:
Die suizidale Krise ist „unsichtbar“. Während die meisten Krisen an den Umständen ihrer Entstehung (Konflikte, Krankheiten, biografische Veränderungen) und an ihren typischen Zeichen erkennbar sind, kann sich eine suizidale Krise langsam oder sehr schnell in Zusammenhang mit einer seelischen Erkrankung oder Krise entwickeln; also immer im Rahmen einer bestehenden seelischen Problematik (meist einer Erkrankung) – aber innerhalb dieses Rahmens für unerfahrene Mitmenschen eben „unsichtbar“, d. h. unbemerkt entstehen. Um eine möglicherweise suizidale Situation richtig einzuschätzen, hilft nur das Gespräch: die Frage nach lebensmüden Stimmungen oder Gedanken. Man kann es einem Menschen nicht ansehen, welche Gedanken oder Absichten er in sich trägt.

Die Frage nach Gedanken an den Tod, ans Sterben, entlastet die Gesprächspartner: entweder, weil sie diese Gedanken *nicht* haben oder, wenn diese bestehen, weil sie sich dann – endlich – von einem Menschen in ihrer Not gesehen und verstanden fühlen und nun davon sprechen und sich dadurch befreien können.

Lebensmüde Menschen wollen nicht sterben – sie wollen und können *aber so nicht weiter leben*, wie sie ihre aktuelle Lebenssituation erfahren; und sie selber sehen keinen Ausweg mehr, keine andere Lösung als den Tod. Das ist die entscheidende Ausgangssituation.

1.7.1 Das Präsuizidale Syndrom

Einer akuten Suizidalität geht ein präsuizidales Syndrom[18] von unterschiedlicher Dauer (zwischen Stunden und Tagen) voraus. Dieses Stadium einer akuten Krise sollte man erkennen, um die tatsächliche Gefahr einschätzen zu können.

Das präsuizidale Syndrom (nach Erwin Ringel (1921-1994)) ist gekennzeichnet durch drei wesentliche Symptome:

I. Einengung
II. gehemmte, gegen die eigene Person gerichtete Aggression
III. Flucht in die Irrealität (Todeswünsche/Suizidfantasien)

I. Die **Einengung** zeigt sich in den Bereichen:
   a) persönliche Möglichkeiten
   b) Gefühlswelt
   c) zwischenmenschliche Beziehungen
   d) Wertewelt

Zu a): Die Einengung der persönlichen Möglichkeiten bezieht sich darauf, dass die individuellen Lebensumstände als *„bedrohlich, unveränderbar, unüberwindbar, also als übermächtig erlebt werden ... Auf diese Weise herrscht der Eindruck, gleichsam von allen Seiten behindert und umzingelt zu sein, als wäre man in einem Raum, dessen Wände immer enger zusammenrücken und kaum einen Ausweg übrig lassen, es sei denn den in den Selbstmord. Ein solcher Status erinnert fatal an die Lage des Panthers im Zoo, von dem Rilke sagt: ‚Ihm ist als ob es tausend Stäbe gäbe und hinter tausend Stäben keine Welt.'“*[19]

Zu b): Die Einengung der Gefühls- und auch der Gedankenwelt zeigt eine einseitige, stark dominierende Qualität des Dunklen und Schweren, der Ausweglosigkeit und des Abgrunds.

Zu c): Die Einengung der zwischenmenschlichen Beziehungen äußert sich in dem Erleben des Sich-unverstanden-Fühlens, wie in dem sich daran anschließenden sozialen Rückzug. Dabei geht es vor allem um das Gefühl der Einsamkeit und des Nicht-verstanden-Werdens.

Dieses *Gefühl des Alleinseins* kann sehr stark sein, und die Mitmenschen merken nicht, was in der Seele der Betreffenden lebt und sich vorbereitet, bis zum tatsächlichen Suizid.

Zu d): Die Einengung der Wertewelt meint den Verlust an Interessen, Hobbies, Betätigungen, persönlichen Werten und Zielen, die ein Tun wichtig, ja wertvoll machen und dem Leben einen Sinn geben. Peter Handke beschreibt eine solche Entwicklung in seinem Buch „Wunschloses Unglück" über den Suizid seiner Mutter: *„Sie hatte keine Liebhabereien, kein Steckenpferd; sammelte nichts, tauschte nichts; löste keine Kreuzworträtsel mehr. Schon lange klebte sie auch die Fotos nicht mehr ein, räumte sie nur aus dem Weg."*[20]

II. Die gehemmte, gegen die eigene Person gerichtete Aggressivität deutet auf ein gewisses Aggressionspotential hin, das aus persönlichen oder gesellschaftlichen Gründen nicht gezeigt, weder angesprochen noch ausgedrückt, geschweige denn ausgelebt werden kann. Die Aggressionen entstehen insbesondere infolge von Angst vor der erlebten Einengung und Einsamkeit sowie der undenkbaren Zukunft. In Zusammenhang mit der oben beschriebenen Einengung kann sich aus der gehemmten Aggression eine Umkehr entwickeln, die sich – für andere ungefährlich – aus Verzweiflung gegen die eigene Person richtet, in einer suizidalen Handlung.

III. Die Todesfantasien (Flucht in die Irrealität) verlaufen in drei unterschiedlich gefahrvollen Phasen. In der ersten ist es ein Vorstellen, wie es wäre, wenn man (jetzt, in der aktuellen Situation) tot wäre. Hierbei bestehen noch keine Selbsttötungsabsichten. Erst in der zweiten Phase kommt der – noch unkonkrete – Gedanke daran, selbst etwas beizutragen zu dem eigenen Tod. Diese Idee kann für die von der dunklen Einengung der Gefühls- und Gedankenwelt stark Betroffenen etwas befreiendes, geradezu erlösendes haben. Dadurch wirken Menschen oft überraschend „gelöst", als ob es ihnen besser ginge – was eine gefährliche Täuschung ist.

In der dritten Phase droht höchste Gefahr, insofern die Überlegungen jetzt konkret werden im Hinblick auf die Durchführung der suizidalen Handlung. Erwin Ringel zitierte an dieser Stelle, zur Illustration des präsuizidalen Syndroms mit Einengung, Aggressionsumkehr und Todesfantasien, ein Gedicht aus einem Abschiedsbrief eines Suizidenten des 19. Jahrhunderts:

„Immer enger wird mein Denken
immer blinder wird mein Blick,
mehr und mehr erfüllt sich täglich
mein entsetzliches Geschick.
Kraftlos schlepp ich mich durchs Leben
jeder Lebenslust beraubt,
habe keinen, der die Größe
meines Elends kennt und glaubt.
Doch mein Tod wird Euch beweisen,
dass ich jahre-, jahrelang
an des Grabes Rand gewandelt,
bis es jählings mich verschlang."[21]

Das Syndrom ermöglicht die Früherkennung einer suizidalen Entwicklung. Jede Phase des präsuizidalen Syndroms entwickelt sich normalerweise *allmählich,* so dass es in den meisten Fällen Möglichkeiten geben sollte, angemessene Maßnahmen gegen die Suizidgefahr zu treffen. Hier ist das Gesprächsangebot – niederschwellig, ohne Vorbedingungen, z.B. Telefonseelsorge oder ähnliche Angebote – das wichtigste Hilfsmittel zur Suizidverhütung.

Bei dem Gesprächsangebot stehen nicht inhaltliche Aussagen oder spezifische therapeutische Maßnahmen im Vordergrund, vielmehr geht es um *Anwesenheit,* um das *Dasein* eines Menschen, der *zuhört;* der nicht urteilt, der eine Möglichkeit bietet, aus der Einengung herauszukommen; der glaubhaft zeigt, dass es immer einen anderen Weg gibt als den der Selbsttötung; der den dunklen Horizont der Betroffenen wieder erhellt durch eine weitere Sicht über die akute Not hinaus; der die Fantasie von der Todesfixierung weitet auf das Leben – für dessen Probleme, Schwierigkeiten und Krisen es immer Hilfs- und Unterstützungsangebote gibt. Und schließlich, dass jede Krise und jede Erkrankung therapeutische Hilfe verdient und erhält.

Alle konkreten therapeutischen Maßnahmen (nach der akuten Intervention) für die der Suizidalität zugrunde liegenden Probleme (Erkrankung, Krise) sollen in den Händen von professionellen und erfahrenen Therapeuten liegen.

Die Erste Hilfe bei Suizidalität ist eine mitmenschliche, anteilnehmende Hilfe des Daseins und Hinhörens im Gespräch – und eventuell des Weitervermittelns zu Arzt oder Klinik.

Im Falle von Suizidalität/Lebensmüdigkeit sollte kein Mensch allein gelassen werden, weder die Betroffenen noch die Helfenden. Für alle ist das Gespräch lebenswichtig.

Ein Suizid ohne vorangegangene – vielleicht sehr kurze – präsuizidale Krise ist sehr sehr selten und unwahrscheinlich; die unerkannte psychische Erkrankung, die zur Suizidalität führt, ist viel häufiger.

1.8 Dissoziative Krise

Dissoziative Symptome[22] treten in verschiedenen Situationen und aus unterschiedlichen Anlässen auf. Als dissoziative Symptome bezeichnet man in der Psychiatrie unbewusst auftretende körperliche und seelische Phänomene, wie beispielsweise Empfindungs-, Bewegungs- oder Bewusstseinsstörungen.

Es handelt sich um psychogene Krankheitsbilder, die in zeitlicher Verbindung mit traumatischen Ereignissen, unlösbaren oder unerträglichen Konflikten oder gestörten zwischenmenschlichen Beziehungen, d.h. in Zusammenhang mit Krisen auftreten.[23] Die Häufigkeit dissoziativer Störungen wird in Deutschland auf 2 bis 6% der Bevölkerung geschätzt, mit einer ersten Manifestation zwischen dem 17. und 32. Lebensjahr.[24]

Der Begriff „Dissoziation" bedeutet Abspaltung, Trennung von Zusammengehörendem. Dissoziation ist das Gegenteil von Assoziation, der Herstellung von Verbindung von Zusammengehörendem, und das Gegenteil von Integration, dem Einordnen-Können von Teilen zu einem Ganzen. Bei der Dissoziation kommt es zu einer Fragmentierung, also zu einer Teilbildung aus dem Ganzen heraus. Diese Fragmentierung bezieht sich auf das Bewusstsein, Einsichten und Erinnerungen, Gefühle und Affekte,

Verhaltensweisen und Handlungen, Wahrnehmungen des eigenen Leibes und der Umgebung sowie das Erleben der persönlichen Identität.

Dissoziation ist zunächst einmal kein krankhafter Vorgang, sondern ein normaler Prozess und stellt eine unter Umständen wichtige psychische Schutzfunktion dar. Dissoziation reicht von „Weggetreten-Sein“, „Nicht-ganz-bei-sich-Sein“, „Neben-sich-Stehen“, Gedankenabschweifen oder Tagträumereien bis zu Amnesien (Gedächtnislücken), Fremdheitserleben von Selbst und Welt (Derealisation, Depersonalisation), Kontrollverlust von Bewegungen und Verhaltensweisen bis zu Identitätszweifeln und -störungen.

Normale und alltägliche dissoziative Erlebnisse kennen wir beispielsweise, wenn wir uns stark konzentrieren und dabei nichts anderes mehr um uns herum wahrnehmen, bei routinemäßigen Handlungen wie z.B. dem Autofahren, insbesondere beim wiederholten Fahren immer der gleichen Strecke. In solchen Situationen sind wir entweder „nicht ganz bei der Sache“ oder vergessen eben alles andere um uns herum. Gedanken, Gefühle und Wahrnehmungen, die wir normalerweise gleichzeitig und zusammenhängend erleben, sind sekundenlang voneinander getrennt.

Die Dissoziation ist gekennzeichnet durch einen vorübergehenden Verlust der psychischen Integrationsfähigkeit des Erlebens und Handelns, des Bewusstseins, der Erinnerungen und des Identitätsgefühls. Die Betroffenen verlieren das Empfinden der Ganzheit ihrer Person.

Dissoziative Störungen treten in der Regel zwischen dem 20. und 30. Lebensjahr auf – in der Entwicklungsphase der Empfindungsseele, wenn die sich der Welt öffnende Seele besonders empfindlich und verletzlich ist – und betreffen deutlich mehr Frauen als Männer.

Dissoziation ist ein unbewusster Vorgang der Abspaltung eines seelischen Erlebnisses oder einer Erinnerung aus dem Bewusstsein. Dies geschieht, wenn erschreckende, unerträgliche, unbegreifliche Ereignisse passieren, die das Empfindungs- und Bewältigungsvermögen übersteigen. Dann greift die Seele unbewusst zu dem Schutzmechanismus der Abspaltung, so dass der Mensch die Ereignisse nicht mehr bewusst erleben und verarbeiten muss. Damit sind die Erlebnisse nicht mehr der willkürlichen/willentlichen Erinnerung und Kontrolle zugänglich; das bedeutet, sie entwickeln ein autonomes Eigenleben: entweder „verschwinden“ sie als Erinnerungslücke (Amnesie) aus dem Bewusstsein oder tauchen ungewollt, autonom immer wieder „wie von selbst“ als Bild oder Erinnerung (Intrusionen, Flashbacks) auf, meist „getriggert“, also stimuliert durch bestimmte Reize, die mit dem ursprünglichen Erleben irgendeinen (manchmal zunächst unbekannten) Zusammenhang haben.

1.8.1 Formen dissoziativer Erkrankungen

Häufige dissoziative Phänomene, die in Zusammenhang mit verschiedenen psychischen Erkrankungen (Psychosen, Depressionen, PTBS, Borderline-Syndrom, Schock) auftreten, sind:

- **Erinnerungslücken** (dissoziative Amnesien): sie beziehen sich meist auf die traumatischen oder andere unbewältigte Erlebnisse.
- **Depersonalisations- und Derealisationserleben** [→ Abschnitt 1.5]
- **Dissoziative Bewegungsstörungen**: früher als sogenannte „hysterische Lähmung" bezeichnet, aber auch funktionelle Beeinträchtigungen der Gliedmaßen und der Sprachorgane, die den neurologischen Krankheitsbildern sehr ähneln (Ataxie, Apraxie, Akinesie, Aphonie, Dysarthrie, Dyskinesie), jedoch keinen organischen Befund aufweisen.
- **Dissoziative Anfälle**: Ohnmachtsanfälle (bewusstloses zu Boden Sinken mit geschlossenen Augen), Wutausbrüche (mit aggressivem Verhalten) und pseudoepileptische Krampfanfälle; diese sind epileptischen Krampfanfällen zum Verwechseln ähnlich.
- **Dissoziative Sensibilitäts- und Empfindungsstörungen**: Un- oder Überempfindlichkeit, Missempfindungen; auch Wahrnehmungsstörungen beim Sehen, Hören, Riechen, bis zu psychogener Taubheit oder Blindheit
- **Dissoziative Fugue** (Flucht): eine unbewusste, aber zielgerichtete Ortsveränderung, ohne erkennbares Motiv, meist nach einem Schock oder Schreck in einer dissoziativen Krise auftretend; für die Zeit der dissoziativen Fugue (Weglaufen, Ausreißen) besteht eine komplette Amnesie (Erinnerungslücke).
- **Dissoziativer Stupor** (Erstarrung): z. B. während eines Gesprächs oder in beliebigen anderen Situationen plötzlich auftretendes Nicht-mehr-ansprechbar-Sein, bewegungsloses Vor-sich-Hinstarren, keine Reaktionen zeigen, bei gesundem Muskeltonus und normaler Atmung und Herztätigkeit. Die Betroffenen sind nicht bewusstlos und schlafen auch nicht, obwohl sie momentan nicht – oder nur sehr verzögert – auf Ansprache reagieren. Ein solcher dissoziativer Stupor ist ein deutliches Krisenphänomen und sollte vorsichtig, freundlich zugewandt, mit achtsamer Ansprache und Geduld, ohne Panik, behandelt werden; unbedingt sollen Betroffene professionelle psychotherapeutische Hilfe erhalten, da dieser Zustand immer für eine dissoziative Erkrankung, oft im Rahmen einer Posttraumatischen Belastungsstörung spricht.
- **Identitätsunsicherheit, -zweifel oder -störungen**: Fragen hinsichtlich der eigenen Identität, Unsicherheit bezüglich der Kontinuität des Bewusstseins in der Erinnerung oder einer erlebten Diskontinuität, Zweifel im Zusammenhang mit Erlebnissen, Erinnerungslücken und fremdartigem Verhalten, Unsicherheit bezüglich der eigenen Geschlechtsidentität, Störungen, Spaltungengen und Fragmentierungen, Brüche im Erleben der eigenen Persönlichkeit, Erleben von mehreren Teilidentitäten (sogenanntes *multiples Persönlichkeitssyndrom*)
- **Dissoziative Trance- oder Besessenheitszustände**: mit zeitweiligem Verlust der persönlichen Identität, Störungen der Aufmerksamkeit und der Wahrnehmung der Umgebung und (manchmal auffallenden) Veränderungen des Verhaltens

Die dissoziativen Störungen bilden sich meist nach einigen Wochen oder Monaten zurück, besonders dann, wenn sie mit einem akuten traumatischen Ereignis begannen. Eher chronische Störungen, besonders Lähmungen und Wahrnehmungs-/

Empfindungsstörungen entwickeln sich, wenn der Beginn mit unlösbaren Problemen oder Konflikten in Zusammenhang steht. Dissoziative Phänomene im Rahmen von posttraumatischen Belastungsstörungen, d.h. nach schwerer, unter Umständen auch lang anhaltender psychischer Traumatisierung, haben einen schweren und oft auch chronischen Verlauf; dazu gehört auch die Chronifizierung der dissoziativen Identitätsstörung.

Anhaltende dissoziative Krisen sollten immer psychotherapeutisch oder psychiatrisch behandelt werden.

1.9 Reaktionen auf akute und bedrohliche Belastungen

Jedes Erleben ist ein leiblich-seelisches Geschehen: es beginnt mit einer körperlichen Wahrnehmung durch Sinnesorgane (z.B. Sehen, Hören, Berührung, Wärme, Kälte, Schmerz), die zu einem inneren, d.h. seelischen Erleben führt. Ist der Eindruck heftig, schmerzhaft, gefährlich oder unerträglich, so kann sich der Mensch unbewusst vor dem entsprechenden seelischen Erleben schützen, indem es zu einer Trennung oder Abspaltung zwischen Leib und Seele kommt. Dann erleben die Betroffenen in ihrem Bewusstsein nicht real, welcher Situation sie gerade ausgesetzt sind. Sie wirken dann „wie abgespalten“,„wie außer sich“ oder „nicht ganz bei sich“; wir nennen diese unbewussten schützenden Reaktionen *Depersonalisation, Derealisation und Dissoziation.* Unter diesen psychiatrischen Bezeichnungen werden sie hier beschrieben. Sie können bei allen heftigen Krisen auftreten; besonders bei akuten Belastungen und Konflikten sowie nach traumatischen Erlebnissen.

Nach solchen in eine Krise zu geraten, stellt eine normale und „gesunde“ Reaktion des Menschen dar. Denn eine Traumatisierung ist kein „normales“ Erleben und insofern mit außergewöhnlichen Mitteln zu beantworten, um die Betroffenen nach Möglichkeit zu schützen bzw. Mitmenschen auf die Not und Hilfebedürftigkeit aufmerksam zu machen.

1.9.1 Die akute Belastungsreaktion

Eine akute Belastungsreaktion tritt meist unmittelbar nach einem belastenden, krisenhaften Ereignis auf. Sie zeigt sich in seelischer Unausgeglichenheit, eingeschränkter Aufmerksamkeit, innerer Unruhe, vegetativen Beschwerden und gelegentlich leichten Derealisations- oder Depersonalisationssymptomen. Sie kann Stunden bis mehrere Tage andauern, selten auch wenige Wochen.

Idealerweise sollten Betroffene unmittelbar nach dem Ereignis darüber sprechen können und nicht allein bleiben. So lässt sich das Ereignis und die akute Krise am schnellsten bewältigen, ohne weitere Folgen.

1.9.2 Die Anpassungsstörung

Eine Anpassungsstörung resultiert aus einer (noch) nicht bewältigten Veränderung; dies können psychische oder körperliche Ereignisse sein, Erkrankungen, Beziehungskrisen, Trennungen, Verluste oder andere Belastungen. Die Anpassungsstörung tritt innerhalb eines Monats auf und dauert nicht länger als sechs Monate. Ihre Symptomatik ist geprägt von emotionalen, affektiven und psycho-sozialen Beeinträchtigungen: Ängste, Ärger, gereizte und häufig depressive Verstimmung, Gefühl des Alleingelassen-Werdens und der Überforderung, den Aufgaben nicht mehr gewachsen zu sein, körperliche Anspannung, Konzentrations- und Schlafstörungen sowie sozialer Rückzug.

Im Vordergrund stehen meist Ängste und depressive Verstimmungen, die aber nicht das Ausmaß einer Depression oder Angsterkrankung haben.

Die Entwicklung einer Anpassungsstörung hängt von den jeweiligen subjektiv-persönlichen Bewältigungsmöglichkeiten der Betroffenen ab.

Neben den Trennungskrisen gehören auch die Trauerkrise und die pathologische Trauerreaktion zu dieser Diagnose.

Insbesondere bei *Trennungskrisen*, aber auch bei *Trauerreaktionen* gibt es zwei komplementäre Ausprägungen, je nach Persönlichkeit und Temperament: zum einen die resignativ, traurig gestimmten Reaktionen mit Rückzug und Schuldgefühlen; zum anderen die mehr wütend gestimmten Reaktionen, mit Vorwürfen und möglicherweise aggressiven Verhaltensweisen.

Die *anhaltende Trauerreaktion* oder *Trauerstörung* ist psychiatrisch erst sechs Monate nach dem Todesfall zu diagnostizieren; vorher kann es sich um eine normale Trauerreaktion handeln oder um eine Anpassungsstörung.

Die anhaltende Trauerstörung ist durch Trennungsschmerz, die Unfähigkeit, den Verlust zu akzeptieren bzw. zu bewältigen, durch emotionale Reaktionen depressiver oder aggressiver Färbung sowie durch eine gewisse Sinnleere und Verunsicherung geprägt. Die Bewältigung der alltäglichen Lebensaufgaben in Beziehungen und Beruf ist deutlich beeinträchtigt. In solchen Situationen ist eine psychotherapeutische Behandlung angezeigt.

Die Schwere des seelischen Schmerzes nach Trennung oder Verlust gibt oft einen Hinweis auf die Bedeutung, die der verlorene Mensch (oder die Sache) gehabt hat, wobei eine narzisstische Kränkung der Betroffenen ein anderes Bild zeigen kann.

Die Abgrenzung zur Depression ist wichtig:

Eine Depression ist die schwerere Erkrankung, sie zeigt über die Symptome der Trauerstörung hinaus einen deutlichen Antriebsverlust, eine tiefe depressive Verstimmung mit Freudlosigkeit bis zum „Gefühl der Gefühllosigkeit", Grübelneigung, starke Gefühle des Selbstwertverlustes und möglicherweise Suizidgedanken [→ Abschnitt 1.6].

1.10.1 Traumatisierung und ihre Folgen

Die Folgen einer Traumatisierung sind vielgestaltig; häufig tritt eine schwere Krise ein, in unterschiedlichen Formen, die Lösungs-, Schutz- und Bewältigungskräfte mobilisieren; oft gelingt dann schon eine Überwindung des traumatischen Erlebens. Aber in anderen Fällen entwickelt sich nach einer Traumatisierung eine Posttraumatische Belastungsstörung.[25] Dabei sind immer beide Faktoren zu berücksichtigen: die Persönlichkeit der Betroffenen und die Art des traumatischen Ereignisses.

Als ein traumatisches Erlebnis verstehen wir in der Psychotherapie ein Ereignis, das für eine Person entweder in direkter Betroffenheit oder in indirekter Beobachtung eine Bedrohung des eigenen Lebens, der Gesundheit oder der körperlichen oder seelischen Integrität darstellt, Gefühle von Angst, Schrecken, Horror und Hilflosigkeit auslöst und auf diese Weise das bisher bestehende persönliche Weltbild und Selbstverständnis in Frage stellt. Die sich entwickelnde Traumafolgeerkrankung kann sowohl seelische als auch somatische Symptome und Beschwerden hervorrufen.

1.10.2 Die Symptomatik einer Posttraumatischen Belastungsstörung

Für die Diagnose einer Posttraumtischen Belastungsstörung sind bestimmte Kriterien gefordert:

Die Betroffenen müssen ein Ereignis erlebt haben, das im oben charakterisierten Sinne traumatischen Charakter aufwies und bei ihnen Angst, Hilflosigkeit und Schrecken auslöste und zu einer Erschütterung des Selbst- und Weltverständnisses führte.

Ein traumatisches Erlebnis nimmt in der Erinnerung des Menschen eine besondere Stellung ein: es wird zu einem nicht integrierten „Fremdkörper". Es entwickelt eine gewisse Autonomie im Gedächtnis, d.h. es taucht unbemerkt entweder in Vergessenheit (Amnesie) unter – oder unwillkürlich und unkontrollierbar in Erinnerungen, Bildern (Intrusionen, Flashbacks) oder Albträumen im Bewusstsein auf. Dies folgt aus einer geschwächten Ich-Aktivität beim Erleben und Bewältigen der Traumatisierung im Wachbewusstsein. Dadurch geht das Erlebnis nicht in die Empfindungsseele ein, die vor der erlebten Angst- und Hilflosigkeit zurückschreckt. Das Erlebnis bleibt unverarbeitet im Empfindungsleib, als autonomes Fremdgebilde, das später ein Eigenleben entwickeln kann, bis das Ich es (z.B. im Rahmen einer Therapie) doch noch bewusst in die Seele und in die Biografie integriert. Zunächst sind die traumatischen Erlebnisse und Empfindungen (neben Schock und Angst) oft mit Scham- und Schuldgefühlen verbunden.

Es zeigt sich auch bei der Traumatisierung eine vielfach erst später auftretende Störung in der Entwicklung der Empfindungsseele bzw. eine Regression seelischer Eindrücke in den Empfindungsleib sowie psychische „Abwehrsymptome" im Leib im Sinne

von organischen Funktionsstörungen, Schmerzen, Ablehnung des eigenen Körpers und speziell der Sexualität.
Weiterhin entwickeln die Betroffenen ein Vermeidungsverhalten gegenüber Situationen oder Erinnerungen, die sich auf das traumatische Erlebnis beziehen können oder die sie bewusst oder unbewusst damit in Zusammenhang bringen.

Die Patient*innen zeigen anhaltende Symptome einer gesteigerten Erregbarkeit im Sinne von Schreckhaftigkeit, übermäßiger Reizbarkeit, Konzentrationsschwierigkeiten, Überwachheit, Überempfindlichkeit und Schlafstörungen.

In Zusammenhang mit einer Traumafolgestörung können verschiedene psychische und psychosomatische Krankheitsbilder entstehen. So kommt es häufig durch traumatische Erlebnisse, die sich auf die Unversehrtheit des Leibes, insbesondere der Sexualität beziehen, zu einer Ablehnung der eigenen Sexualität und des Körpers.

Eine PTBS beeinflusst den Verlauf körperlicher Erkrankungen ungünstig. Das Risiko für Depressionen, Ängste, Süchte und andere psychische und psychosomatische Erkrankungen (besonders somatoforme Störungen, chronische Schmerzsyndrome, Anorexie und Bulimie) erhöht sich für Patient*innen mit einer PTBS deutlich.

Eine Posttraumatische Belastungsstörung tritt sehr bald nach einem Trauma auf, oder auch erst nach einer längeren Zwischenzeit. In einigen Fällen vergehen auch Jahrzehnte bis zum Auftreten einer PTBS-Symptomatik.

1.10.3 Die komplexe Posttraumatische Belastungsstörung

Handelt es sich nicht um ein einmaliges traumatisches Erlebnis, sondern um besonders schwere, anhaltende oder mehrfache Traumatisierungen, wie bei wiederholtem sexuellem Missbrauch, permanenter Gewalterfahrung oder dauernder körperlicher und emotionaler Vernachlässigung in der Kindheit, so kann sich ein deutlich schwereres Krankheitsbild entwickeln, das man als *komplexe Posttraumatische Belastungsstörung* oder als *andauernde Persönlichkeitsveränderung nach Extrembelastung* bezeichnet.

Dabei ist insbesondere das Gefühlsleben betroffen, dem die Patient*innen oft hilflos ausgeliefert sind, mit einer Tendenz zu selbstzerstörerischem Verhalten. Es kommt häufig zu Störungen der Aufmerksamkeit und zu Dissoziationen (Derealisation und Depersonalisation in starkem Ausmaß). Selbstwahrnehmung, Selbstwertgefühl und Identitätserleben sind beeinträchtigt; Scham- und Schuldgefühle sowie die Vernachlässigung einer gesunden Selbstfürsorge kommen hinzu. Die Beziehungen zu Mitmenschen sind oft durch Misstrauen geprägt. Somatisierungsstörungen und oft gravierende körperliche bzw. seelische Begleiterkrankungen erschweren das komplexe Krankheitsbild, meist verbunden mit Ängsten und ausgeprägter Depression, mit dem Erleben des Verlusts von Sinn und Hoffnung auf ein selbstbestimmtes und gelingendes Leben.

Wir sehen auch hier, wie sich diese schwere Erkrankung auf den vier Ebenen des Menschseins zeigt:

- **körperlich** mit Funktionsstörungen und Schmerzen
- **seelisch** mit affektiven Störungen, Angst und Depression und mit den dissoziativen Symptomen und Vermeidungsverhalten

- **zwischenmenschlich** mit Misstrauen, Rückzug und Unverständnis
- **biografisch** mit dem Erleben von Hoffnungslosigkeit, Sinnverlust, Schuldgefühlen, Lebensmüdigkeit (Suizidalität) und der existenziellen Verzweiflung an einem selbstbestimmten Leben infolge einer tiefen Erschütterung des Selbst- und Weltverständnisses

Neben der suizidalen Krise ist die posttraumatische Krise (als PTBS) offensichtlich als eine der schwersten Krisen im Leben anzusehen. Beide bedürfen unbedingt einer professionellen Hilfe und Therapie.
Die Posttraumatische Belastungsstörung verlangt in besonderer Klarheit, diese Krankheit als Antwort[26] auf ein unbewältigtes Erlebnis zu verstehen. Es ist klar, dass eine Traumafolgeerkrankung (PTBS) nur nach dem Erleben eines Traumas auftreten kann. Allerdings erkranken nicht alle Menschen, die ein Trauma erlebt haben, in Folge daran.

„Ein definiertes externes Ereignis mit außergewöhnlicher psychischer Belastung ist die unabdingbare Voraussetzung für die Entstehung einer Traumafolgestörung wie der PTBS. In der weltweit größten epidemiologischen Studie gaben 60 % der Befragten einer repräsentativen Stichprobe der US-Bevölkerung an, zumindest ein traumatisches Ereignis im Sinne der definierten Trauma-Kriterien erlebt zu haben. Nur ein kleinerer Teil der Betroffenen (Männer zu 8 %, Frauen zu 20 %) war jedoch danach an einer PTBS erkrankt. Daraus folgt, dass weitere Faktoren die Entwicklung einer PTBS beeinflussen können.“[27]

Die Wahrscheinlichkeit, an einer Traumafolgestörung zu erkranken, ist stark abhängig von der Art des traumatischen Ereignisses. *„Das Risiko für eine PTBS steigt, wenn das Trauma absichtlich herbeigeführt wurde. Nach einer Vergewaltigung entwickeln mehr als 90 % der Betroffenen eine akute Belastungsstörung und circa 50 % eine PTBS.“*[28]

2. Mittleres Erwachsenenalter – ca. 30. bis 45. Lebensjahr

Zu den typischen seelischen Erkrankungen der mittleren Jahre zählen das chronische Müdigkeitssyndrom (CFS) und die Erschöpfungsdepression.

Das mittlere Erwachsenenalter ist im Allgemeinen von guter körperlicher und psychischer Gesundheit und hoher Leistungsfähigkeit geprägt. In diesen Lebensjahren muten sich die Menschen viel zu und nehmen zahlreiche Lasten auf sich. Da kommt es vor, dass man die eigenen Kräfte auch mal überschätzt, Aufgaben, Erwartungen (von anderen und eigene) und Vorgaben übernimmt, ohne Rücksicht auf die je eigenen Grenzen. Hinzu treten oft familiäre und andere Verpflichtungen, die „man“ erfüllen will oder muss und die den persönlichen Freiraum begrenzen sowie die Möglichkeiten der Lebensgestaltung einengen. In solchen Situationen können verschiedenen Erschöpfungskrankheiten auftreten.

2.1.1 Erschöpfung und Krise

Erschöpfung und Krise haben enge Bezüge zueinander: Erschöpfung und Müdigkeit sind häufige Phänomene in Krisen und der darauf folgenden Zeit. Sie erlauben – oder erzwingen – einen Rückzug mit der Chance zur Besinnung. Insofern ist es angezeigt, die verschiedenen Formen von Müdigkeit und Erschöpfung zu differenzieren.

Müdigkeit ist zunächst ein alltägliches und normales Phänomen, das jeder Mensch kennt.[29] Sie tritt ein, wenn wir lange wach waren, viel erlebt oder getan haben. Meist bringen Erholung, Ruhe, Schlaf und Rhythmus im Tagesablauf unsere Lebenskraft und -freude wieder.

Wenn die Seele müde wird

Wenn wir nicht nach einem anstrengenden Tag müde sind, sondern unabhängig von Anstrengungen oder Belastungen, wenn die Seele gleichsam aus sich selbst müde wird, keine Lust und keinen Antrieb hat, dann reicht der Schlaf nicht mehr aus, um unsere Lebenskräfte zu regenerieren.

Wir spüren dann, wie uns alles eher Last als Freude wird, wie die Lust zum Tun schwindet und die Kraft fehlt. Dann stellen sich häufig die Fragen nach dem Woher und dem Sinn.

Woher kommt die Müdigkeit der Seele?

In vielen Fällen sehen wir biografische Herausforderungen, Krisen oder Konflikte als mögliche Ursachen; so kennen wir verschiedene Zustände, von der akuten gesunden Erschöpfung (meist nach körperlicher Belastung) über die chronische Erschöpfung und die Erschöpfungsdepression, bis zum Burnout-Syndrom.

2.1.2 Zur Differentialdiagnose der Erschöpfungssyndrome

Die typischen Erkrankungen, die nach anhaltender psychischer Belastung auftreten, sind die sogenannten *Stressfolgeerkrankungen* und insbesondere die verschiedenen Erschöpfungssyndrome. Diese lassen sich nach Ursache und Verlauf unterscheiden:

- akute Erschöpfung
- chronische Erschöpfung
- Erschöpfungsdepression
- Burnout-Syndrom [→ Abschnitt 3]

2.2 Die akute Erschöpfung

Sie tritt unmittelbar nach einer akuten physischen oder psychischen Belastung oder einer Krise auf, zeigt sich in körperlicher und seelischer Müdigkeit, Kraftlosigkeit und dem Bedürfnis nach Ruhe und Schlaf. Kennzeichnend ist, dass ausreichend Ruhe, Erholung, Schlaf und ein rhythmischer Tagesablauf den vorherigen Erschöpfungszustand innerhalb kurzer Zeit ausklingen lassen. Kann sich der von einer akuten Erschöpfung Betroffene diese Erholungszeit nehmen und zu Schlaf und Erholung finden, so ist die akute Erschöpfung schnell bewältigt. Sie hat keinen Krankheitswert und bedarf keiner weiteren therapeutischen Maßnahmen. Sie ist die alltägliche und gesunde Form von Erschöpfung, auch in einer akuten Krisensituation, als Zeichen und Aufforderung zu Abstand, Erholung und Schlaf.

Wenn eine zeitnahe Erholung nicht möglich ist, kann sich daraus eine Erschöpfungskrankheit entwickeln.

2.3 Die chronische Erschöpfung / Chronic Fatigue Syndrome

Früher hieß das Krankheitsbild *Neurasthenie* oder *nervöse Erschöpfung*, heute bezeichnet man es bevorzugt als *Chronic Fatigue Syndrome* (CFS).

Dieses *chronische Müdigkeitssyndrom* charakterisieren folgende Hauptkriterien: anhaltende Müdigkeit oder Ermüdbarkeit über mindestens drei Monate; dabei ist entscheidend, dass das anhaltende und quälende Erschöpfungsgefühl neu aufgetreten ist, nicht durch eine andere Erkrankung zu erklären und *nicht* die Folge einer chronischen Belastungssituation ist (!), sondern im Gegenteil nach der Verrichtung oder auch nur dem Bewältigungsversuch alltäglicher Aufgaben ohne besondere Anstrengung entstand und sich nicht durch Ruhe, Schlaf oder Erholung in einer angemessenen Zeit bessert. Dabei sind Müdigkeit, Mattigkeit und Erschöpfung entweder als primär psychisch-mentales Phänomen zu erleben im Sinne einer geistigen Ermüdbarkeit mit Konzentrationsschwäche und dem Gefühl, nicht mehr klar denken zu können; oder die chronische Müdigkeit äußert sich mehr als körperliche Schwäche und Erschöpfung nach nur geringen alltäglichen Anstrengungen. Dabei imponieren häufig muskuläre oder andere Schmerzen und die Unfähigkeit zur Entspannung.

Neben diesen Hauptkriterien können eine Reihe weiterer Beschwerden hinzukommen, wie Benommenheit, Spannungskopf- und Muskelschmerzen, Schlafstörungen und Reizbarkeit.

Weiterhin treten oft unangenehme körperliche Empfindungen wie Schwindelgefühl, die Sorge über abnehmendes körperliches und geistiges Wohlbefinden, Freudlosigkeit sowie Ängste und Depressionen auf.

Stehen die körperlichen Beschwerden im Vordergrund, so erfolgen oft somatische Diagnosen, was eine angemessene psychotherapeutische Behandlung hinauszögert und die Leidenszeit der Betroffenen verlängert.

Das chronische Müdigkeitssyndrom ist ein eigenständiges Krankheitsbild[30], das eine neurasthenisch-empfindsame Konstitution voraussetzt. Es kann durchaus als

Krise im Leben auftreten, ist aber nicht Folge einer krisenhaften Entwicklung, sondern eher deren Auslöser; steht also am Anfang eines weiteren Krisen-Prozesses, nicht am Ende.

Patient*innen mit einem chronischen Müdigkeitssyndrom sind in jedem Fall frühzeitig psychosomatisch-psychotherapeutisch zu begleiten, um eine sonst oft lange Leidenszeit möglichst abzukürzen. Es geht darum, einerseits die Konstitution zu behandeln und andererseits die individuell angemessenen Schutzmaßnahmen zu pflegen, um den „Stress des Lebens" individuell bewältigen zu können [zur Therapie → Kapitel VII].[31]

2.4 Die Erschöpfungsdepression

Die *Erschöpfungsdepression* ist von dem eben beschriebenen Beschwerdebild des chronischen Müdigkeitssyndroms zu unterscheiden.

Depressionen gehören heute zu den häufigsten und gleichzeitig am meisten unterschätzten Krankheiten.

Die gegenwärtige Punktprävalenz beträgt für schwere depressive Erkrankungen in Deutschland 5 %; für mittelschwere Formen beläuft sie sich auf 10 bis 12 %. Derzeit sind rund zwölf Millionen Menschen in Deutschland behandlungsbedürftig depressiv krank. Die Lebenszeit-Prävalenz, also die Wahrscheinlichkeit, zumindest einmal im Leben an einer behandlungswürdigen depressiven Störung zu erkranken, beträgt in Deutschland mindestens 15 bis 32 %, nach einer Studie der WHO. Im Vergleich dazu: die Prävalenz der „Volkskrankheit" Diabetes mellitus beläuft sich in Deutschland auf 7,2 % für einen bekannten und zusätzlich 2 % für einen unerkannten Diabetes; insgesamt sind somit ca. sieben Millionen Erwachsene in Deutschland von Diabetes betroffen[32] – von der Depression sind es dagegen (je nach Studie und Kriterien) 12 bis 24-26 Millionen Menschen.

Bei dem Krankheitsbild der *Erschöpfungsdepression*[33] handelt es sich um eine *psychogene depressive Erschöpfung* in Zusammenhang mit einer anhaltenden seelischen Belastung im Sinne einer Überforderungslage, einer Krise oder Konfliktsituation oder einer andauernden physischen und psychischen Überanstrengung. Diese chronische Überlastungs- und Überforderungslage muss zeitlich eindeutig in Zusammenhang mit der nachfolgenden Erschöpfungsdepression stehen. Dies ist der entscheidende Unterschied zum CFS, bei dem es gerade keine besondere Belastungs- oder Überforderungssituation als Erklärung für die chronische Müdigkeit geben darf. Das chronische Müdigkeitssyndrom ist die chronische Erschöpfung *ohne* besondere Ursache und Anlass, vielmehr handelt es sich um die individuelle konstitutionstypische Antwort auf die Lebens- und Arbeitssituation unserer Zeit.

Dagegen stellt die *Erschöpfungsdepression* die Antwort auf eine anhaltende psychische Überforderungssituation dar. Eine solche kann beispielsweise in einer Beziehungskrise, in der aufopfernden Pflege eines kranken Familienmitgliedes, in der Doppelbelastung von Familie und Beruf oder im Zusammentreffen von beruflicher Belastung und persönlichen Konflikten bestehen. Es können aber auch zwischenmenschliche Krisen- oder Konfliktsituationen, Sorgen oder Überforderungen im privaten oder beruflichen

Bereich ursächlich sein. Den möglichen äußeren Ursachen bei der Entstehung einer Erschöpfungsdepression sind also kaum Grenzen gesetzt. Demgegenüber muss man die Persönlichkeit und das Temperament der Betroffenen ebenfalls berücksichtigen. Diese Menschen sind häufig übergewissenhaft, ehrgeizig und haben hohe (perfektionistische) Ansprüche an die eigene Person. Bei Männern erlebt man oft den Zwang, sich selbst bestätigen zu müssen, mit einer Tendenz, sich leistungsmäßig zu überfordern. Frauen sind dagegen eher überempfindlich, schwernehmend und selbstunsicher.

Die Erschöpfungsdepression tritt hauptsächlich in den mittleren Lebensjahrzehnten auf, es überwiegt das weibliche Geschlecht.

Sie verläuft typischerweise in drei Phasen:

- I. Phase mit Ermüdbarkeit und Erschöpfung – ein noch unspezifisches Bild
- II. Phase anschließend mit verschiedenen psychosomatischen (funktionellen, vegetativen) Beschwerden – ein stark körperlich geprägtes Bild
- III. Phase schließlich mit dem Bild einer schweren Erkrankung mit depressiver Stimmung, Ängsten, innerer Unruhe und Entschlusslosigkeit, mit Versagens- und Insuffizienzgefühlen, zunehmender Antriebslosigkeit, mit Schlafstörungen und einem ausgeprägtem Erschöpfungsgefühl, bis zu lebensmüden Gedanken – das Vollbild einer schweren Depression

Insbesondere die Erschöpfungsdepression sollte man immer in dem Zusammenhang von Persönlichkeit der Betroffenen, biografischer Lebenssituation und psycho-sozialen Umständen sehen und therapieren.

Die Erschöpfungsdepression fordert deutlich zur Besinnung auf die eigenen Kräfte, zur Priorisierung der Aufgaben und zu einer inneren Werteorientierung im Leben auf.

3. Späteres Erwachsenenalter – ca. 45. bis 60./65. Lebensjahr

Warum gabst du uns die tiefen Blicke
Unsre Zukunft ahnungsvoll zu schaun
Unsrer Liebe unserm Erdenglücke
Wähnend selig nimmer hinzutraun?
Warum gabst uns Schicksal die Gefühle
Uns einander in das Herz zu sehn,
Um durch all die seltenen Gewühle
Unser wahr Verhältnis auszuspähn.

Ach so viele tausend Menschen kennen
Dumpf sich treibend kaum ihr eigen Herz,
Schweben zwecklos hin und her und rennen
Hoffnungslos in unversehnem Schmerz,
Jauchzen wieder wenn der schnellen Freuden
Unerwartete Morgenröte tagt.[34]

Johann Wolfgang Goethe (1749-1832)

3.1 Die Krise der Lebensmitte um die Jahre 45 bis 55

Die Jahre um die Lebensmitte haben eine besondere Bedeutung für die Biografie. Wir blicken zurück auf das gelebte Leben, was wurde bisher erlebt und erreicht? Und wir blicken nach vorn, was kann und soll noch kommen, was wollen wir erreichen? Bei der Rückschau kommen auch Aspekte in den Blick, die *nicht gelebt*, die *versäumt* oder *verpasst* wurden oder auf die man bewusst *verzichtet hatte*, wegen anderer Prioritäten. Wünsche oder Ziele im Leben, die ungewollt *ungelebt* geblieben sind, hinterlassen mitunter eine schmerzhafte Folgenlosigkeit – im Sinn einer Lücke, einer fehlenden Erfüllung, eines Mangels an Erfahrung. Das zeigt sich besonders zur Lebensmitte, aber auch noch später.

Die Lebensmitte erscheint oft als Krise, einerseits wegen der zum Teil unerfüllten Wünsche und Ziele, die sich im Rückblick ergeben, zum anderen wegen der vielleicht offenen oder eben doch nicht mehr bestehenden Möglichkeiten, die das Leben noch bereit hält. Es hat etwas von Bilanz ohne Gewähr. *„Was war richtig und wichtig im Leben? Was habe ich versäumt, was kann ich korrigieren? Was ist nachzuholen, was ist noch wichtig in der Zukunft? Was ist jetzt erst möglich? Welche Wiederholungen sind zu vermeiden? Und schließlich: Hatte das Leben bisher Sinn? Kann ich noch etwas Sinnvolles tun?"*

Dabei geht es immer um Orientierung, um Werte und Ziele und den Sinn des Lebens, und dabei um eine ehrliche Selbsteinschätzung – und um das Gespräch mit den Mitmenschen, die in der Biografie eine Bedeutung haben und hatten.

Die depressive Erkrankung, die auch in diesem Lebensabschnitt auftreten kann, wurde bereits beschrieben. Das *Ausgebrannt-Sein*, das *Burnout-Syndrom*, sei nun vorgestellt, als eine Krisenform der existenziellen Erschöpfung um die Lebensmitte, oft verbunden mit den Fragen nach den persönlichen Werten, Zielen und dem Sinn des Daseins.

3.2 Das Burnout-Syndrom – Sinnkrise der Lebensmitte

Das Burnout-Syndrom[35] ist streng genommen kein Krankheitsbild, sondern ein *Krisenzustand* bzw. eine *Risikoentwicklung*. Sie beginnt meist gut – und kann schlimm enden. In ihrem Verlauf, der sich häufig über Jahre erstreckt, lassen sich verschiedene Phasen unterscheiden. Die folgende Übersicht zeigt diese Phasen und die zugehörigen Symptome, einerseits wie sie die Betroffenen selbst erleben, andererseits wie sie von Mitmenschen zu beobachten sind.

Burnout – Warnsignale und Symptome:

von Betroffenen erlebt	von Mitmenschen beobachtbar
I - vermehrtes Engagement für Pflichten	
Gefühl, keine Zeit zu haben	Überaktivität
Gefühl, unentbehrlich zu sein	Verleugnung eigener Bedürfnisse
Müdigkeit, Erschöpfung	Einengung privater sozialer Kontakte
II - Unausgeglichenheit	
keine Erholungsfähigkeit	mangelnde Ressourcen
Ungeduld, Gereiztheit	fehlende positive Freizeitgestaltung
III - vermindertes Engagement	
Enttäuschung	Nachlassen der Leistung
Schuldgefühle	Vorwurfshaltung, Schuldzuweisungen
IV - negative Einstellung zur Arbeit	
Fluchtfantasien	funktionelle Beschwerden
depressive Gefühle	somatoforme Schmerzen
Schlafstörungen	aggressive Verhaltensweisen
V - Zynismus	
Verlust der Begeisterungsfähigkeit, Fremdheitsgefühl sich selbst und der Arbeit gegenüber	
chronische Erschöpfung	vegetative Beschwerden
Müdigkeit	körperliche Erkrankungen
Antriebslosigkeit	Arztbesuche, Fehlzeiten
VI - negative Einstellung zum Leben	
Ängste	Veränderungen im psychischen
Depressionen	Verhalten; er/sie ist nicht mehr
Hoffnungslosigkeit	wie früher
VII - am Ende: ausgebrannt	
Gefühl der Sinnlosigkeit	„Es geht nichts mehr!“
Verzweiflung, Lebensmüdigkeit	Suizidversuch

Das Burnout-Syndrom ist nicht identisch mit einer akuten oder chronischen Erschöpfung (im Sinne des chronischen Müdigkeitssyndroms) oder mit einer Erschöpfungsdepression; Burnout zeigt eine eigene Krankheitsentwicklung.[36] Sie hat besondere Risikofaktoren und einen typischen, phasenhaften Verlauf, mit einem ganz spezifischen Beginn und einer charakteristischen Persönlichkeitsstruktur der Betroffenen. Burnout endet häufig im Bild einer schweren Depression, deshalb wird es vielfach synonym gebraucht für Depression. Aber diese kann auch eine ganz andere Entstehungsgeschichte haben, grundlos auftreten, ohne erkennbaren Anlass und muss nicht als Reaktion auf eine chronische Überlastung mit fehlender Anerkennung folgen. Dennoch ist der Burnout-Endzustand oft eine schwere Depression und lässt sich dann nur noch durch die Vorgeschichte von einer anders verursachten Depression abgrenzen.

3.2.1 Zur Vorgeschichte einer Burnout-Entwicklung

Menschen, die in eine Burnout-Erschöpfung kommen, wirken aktiv im Berufsleben. Sie sind engagiert, ehrgeizig, erfolgreich, sie legen Wert auf gute Leistung, sie sind bereit, auch mehr zu arbeiten als notwendig, sie erscheinen besonders pflichtbewusst. Sie stehen voll in einer auf Leistung und Erfolg orientierten Gesellschaft und haben diese Werte verinnerlicht. Sie sind geprägt von einem System, in dem Stärke und Schnelligkeit, Steigerung und Konsum, Wohlstand und Wachstum als Werte an sich gelten, die nicht mehr zu hinterfragen sind. Sie werden nicht nur mitgerissen vom immer schneller werdenden Puls der Zeit – sie stürzen sich mit voller Kraft in die Aufgaben, in die Dinge und Verhältnisse des – äußeren – Lebens. Damit identifizieren sie sich, das sind ihre Werte. Sie neigen nicht zur Schwäche, sondern demonstrieren Stärke – um ihre Schwäche nicht spüren zu müssen. Sie zeigen Begeisterung und Initiative, Einsatz und Engagement, Aufopferungsbereitschaft und Leistungsorientierung, weil sie keine anderen Werte kennen. Es handelt sich um die Grundbausteine für eine erfolgreiche Karriere – mit Risiken und Gefahren. Diese treten dann auf, wenn Leistung und Erfolg, Beruf und Karriere zum Selbstzweck werden, wenn der Sinn des Lebens sich darin erschöpft, eine erfolgreiche Karriere zu haben. Die Sinnerschöpfung führt zur Sinnleere, ist innere Leere und Ratlosigkeit in einer Situation äußeren Erfolgs. Die Psychologie von Burnout-Gefährdeten fasst leicht einprägsam ein Vers von Eugen Roth (1895-1976) zusammen:

Ein Mensch sagt – und ist stolz darauf –,
er geh' in seinen Pflichten auf.
Bald aber, nicht mehr ganz so munter,
geht er in seinen Pflichten unter.

Wer in seinen Pflichten aufgeht ist fleißig, beliebt und erfolgreich. Er oder sie stürzt sich in seine/ihre Aufgaben, kennt keine Zurückhaltung und Grenzen, leistet freiwillige Mehrarbeit und zeigt Aufopferungsbereitschaft. Ein Patient mit einem schweren Burnout-Syndrom sagte mir in einem Gespräch: *„Ich identifiziere und definiere mich ganz mit meinem Beruf."* – gemeint hat er aber seine Karriere! Positiv ausgedrückt heißt dies, er geht ganz in seinem Beruf auf, er macht alles für seine Karriere; negativ formuliert bedeutet es: Es gibt für ihn nichts anderes, außer Beruf und Karriere. Er ist in einem Sog der Leistungsorientierung, Zweckausrichtung und Erfolgssteigerung gefangen. Die psychische Voraussetzung dafür ist die Bereitschaft zur *Überidentifikation* mit Leistung und Erfolg, mit Beruf und Karriere. Dies wird in unserer Zivilisation stark gefördert. Es ist aber offenbar eine Neigung des Menschen schlechthin. So finden wir bereits bei dem deutschen Mystiker Meister Eckart (1260-1327) die Unterscheidung von Menschen, die *„bei den Dingen sind"* – von solchen, *„in denen die Dinge sind"*. Wer *bei* den Dingen ist, so glaube ich, behält seine Souveränität, seine Entscheidungsfähigkeit und seine Gestaltungskraft in Bezug auf die Aufgaben und Pflichten des Lebens. Wer dagegen die Dinge, also die Aufgaben und Pflichten, Erfolg und Karriere *in sich* hinein nimmt, der wird schließlich ganz von ihnen erfüllt und ausgefüllt, er ist mit ihnen *überidentifiziert* und verliert nicht nur den Abstand und die Freiheit, sondern auch die Souveränität und seine Gestaltungskraft ihnen gegenüber. Er ist nicht mehr Herr der Dinge, sondern deren Knecht. Wenn die Dinge erst in den Menschen hineingekommen sind, kann er sich ihrer nicht mehr erwehren; er ist ihnen ausgeliefert und sie beginnen jetzt, ein Eigenleben in ihm zu führen, Autonomie zu entwickeln und eine Sogkraft zu entfalten, die immer mehr von der Energie des Menschen aufbraucht und die Flamme seiner anfänglichen Begeisterung und seines ersten Engagements über Jahre hinweg zum Erlöschen bringt. Meister Eckart beschrieb es mit den Worten, dass solche Menschen *„gleichsam innerlich von den Dingen besetzt sind"*, dass sie in ihm *„dauernd als Sorge vor Augen treten und ihn behindern: er ist sorgenvoll."*[37]

So erfahren wir bei dem Mystiker Meister Eckart aus dem 13. Jahrhundert bereits, auf welche Weise eine Burnout-Entwicklung entstehen kann: es ist die Überidentifikation mit den äußeren Dingen des Lebens, aufgrund eines Mangels oder einer Vernachlässigung der inneren Werte. In meinen Worten: es ist die Identifikation mit *Zwecken* und deren Überbetonung, die zum *Verlust des Sinns* im Leben führen und damit zu diesem existenziellen Gefühl des Ausgebrannt-Seins mit dem Erleben von Leere und Sinnlosigkeit.

Burnout ist oft Ausdruck einer Diskrepanz zwischen Engagement und Aktivität eines Menschen, der fehlenden Anerkennung für seine Leistungen und dem verlorenen Sinn im Leben. Das ist der Ausgangspunkt für die Krise um die Jahre der Lebensmitte. Die Kernfrage lautet: Wie stehen Anstrengung und Leistung im Beruf zu Anerkennung und Sinnhaftigkeit im Leben?

Akkordgedicht

Von der ganzen Arbeit
würde mir die Hälfte reichen
weil ich nicht mal ein Viertel
vom verdienten Geld kriege.[38]

Ludwig Fels (1946-2021)

3.2.2 Die Entwicklung der Burnout-Erschöpfung in Phasen

Die Entwicklung eines Burnout-Syndroms erstreckt sich meist über Jahre und zeigt häufig typische Symptome, die in charakteristischen Phasen nacheinander auftreten [→ Übersicht in Abschnitt 3.2]. Dabei ist daran zu erinnern, dass, wer irgendwann einmal ausgebrannt ist, vorher gebrannt haben muss. Das heißt, eine Burnout-Entwicklung fängt eigentlich immer gut an. Entsprechend ist die *erste Phase* von *Begeisterung* geprägt und von Überengagement im Beruf. Stärkerer Einsatz als nötig, freiwillige Mehrarbeit, Übernahme von zusätzlichen Aufgaben und nicht Nein sagen können, dabei Vernachlässigung der eigenen Bedürfnisse und der privaten zwischenmenschlichen Beziehungen gehören bereits als Warnsymptome zu dieser ersten Phase.

Da der verdiente Erfolg und die Anerkennung trotz dieses Überengagements irgendwann nachlassen, zeigt sich die *zweite Phase* als *Enttäuschung* nach einigen Jahren mehr oder weniger unausweichlich. Es wachsen Überdruss und Unzufriedenheit, das Überengagement der Anfangsphase wandelt sich in reduzierte Beteiligung und in den Verlust der anfänglich hell brennenden Begeisterung.

Aus der Enttäuschung entwickelt sich langsam die *dritte Phase der Resignation.* Dabei treten schließlich Symptome auf, die schon an Überforderung und beginnende Erschöpfung denken lassen: ein Beginn der Krise mit Gefühlen der Unzufriedenheit, Nervosität und Reizbarkeit. Wechselnde Stimmungen, Schuldgefühle oder Schuldzuweisung gegenüber anderen, vermehrt Konflikte mit Kolleg*innen am Arbeitsplatz. Die Motivation schwindet, die Leistungsfähigkeit sinkt, Kreativität und Produktivität lassen nach. Auch frühere Interessen werden nicht mehr gelebt, Freizeitgestaltung findet nicht mehr statt und private Beziehungen werden nicht mehr gepflegt.

Schließlich erfolgt der Übergang in die *Phase der Somatisierung* (vierte Phase). In dieser Zeit treten erste funktionelle körperliche Beschwerden auf: Appetit- und Schlafstörungen, häufig Kopf- oder Rückenschmerzen, Herz-Kreislaufprobleme (erhöhter Blutdruck), Verdauungsstörungen und die Neigung, Kaffee, Nikotin, Alkohol oder Medikamente unkontrolliert zu sich zu nehmen. Wird die Burnout-Entwicklung in dieser Phase der Somatisierung mit wechselnden körperlichen Beschwerden, welche die Betroffenen zum Arzt führen, nicht erkannt, so geht es weiter in eine *fünfte Phase* von auffallendem *Fremdheitsgefühl und Fremdheitserleben (Depersonalisation und Derealisation),* was sich als Krisenerleben in Müdigkeit, Fehlzeiten und Krankheiten äußert. Nach dieser von körperlichen Beschwerden geprägten Phase folgt die *sechste Phase mit psychischen Symptomen: es treten Ängste auf und Depressionen.* Aus der negativen Einstellung zum Beruf, die sich bereits in der zweiten Phase andeutet, entsteht jetzt eine negative Haltung zum Leben. Wenn jetzt keine adäquate Behandlung stattfindet, geht die Entwicklung (manchmal sehr schnell) in die letzte Phase über.

Die Betroffenen erleben in ihrer Erschöpfung eine Ausweg- und Hoffnungslosigkeit. Die Flamme der Begeisterung aus der Anfangsphase ist vollkommen erloschen. Die Quelle von Motivation und Kreativität ist versiegt, die Kraft verbraucht. Die Vitalität sinkt auf einen Nullpunkt. Ängste und Depressionen, ein abgrundtiefes Gefühl der Sinnlosigkeit, eine existenzielle Verzweiflung („*War denn alles sinnlos, was ich bisher gemacht habe?*“) bis hin zur Lebensmüdigkeit, die in suizidalen Handlungen enden kann, bilden den Endzustand des Ausgebrannt-Seins: Burnout. Es ist das Vollbild einer schweren, lebensbedrohlichen depressiven Erkrankung als Krise der Lebensmitte.

3.2.3 Zusammenschau und Unterscheidung: Chronisches Müdigkeitssyndrom – Erschöpfungsdepression – Burnout-Syndrom

Chronische Erschöpfung, Erschöpfungsdepression und Burnout-Syndrom zeigen unterschiedliche Bezüge zur Persönlichkeit der betroffenen Menschen:

Das *chronische Müdigkeitssyndrom* (*Neurasthenie*) ist primär eine Erschöpfung der Lebenskräfte bei sensiblen Menschen infolge der Belastungen des ganz normalen Alltags unserer Zeit und Zivilisation. Der Alltagsstress führt zu der chronischen Mattigkeit und Müdigkeit, er schwächt die Lebenskräfte, die Vitalität, er macht kraftlos, erschöpft, müde und krank. Die Betroffenen haben oft eine neurasthenisch-sensitive Konstitution: sie sind im Sinnes- und Nervenleben zu wach und zu offen, sie können sich nicht genügend abgrenzen und fühlen sich infolgedessen von alltäglichen Aufgaben und den vielen Reizen des Lebens bald überfordert.

Die *Erschöpfungsdepression* ist eine depressive, die Stimmungs- und Gefühlslage des Menschen betreffende Erschöpfung nach lang anhaltender schwerer seelischer Belastung; sie ist im echten Sinn des Wortes eine *seelische Erschöpfung des Gefühlslebens,* die sich als *erschöpfte Seele,* als *Seele ohne Kraft* zeigt, mit nachfolgender Müdigkeit und Schwäche und der Tendenz zu funktionellen Erkrankungen.

Das *Burnout-Syndrom* dagegen ist eine umfassendere physische, psychische und mentale Erschöpfung. Hier fehlen die Kräfte auf allen Ebenen. *Burnout,* das *Ausgebrannt-Sein* ist eine Erschöpfung der Ich-Kräfte: die Fähigkeiten des Ich zur Motivation, zur Lebensführung und zur Sinnfindung, damit die Potentiale zu einem erfüllten Leben, sind verbraucht. Sie wurden einseitig ausgenutzt und nicht umfassend gepflegt, so dass sie sich nicht regenerieren konnten. Der Flamme der Begeisterungsfähigkeit (einer Ich-Fähigkeit) fehlte über Jahre hinweg der „Nachschub" an lohnenden sinnvollen Werten und Zielen. So verzehrt sich die Ich-Flamme der Begeisterung langsam. Durch sinnstiftende „geistige Nahrung" lässt sie sich wieder entzünden. Burnout erscheint als das Symptom der Sinnentleerung durch reine (überwiegend materielle) Zweckerfüllung in unserer Zivilisation, insbesondere in der Arbeitswelt.

Insofern ist das Burnout-Syndrom als typischer Ausdruck einer Krise der Lebensmitte zu verstehen: zu viel Zweckerfüllung im Beruf – zu wenig Sinnorientierung im Leben.

3.2.4 Zur Prävention der Burnout-Krise

Unser Leben, ganz besonders unser Arbeitsleben ist sehr stark beherrscht und geprägt von Zwecken, die wir zu erfüllen und zu befriedigen haben. Da bleibt oft keine Frage mehr nach der Sinnhaftigkeit dessen, was alles zu tun ist. Um von den vielen nützlichen Zwecken nicht „aufgefressen" und gänzlich vereinnahmt zu werden, brauchen wir zu unserem eigenen Ausgleich, zur Erholung und Wiedererlangung unserer Kräfte die *Zweckfreiheit.* Zweckfrei ist nicht sinnlos, sondern im Gegenteil: Sinn-stiftend. Zweckfrei ist das, was wir nicht tun *„um zu",* um etwas Bestimmtes damit zu erreichen, sondern was wir tun, einfach *weil* es schön ist, gut tut, Freude macht. Das kann uns selbst und andere *erfüllen*, mit einem guten Gefühl, mit dem Erleben von Sinnhaftigkeit. Zwecke zu bedienen, zu befriedigen ist notwendig, um etwas zu erreichen. Darauf kann und soll man nicht verzichten. Aber es kann und darf ergänzt werden durch das Zweckfreie: die menschliche Beziehung, der Genuss der Natur, der Kultur, der Musik, der Künste, der Literatur, des Theaters, die Pflege der Religion, der Philosophie, der Meditation, der Spiritualität.

Anstatt sich *gegen* den Stress und die Belastungen und Aufgaben im Leben zu verkämpfen und eventuell Kräfte zu verlieren, ist es zielführender, sich *für* ein sinnvolles Leben, *für* sinnstiftende Tätigkeiten, *für* erfüllende Beziehungen einzusetzen. Daraus gewinnen wir langfristig und nachhaltig mehr Kraft, als wir hineingeben.

Je größer unsere Zufriedenheit, je stärker unser Erleben von Sinnhaftigkeit in unserem Leben ist, desto besser können wir uns vor Belastungen, vor Stress, Krisen und Überforderung und schließlich vor Erschöpfung und Burnout schützen.[39]

Zusammenfassung – Vier Schritte der Burnout-Krisen-Prävention:

- Innehalten – sich selbst wahrnehmen und ernst nehmen; zur Ruhe kommen, sich Zeit zum Nachdenken geben, Achtsamkeit pflegen sich selbst gegenüber – *Achtsamkeitsübungen*
- Reflektieren – Was sind meine Aufgaben, was mache ich alles, wie weit reichen meine Kräfte? Was hat Priorität, was ist wirklich wichtig? Eventuell zu einer neuen Bewertung kommen; welche Hilfe oder Unterstützung könnte mich entlasten? – *Selbstwahrnehmung* – Wie gehe ich mit meinen eigenen Bedürfnissen um? Wie ehrlich kenne, respektiere und beachte ich meine Grenzen? *Selbsteinschätzung* und *Selbstakzeptanz*
- Rhythmisieren – den eigenen, angemessenen Arbeits- und Lebensrhythmus finden; Wechsel von Arbeit und Erholung, von Aktivität und Ruhe, Pausen einplanen und einhalten; Möglichkeiten der Entspannung wahrnehmen und pflegen; Gelassenheit üben; „Inseln der Freude" in Tages- und Wochenablauf einplanen und pflegen; *Selbstfürsorge*
- Be-Sinnen, Sinn-Erleben – zweckfreie, aber sinnstiftende Beziehungen und Betätigungen entdecken und pflegen, sei es in Natur, Kreatur, Kultur (Kunst, Literatur, Musik, Philosophie, Religion, Spiritualität) und zu Mitmenschen. Die Besinnung und Orientierung an Sinn und übergeordneten Werten im Leben wirkt gerade in den Jahren der Lebensmitte richtungweisend für die zweite Lebenshälfte und bildet eine wesentliche Voraussetzung zur Bewältigung dieses Lebensabschnitts. *Sinnfindung* und *Sinnpflege*

4. Höheres und hohes Lebensalter – ca. 65. bis 80. und nach dem 80. Lebensjahr

Das höhere und hohe Lebensalter, nach dem 65. bzw. jenseits des 80. Jahres prägen verschiedene Faktoren. Die Berufstätigkeit kommt in der Regel in diesen Jahren um 65 zu einem Abschluss – damit beginnt eine neue Lebensorientierung.

Es handelt sich gewissermaßen um eine „Umstülpung“: den Wandel von äußeren Aktivitäten zu inneren Betätigungen, von körperlichen Kräften zu seelisch-geistigen Fähigkeiten, von der Leistung zur Besinnung, von der Tat zum Rat. Auf diesem biografischen Entwicklungsweg liegen Risiken für seelische Leiden, die als *alterspsychiatrische Krankheitsbilder* einige Besonderheiten aufweisen, die im Folgenden vorgestellt seien.

Es sind im Wesentlichen drei Erkrankungen, die im Rahmen der geriatrischen Psychiatrie von Bedeutung sind:

1. Altersdepression
2. Alterswahn
3. Altersdemenz (Altersverwirrtheit)

4.1 Altersdepression

Altersdepressionen zählen neben den Demenzen zu den häufigsten psychischen Krankheiten im höheren und hohen Lebensalter. Ca. 15,5 % aller über 80-Jährigen leiden darunter. 22,4 % der Menschen im höheren Lebensalter erleben ängstlich-gereizte, missmutige und depressive Verstimmungen. Möglicherweise sind noch mehr Senior*innen depressiv, da eine Depression wegen ihrer stark körperlich betonten Beschwerden nicht immer als solche erkannt und diagnostiziert wird.

Bei etwa 90 % der Betroffenen sind die typischen Symptome eher körperlicher Natur und werden oft dem Alterungsprozess zugerechnet. Bezeichnend ist, dass die Patient*innen häufig den allgemeinen (körperlichen) Gesundheitszustand und weniger ihre seelische Gemütslage beklagen. So drängt die Sorge um den Allgemeinzustand die nur langsam zunehmenden psychischen Beschwerden, die bei jüngeren Patient*innen von Beginn an überwiegen, vorerst in den Hintergrund.

Erst später im Verlauf erscheinen die psychischen Veränderungen deutlicher: Bisher geliebte Aktivitäten und Menschen werden unwichtiger, die Stimmung ist anhaltend gedrückt, ohne Möglichkeit zur Aufheiterung. Die Patient*innen ziehen sich immer weiter zurück, mögen die eigenen vier Wände nicht mehr verlassen.

Aufgrund des sozialen Rückzugs haben die Betroffenen keine positiven Eindrücke mehr, negative Gedanken überwiegen, das Gefühl von Nutzlosigkeit stellt sich ein, mangelnde Aktivitäten verstärken Einsamkeit und Schlaflosigkeit. Die scheinbar selbstgewählte Isolation und die oft gereizt-depressiven Stimmungen der Betroffenen verunsichern das soziale Umfeld; Familie, Freunde und Bekannte ziehen sich gleichsam reaktiv ebenfalls zurück. Die Isolation nimmt zu.

Zu den körperlichen Symptomen einer Altersdepression gehören:

- Kopf-, Rücken- und Gliederschmerzen
- Magen-Darm-Beschwerden, speziell Verstopfungen
- Herzrhythmusstörungen
- Atemprobleme
- Schwindelgefühle
- Ohrgeräusche (Tinnitus)
- Missempfindungen („Kribbeln" am Körper)
- Appetitlosigkeit mit Gewichtsverlust
- 90% der Patient*innen leiden an Ein- und Durchschlafstörungen sowie morgendlichem Früherwachen, 10 bis 15% an ausgeprägter Tagesschläfrigkeit.
- permanente Müdigkeit

Zu den typischen seelischen Beschwerden zählen:

- Antriebs-, Freud- und Lustlosigkeit
- Kraftlosigkeit
- Ermüdung, Erschöpfung
- Gleichgültigkeit gegenüber Mitmenschen bzw. der Umgebung
- Rückzug aus dem sozialen Umfeld
- innere Unruhe, Agitiertheit
- plötzliche Weinanfälle
- hypochondrische Befürchtungen
- Konzentrations- und Gedächtnisstörungen
- Gefühle der Wertlosigkeit, Destruktivität, Selbstzweifel
- Schuldgefühle
- Hoffnungslosigkeit
- Nachdenken über den Tod, Selbsttötungsgedanken

[zur Unterscheidung zwischen Depression und Demenz → Abschnitt 4.3 Demenz]

Im Verlauf von schweren Depressionen können – besonders im hohen Alter – auch psychotische Symptome wie wahnhaftes Erleben (Verarmungs-, Krankheits- und Schuldwahn) und Halluzinationen auftreten. Bei depressiven Männern machen sich zudem nicht selten eine Reizbarkeit bzw. Aggressivität, Ärger-/Wutanfälle, Feindseligkeit selbst geliebten Menschen gegenüber sowie verstärktes Suchtverhalten bemerkbar.

Das Erleben von körperlichen Beschwerden einerseits und depressive Verstimmungen andererseits kann sich gegenseitig negativ verstärken. Psychische Beschwerden als eigenständige Erkrankung zu akzeptieren, fällt älteren Menschen oft schwer. Auch deshalb werden sie nicht immer angemessen psychiatrisch behandelt.

4.1.1 Suizidalität im Alter

Die offizielle Todesursachenstatistik zeigt, dass die Suizidrate, d.h. die Anzahl der Suizide bezogen auf 100.000 Personen der jeweiligen Altersgruppe, mit steigendem Alter zunimmt. Das Risiko, an Suizid zu versterben, ist somit vor allem für ältere Menschen deutlich erhöht. Etwa 35 % aller Suizide begehen Menschen über 65 Jahren. Ihr Anteil an der Bevölkerung beträgt dagegen nur ca. 22 %. Ursachen sind meist depressive Erkrankungen, verstärkt durch Einsamkeit, Heimunterbringung, das Gefühl „abgeschoben“ und wertlos zu sein. Anzeichen für Lebensmüdigkeit wie die Äußerungen: „Ich kann nicht mehr“ oder „Ich will nicht mehr“, „Ich bin nur noch müde“, „Ich will nur noch meine Ruhe“ und ähnliche Formulierungen sind ernst zu nehmen als Ausdruck einer vorhandenen Todessehnsucht, die schließlich zu einer aktiven Suizidalität werden kann [zum präsuizidalen Syndrom → Abschnitt 1.7 Suizidale Krise].

Ausschlaggebend bei der Suizidalität im Alter ist die psychische Verfassung – nicht die (möglicherweise vorliegenden) körperlichen Erkrankungen sind entscheidend.

Das weist darauf hin, dass den Betroffenen offensichtlich ein tragfähiger Wert und Sinn des Lebens verloren ging. Das hängt hauptsächlich mit einem negativen Altersbild zusammen, wenn dem hohen Lebensalter Wert und Sinn abgesprochen werden, nur weil *der alte Mensch* nicht mehr so „funktioniert“ wie *der junge* – und gerade die besonderen Qualitäten des Alters den alten Menschen gegenüber nicht genügend gewürdigt werden.

Die Vermittlung von Sinn und Wert eines jeden Lebens in jedem Alter ist eine gesellschaftliche, religiöse, spirituelle und schließlich auch therapeutische Aufgabe, die angesichts der sogenannten „Moral- und Wertfreiheit“ in einer Gesellschaft der Beliebigkeit sträflich vernachlässigt wird. Die schwächsten Menschen, die Alten und Kranken, tragen die Risiken.

Tränen in schwerer Krankheit

Mir ist, ich weiß nicht wie; ich seufze für und für.
Ich weine Tag und Nacht, ich sitz in tausend Schmerzen,
Und tausend fürcht ich noch; die Kraft in meinem Herzen
Verschwindt; der Geist verschmacht, die Hände sinken mir.
Die Wangen werden bleich, der muntern Augen Zier
Vergeht gleich als der Schein der schon verbrannten Kerzen.
Die Seele wird bestürmt gleich wie die See im Märzen.
Was ist dies Leben doch? Was sind wir, ich und ihr?[40]

Andreas Gryphius (1616-1664)

4.2 Wahnerkrankungen im Alter

Der Alterswahn (das Altersparanoid) stellt im Rahmen der wahnhaften Erkrankungen eine Besonderheit dar, insofern normalerweise wahnhaftes Erleben in Zusammenhang mit einer psychotischen Erkrankung und nicht als einziges Krankheitssymptom vorkommt. Das ist jedoch beim *Alterswahn* der Fall. Das heißt, wahnhafte Erlebnisweisen können bei alten Menschen auftreten, ohne in Zusammenhang zu stehen mit einer schizophrenen, depressiven oder einer anderen psychiatrischen Erkrankung. Dieser typische Alterswahn hat eine spezifische Thematik, die ihn charakterisiert. Es sind in erster Linie der Bestehlungs- und der Verarmungswahnn, darüber hinaus Formen wie Krankheits- (hypochondrischer), Untergangs-, Todes-, Vernichtungs-, Eifersuchts-, Versündigungs-, Verfolgungs- und der Schuldwahn. Alle diese Wahnformen können auch im Rahmen einer Altersdepression auftreten. Die typischsten Ausprägungen, der Bestehlungs- und der Verarmungswahn, deuten dabei auf einen wichtigen menschenkundlichen Tatbestand hin. Es ist das Phänomen der nachlassenden vitalen Lebenskräfte im Alter. Diese haben sich im Laufe der biografischen Entwicklung in seelisch-geistige Gedankenkräfte verwandelt.

Ein vorzeitiger, beschleunigter oder übermäßiger organischer Alterungsprozess kann sich so in einem Übermaß von Abbauprozessen und damit in einer Abnahme von Lebensprozessen und -kräften manifestieren.

In einer bestimmten Weise sensible oder empfindsame Menschen erleben dieses Abnehmen ihrer Lebenskräfte seelisch als Mangel, als Verlust, als Verarmung oder sogar in der Gewissheit des Bestohlen-Werdens. Es finden ja tatsächlich ein Verlust und eine Verarmung statt, wenigstens aus der Sicht des irdisch-physischen Lebens.

Versuchen wir einen Blick in die jenseitige Welt nach dem Tod zu richten, so können wir es für denkbar halten, dass gerade jene vom Physischen frei gewordenen und vom Bewusstsein nicht kontrollierten Lebenskräfte, die hier als Mangel und Verlust erlebt werden, dort als Zuwachs und Gewinn zu sehen sind. Was als Verlust auf der einen Seite steht, kann Gewinn für die andere Seite bedeuten. Das gilt vielleicht in ähnlicher Weise für die Orientierungsstörungen alter Menschen. Ist es nicht denkbar, dass das Reich jener hochbetagten verwirrten Menschen gar nicht mehr in dieser Welt liegt, dass sie sich nicht mehr im Diesseits orientieren müssen, sondern jene Kräfte und Fähigkeiten sich schon auf ein Jenseits einrichten?

Jedenfalls kann uns dieser Gedanke für das Verständnis des Alterswahns und seiner typischen Thematik eine Hilfe sein. Hochbetagte Menschen mit einem wahnhaften Erleben sind weder verrückt noch bilden sie sich etwas ein – vielmehr erleben sie einen tatsächlichen Vorgang, nämlich das Abnehmen ihrer Lebenskräfte, die bereits dem physischen Leib wie auch dem leiblichen Bewusstsein entschwinden; und genau dieser Vorgang kann in wahnhafter Interpretation als physische Verarmung oder gar Bestehlung gedeutet werden.

Selbstverständlich hilft es nicht, alten, wahnhaften Menschen ihren Wahn einfach ausreden oder sie überzeugen zu wollen, dass sie irren. Vielmehr sollte man mit Geduld auf sie eingehen und sie in ihrem Erleben ernst nehmen, allerdings ohne ihren Wahn zu verstärken.

Darüber hinaus ist die besondere Form der „Erinnerungstherapie im Alter“ [→ Abschnitt 4.3.3] nicht nur für depressive, sondern auch für wahnhafte und besonders verwirrte alte Menschen ein sinnvolles und angemessenes psychotherapeutisches Verfahren. Gerade Kranke mit einem Verarmungs- oder Bestehlungswahnerleben erfahren eine neue und ungeahnte Bereicherung durch die in der Erinnerungstherapie lebendig werdenden Bilder ihres Lebens.

4.3 Demenzen – Altersverwirrtheit / Alzheimer-Demenz

4.3.1 Formen von Demenz-Erkrankungen

Verwirrtheitszustände im Alter sind meist Ausdruck einer Demenz, deren häufigste Ursache mit 60 % die Alzheimer-Demenz ist. Ca. 20 % der demenziellen Leiden sind durch eine arterielle Durchblutungsstörung des Gehirns bedingt, 10 % stellen eine Kombination von durchblutungsbedingter und Alzheimer-Demenz-Erkrankung dar, darüber hinaus gibt es noch verschiedene seltenere Ursachen.

Eine zerebrale Gefäßsklerose macht sich zunächst auf psychischem Gebiet bemerkbar mit Müdigkeit, Umkehr des Schlaf-Wach-Rhythmus, Nachlassen der Merkfähigkeit, Namens- und Wortfindungsstörungen, Gereiztheit und depressiven Stimmungen, sodann Schwindel und Kopfschmerzen. Im weiteren Verlauf werden Stimmungen und Gefühle immer labiler und unkontrollierbarer, die Wortfindungsstörungen auffallender, und es treten so genannte konfabulatorische Überbrückungen auf, das heißt auf eine harmlose Frage wie „Was haben Sie heute Vormittag gemacht?" beginnen die Betreffenden, eine ganz unwahrscheinliche Geschichte zu erzählen, weil ihr psychischer Zustand es ihnen nicht erlaubt, sich selbst und dem Fragesteller gegenüber zuzugeben, dass sie es nicht mehr wissen. Bei diesen konfabulatorischen Überbrückungen handelt es sich aber nicht um ein bewusstes Sich-Herausreden, sondern um eine unbewusste, gewissermaßen automatisch ablaufende Reaktion.

Bei der arteriosklerotischen Demenz bleibt die Persönlichkeit der Kranken länger und besser erhalten als bei primär atrophischen Formen wie der Alzheimer-Demenz.

Außerdem ist der klinische Verlauf bei der zerebralsklerotischen Demenz wechselhaft mit besseren und schlechteren Phasen, während er bei einer primär atrophischen Demenz kontinuierlich fortschreitet. Im Endzustand sehen sich aber alle Demenzen so ähnlich, dass das klinische Erscheinungsbild keine Unterscheidung mehr ermöglicht. Die Alzheimer-Demenz ist heute, wie schon gesagt, neben anderen senilen Demenzen der Häufigkeit und dem Erscheinungsbild nach die wichtigste. Sie setzt in absoluten Ausnahmefällen bereits schon vor dem 40. Lebensjahr ein, tritt auch selten in dem Lebensabschnitt zwischen dem 40. und dem 60. Lebensjahr auf, beginnt aber meist erst jenseits des 60. Lebensjahres. Sie gehört zu den primär degenerativen oder atrophischen Demenzen. Über ihre Ursachen gibt es verschiedene Hypothesen und Theorien: genetische Vererbbarkeit, eine toxische Komponente, Infektionen und Trauma nach Schädel-Hirn-Verletzungen sowie psychosoziale Faktoren werden diskutiert.

Bei der Alzheimer-Demenz handelt es sich um eine diffuse Hirnatrophie, deren Befund häufig, aber nicht immer, im Computertomogramm des Schädels zu sehen ist.

Histologisch findet man bei Alzheimer-Patient*innen im Gehirn faserige Ablagerungen in den Nervenzellen wie auch in kleinen Blutgefäßen, die aus einer Substanz bestehen, die man Amyloid-Protein nennt. Woher dieses im Gehirn kommt, ließ sich bisher nicht klären. Zwei Möglichkeiten stehen zur Diskussion: Entweder entsteht es im Gehirn selbst, oder es kommt auf dem Blutwege dorthin. Unklar scheint noch zu sein, ob dieses Amyloid-Protein auch in anderen Regionen des Körpers in der gleichen Zusammensetzung zu finden ist.

Eine inzwischen geklärte Rolle im Zusammenhang mit der genetischen Hypothese spielt das Chromosom 21, das in einer dreifachen (anstatt doppelten) Ausführung für die mongoloide Krankheit (Down-Syndrom) verantwortlich ist und das nach heutiger Kenntnis eine für die Alzheimer Erkrankung ursächliche Gen-Anomalie enthält. Die bisher vorhandenen Befunde zeigen eine nahezu 100% Wahrscheinlichkeit für das spätere Auftreten einer Demenz bei vorliegendem Down-Syndrom. Allerdings betrifft diese Ursache nur höchstens 1% aller Alzheimer-Demenz-Erkrankungen. Für die restlichen 99% der Alzheimer-Erkrankungen gibt es noch keine gesicherten Erkenntnisse zu den Ursachen. Hier bleibt die Annahme einer multifaktoriellen Entstehung auch nach heutigem Wissensstand.[41]

4.3.2 Symptomatik und phasenhafter Verlauf

Entscheidend ist das klinische Bild, das heißt die Symptomatik der Alzheimer-Demenz, die fast ausschließlich psychische Phänomene zeigt und im Vergleich dazu relativ geringe neurologische Symptome aufweist, die allerdings im Verlauf der Erkrankung bis zu ihrem Spätstadium deutlich zunehmen können.

Betroffen sind als erstes die Merkfähigkeit, später das Kurzzeitgedächtnis und erst ganz zuletzt das Altgedächtnis. Die Krankheit verläuft in drei Stadien von jeweils mindestens zwei bis drei Jahren Dauer.

Das erste Krankheitsstadium ist gekennzeichnet durch Merkfähigkeits- und räumliche Orientierungsstörungen. Die Patient*innen finden sich zwar in ihrer gewohnten, nicht mehr aber in einer neuen, fremden Umgebung zurecht. Auch die Raumauffassung selbst kann gestört sein im Sinne sehr ungenauer Abschätzungen von Richtungen und Entfernungen sowie räumlicher Beziehungen von Gegenständen zum eigenen Körper. In vielen Fällen bemerkt man eine Antriebsverminderung. Die Stimmung ist ängstlich und ratlos, häufig depressiv. In diesem ersten Stadium sind eine Krankheitseinsicht und ein entsprechendes Leidensgefühl vorhanden. Es besteht ein deutliches Bedürfnis nach partnerschaftlichen Beziehungen und zwischenmenschlicher Kommunikation.

In der zweiten Periode schreitet die Krankheit weiter fort, das Gedächtnis für etwas weiter zurückliegende Erinnerungen schwindet, Wortfindungs-, -verwechslungs- und -verstehensstörungen treten auf. Dazu kommen Probleme bei der Erkennung von bekannten Gegenständen, das heißt, ein Kranker mit einer optischen Agnosie (= optische Erkennungsstörung) weiß nicht, was er mit einer Gabel oder mit einem Kamm anfangen soll. Möglicherweise kann man es ihm auch mit Worten nicht verständlich machen, wenn er zusätzlich eine entsprechende sensorische Aphasie hat. Zeigt man ihm aber, ohne weitere verbale Erläuterungen, was mit der Gabel oder dem Kamm anzufangen ist, so wird er den Gegenstand sinnvoll benutzen. Es treten Störungen der Bewegung und der

Körperwahrnehmung auf, das heißt Verhältnis und Lage der Körperteile zueinander werden nicht mehr richtig beurteilt. Harmlose Tätigkeiten wie Ankleiden fallen den Kranken in diesem Stadium schon sehr schwer. Es können Unruhe- und Verwirrtheitszustände, besonders nachts, auftreten, und die örtliche Orientierung verliert sich jetzt selbst für die gewohnte Umgebung. Die Menschen fühlen sich an einem fremden Ort und drängen ständig „nach Hause". Die Fähigkeit zum abstrakten Denken ist geschwunden, die des begrifflichen Verstehens erheblich eingeschränkt. Eine so einfache Aufforderung wie „machen Sie bitte Ihr Bett", kann nicht mehr richtig verstanden und ausgeführt werden, weil ein „Bett machen" doch eine sehr schwierige und den Menschen in dieser Situation vollkommen überfordernde Tätigkeit wäre. Das heißt, die uns selbstverständliche Abstraktion des Wortes „machen", in dem übertragenen Sinne nur die Bettdecke auszuschütteln und glatt hinzulegen, ist unmöglich; das Wort „machen" kann nur wörtlich verstanden werden – und damit ergibt ein so einfacher Satz keine sinnvolle Aufforderung mehr.

Im dritten Stadium schließlich ist der Intelligenzabbau weiter fortgeschritten, ebenso der Schwund von Merkfähigkeit, Kurz- und Langzeitgedächtnis. Die sprachlichen Äußerungen der Patient*innen werden unverständlich und beschränken sich schließlich auf unartikulierte Laute. Auch das Verstehen von sprachlichen oder schriftlichen Äußerungen schwindet jetzt vollends, während im zweiten Stadium z.B. viele Alzheimer-Kranke noch fließend laut lesen, aber nicht mehr verstehen, was sie lesen. Es ist im dritten Stadium gar keine verbale, intellektuelle Verständigung mehr möglich. Damit entfällt natürlich auch jede angemessene Beurteilungsfähigkeit selbst alltäglicher Situationen. Die Patient*innen handeln und verhalten sich unangemessen, solange das Verstehen einer Situation über Worte und Begriffe erfolgen soll.

Gegen Ende der Erkrankung treten zunehmend neurologische Störungen auf im Sinne von Wiederholungen stereotyper Grundbewegungen, Automatismen und schließlich einer extremen Bewegungsarmut mit zunehmenden Beugekontrakturen der Gliedmaßen. Schließlich ist ein körperlich kachektischer Zustand erreicht. Die alten Menschen sterben meist an einer Lungenentzündung, da sie keine Widerstandskräfte mehr haben.

4.3.3 Alzheimer-Demenz und unsere heutige Zivilisation – Die Würde des Menschen

Die Alzheimer-Demenz macht uns wie keine zweite Erkrankung unserer Zeit auf unseren „Zivilisationsdefekt" aufmerksam: Die Überbewertung und Hypertrophie all dessen, was mit der kognitiven, intellektuellen Leistungsfähigkeit, mit Wachbewusstsein und Orientierungsvermögen, mit begrifflicher und intellektueller Selbstbestimmung und bewusstem Durchsetzungsvermögen sowie mit eigenverantwortlicher Persönlichkeitsverwirklichung zu tun hat. Diese durchaus wichtigen Fähigkeiten repräsentieren nur einen Teil des menschlichen Wesens, sicherlich einen wesentlichen, aber nicht den einzigen, an den die Würde des Menschen gebunden ist. Genau diese Seite produziert und fördert unsere intellektualisierte und technisierte Zivilisation. Andere Kulturen machen uns noch auf andere menschliche Werte aufmerksam. Angesichts der zunehmenden Zahl von Alzheimer-Kranken können und müssen wir heutigen Menschen uns wieder auf diese anderen Werte und Qualitäten besinnen.

Gemeint ist vor allem das non-verbale oder prä-verbale (vorsprachliche) Verstehen und Kommunizieren; das Erleben und Empfinden von Gefühlen, nicht durch sprachlich-begriffliche Vermittlung, sondern durch körperliches Verhalten, durch Blicke, Gesten und Taten. Zudem das Ausstrahlen einer inneren, geistig-moralischen Haltung dem Mitmenschen gegenüber, ungeachtet jeder Äußerung und des Verhaltens.

Auch wenn Alzheimer-Patient*innen die nächsten Angehörigen nicht mehr erkennen, so empfinden sie doch, was für eine seelische Ausstrahlung und Haltung diese fremd gewordenen Anverwandten ihnen entgegenbringen, in jedem einzelnen Moment der Begegnung – und immer wieder aufs Neue, denn die Erinnerung trägt nicht mehr, auch nicht das Wissen und das Verstehen. Was jetzt noch hilft, ist die unmittelbar gegenwärtige seelische Anwesenheit und Ausstrahlung; hier zählt der innerste Wesenskern des Menschen, nicht Reden oder Schreiben, nicht sein Wissen oder Tun, sondern seine innere Qualität. Die Würde des Menschen sitzt nicht im Kopf und nicht in den Händen. Sie liegt in seinem unteilbaren Menschsein begründet. Deshalb lebt selbst der/die verwirrteste Alzheimer-Patient*in (wie auch jede*r andere bewusstseinsgestörte Patient*in) in einem menschenwürdigen, geisterfüllten Dasein (auch wenn sich der menschliche Geist nicht mehr äußern kann – da ist er dennoch), und wir sind als Mitmenschen aufgerufen, diesem Menschsein, so behindert und beschränkt es uns auch erscheinen mag, mit der gleichen Achtung vor seiner Würde entgegenzutreten.

Was die Alzheimer-Krankheit uns lehren will und kann, ist zweifellos eine harte Lektion und bedarf größter Anstrengungen von uns allen. Aber es steht die Würde des Menschen auf dem Spiel, und dafür darf uns kein Preis zu hoch sein.

Dies sollte man bei den therapeutischen Bemühungen im Auge behalten. Auch wenn die „Schulmedizin" und, soweit zu sehen, bisher auch keine „alternative Medizin", eine irgendwie erfolgversprechende Therapie gegen die Alzheimer-Demenz vorzuweisen hat, gibt es dennoch sinnvolle Maßnahmen, die dem Menschen helfend gerecht werden.

Dazu gehören vor allem das Ansprechen, Anregen und Fördern der trotz aller Störungen verbliebenen Kräfte und Fähigkeiten. So können die Wahrnehmungsfähigkeiten den Patient*innen noch gute und verlässliche Dienste leisten, wenn man beachtet, dass ein Gegenstand nicht nur durch *einen*, sondern durch *mehrere Sinne* zum eventuellen Gebrauchen verständlich zu machen ist. Wenn es z.B. um das Mittagessen geht, so frage man nicht, ob der Betreffende vegetarisch oder Fleisch essen will, sondern zeige ihm die in Frage kommenden Lebensmittel, so dass er sie sehen, anfassen, riechen und vielleicht sogar schmecken kann und dabei hört, wie sie heißen und dass sie zum Mittagessen zubereitet werden sollen. Am besten wäre es, wenn die Patient*innen bei der Zubereitung dabei und vielleicht sogar noch entsprechend den Fähigkeiten mit kleinen Aufgaben beteiligt sind. Auch bei den Aufgaben, die man Alzheimer-Patient*innen übertragen möchte, ist es ganz wichtig, sie nicht nur verbal anzuleiten, sondern durch Vormachen, Mitmachen oder Nachmachen-Lassen zu zeigen, was er oder sie tun kann. Dabei empfiehlt es sich, Tätigkeiten auszusuchen, die wiederholt und am besten in einer rhythmischen Bewegungsabfolge erfolgen. Denn rhythmisches Empfinden und Bewegen ist etwas, was bei Alzheimer-Patient*innen sehr lange bestehen bleibt. Nicht nur bei praktischen Tätigkeiten und Verrichtungen, sondern auch im Musikalischen, beim

Musikvorspielen, beim Singen und beim Tanzen oder anderen rhythmischen Bewegungen zur Musik (Eurythmie, Heileurythmie).

Ein wichtiger, oben schon angesprochener Bereich ist die Vermittlung von Gefühlen auf einer vorsprachlichen Ebene, die besonders leicht zu erreichen ist bei einer inneren Übereinstimmung von Haltung, Blick, Mimik, Gestik und körperlicher Berührung mit den Patient*innen und vielleicht noch dem gleichzeitigen Singen eines bekannten passenden Liedes. Die Kranken sollte man auch in dieser Situation der „Gefühlsvermittlung“ über mehrere Sinne gleichzeitig ansprechen. Dabei ist zu bedenken, dass das Erleben von sympathischen Gefühlen das Selbstwertgefühl und Selbstbewusstsein von Alzheimer-Kranken positiv unterstützt. Schließlich sollte man die schon erwähnte Erinnerungstherapie, insbesondere in den ersten beiden Krankheitsstadien pflegen. Man fordert die Patient*innen auf, möglichst viel aus ihrem Leben zu erinnern, Bilder aufsteigen zu lassen und davon zu erzählen, eventuell unterstützt durch Musik, Lieder, Briefe und Fotos aus ihrer Kindheits- und Jugendzeit. Solche künstlerisch bildhaften Anregungen wecken die Erinnerungen an Vergangenes und lassen auch frühere Gefühle wieder wach werden. Dadurch festigt und rundet sich auf einer vorbegrifflichen Ebene das Persönlichkeitserleben und das Selbstgefühl der Kranken.

4.4 Zur Differentialdiagnose von Demenz und Depression

In den Anfangsstadien sind die Symptome von Demenz und Depression ähnlich und manchmal im höheren Lebensalter schwer zu differenzieren.

Folgende Anzeichen sprechen eher für eine Depression:

- Beginn innerhalb weniger Wochen
- depressive Stimmung kaum beeinflussbar und konstant über einen längeren Zeitraum zu beobachten
- im Verlaufe eines Tages durch Morgentief und Aufhellung am Abend gekennzeichnet
- Betroffene klagen über ihren Zustand, „Ich kann und weiß nichts mehr“.
- Das Denken ist eher gehemmt, verlangsamt, aber nicht verwirrt.
- Es besteht keine Orientierungsstörung.

Folgende Anzeichen sprechen eher für eine Demenz (Typ Alzheimer):

- langsamer Beginn über Monate
- schleichender Verlauf über lange Zeit mit zunehmender Verschlechterung
- Stimmung insgesamt eher instabil und leichter zu beeinflussen, „umzustimmen“

- Betroffene klagen wenig, verleugnen ihren Zustand, „haben keine Probleme."
- Die Orientierung hinsichtlich Ort und Zeit fällt zunehmend schwerer.
- nicht selten nächtliche Verwirrtheitszustände

Differentialdiagnose: Unterschiede der Symptomatik von Depression und Demenz

	Depression	Demenz
Beginn	rasch, schnelles Fortschreiten (Wochen, Monate), lange Krankheitsphasen, oft somatische Beschwerden, ggf. Suizidalität im Verlauf	schleichend (> 6 Monate), langsam fortschreitend
Orientierung	meist vollständig vorhanden	gestört, Verwirrtheit
Problembewältigung	Grübelzwang, häufiges Klagen	Bagatellisierung, Verharmlosung
kognitive Störungen	wenig ausgeprägt, ausgenommen Verlangsamung, Leistungsschwankungen bei Tests gleichen Schwierigkeitsgrades; häufig Schuldgefühle über vermeintliche Versäumnisse und Leistungseinbußen; gelegentlich Gedächtnisstörungen, die immer vorübergehend sind	zunehmend, z. B. bei Auffassung oder Aufmerksamkeit; Störung des Kurzzeitgedächtnisses und des Rechnens, Aphasie, Apraxie, Agnosie; Leistungsminderung bei Tests; für kognitive Beeinträchtigungen werden andere Personen oder die Umstände verantwortlich gemacht
Schlaf	Ein- und/oder Durchschlafstörung mit Grübeln	zunehmende nächtliche Unruhe und Umtriebigkeit bei Desorientiertheit
Stimmung	depressiv, Morgentief, abends Aufhellung	eher dysphorisch, schwankend, abends Abfall, gelegentlich aggressives Verhalten, Weglaufen
Sexualität	eher inaktiv	eher aktiv
soziale Aktivitäten	Rückzugstendenzen	Versuche, sozial aktiv zu bleiben und eigene Defizite zu verharmlosen
Hygiene	unauffällig	gestört
antidepressive Therapie	bessert die Beschwerden	kein Einfluss auf die Beschwerden

Literatur

1 Vgl.: Gerlinghoff, M., Backmund, H.: Ess-Störungen. Beltz Verlag Weinheim Basel 2006.

2 Vgl.: Treichler, M.: In: Fintelmann, V., Treichler, M.: Seele & Leib in Gesundheit und Krankheit. Info3 Verlag Frankfurt/Main 2019. S. 431-441. Treichler, M.: Intuitive Psychiatrie, Psychosomatik und Psychotherapie. Salumed Verlag Berlin 2022. S. 187-194.

3 Ziolko, H.-U.: Bulimie. Fortschritte der Neurologie – Psychiatrie 1985; 53 (7). S. 231-258. Ders.: Bulimie. Zeitschrift für Psychosomatische Medizin und Psychotherapie 1985; 31 (3). S. 235-246. Treichler, M.: In: Fintelmann, V., Treichler, M.: Seele & Leib in Gesundheit und Krankheit. Info3 Verlag Frankfurt/Main 2019. S. 441-449. Treichler, M.: Intuitive Psychiatrie, Psychosomatik und Psychotherapie. Salumed Verlag Berlin 2022. S. 187-194.

4 Ziolko, H.-U.: Bulimie. Fortschritte der Neurologie – Psychiatrie 1985; 53 (7). S. 231-258. Ders.: Bulimie. Zeitschrift für Psychosomatische Medizin und Psychotherapie 1985; 31 (3). S. 235-246.

5 Ströhle, A., Gensichen, J., Domschke, K.: The diagnosis and treatment of anxiety disorders. Deutsches Ärzteblatt International 2018; 115. S. 611-620.

6 Vgl.: Treichler, M.: In: Fintelmann, V., Treichler, M.: Seele & Leib in Gesundheit und Krankheit. Info3 Verlag Frankfurt/Main 2019. S. 415-430. Treichler, M.: Intuitive Psychiatrie, Psychosomatik und Psychotherapie. Salumed Verlag Berlin 2022. S. 177-181.

7 Vgl.: Strian, F.: Angst und Angstkrankheiten. C. H. Beck Verlag München 2000. Götze, P. (Hrsg.): Leitsymptom Angst. Springer Verlag Berlin Heidelberg 1984. Treichler, M.: Sprechstunde Psychotherapie. Verlag Urachhaus Stuttgart 2007. S. 391 ff. Treichler, M.: In: Fintelmann, V., Treichler, M.: Seele & Leib in Gesundheit und Krankheit. Info3 Verlag Frankfurt/Main 2019. S. 415-430. Treichler, M.: Intuitive Psychiatrie, Psychosomatik und Psychotherapie. Salumed Verlag Berlin 2022. S. 177-181.

8 Fried, E.: Warngedichte. S. Fischer Verlag Frankfurt/Main 1997.

9 Stangier, U., Fydrich, T.: Soziale Phobie und soziale Angststörung. Hogrefe Verlag Göttingen 2002.

10 Zitiert nach: Mayer, R. M.: Komm, Herr erbarm dich meiner Not. In: Koch, H. H., Keßler, N. (Hrsg.): Schreiben und Lesen in psychischen Krisen. Paranus-Verlag/Psychiatrie-Verlag Bonn 1998. S. 175.

11 Härtling, P.: Horizonttheater. Verlag Kiepenheuer & Witsch Köln 1997.

12 Vgl.: Hell, D.: Welchen Sinn macht Depression? Rowohlt Verlag Reinbek 1996. Treichler, M.: Wenn die Seele Trauer trägt – Depressionen mitfühlen, erkennen, verstehen, behandeln. Verlag Gesundheitspflege initiativ Esslingen 2010. Ders.: Danke, mir geht's gut. Wie Männer mit ihren Depressionen umgehen. Verlag Gesundheitspflege initiativ Esslingen 2004. Ders.: Sprechstunde Psychotherapie. Verlag Urachhaus Stuttgart 2007. S. 278 ff. Ders.: In: Fintelmann, V., Treichler, M.: Seele & Leib in Gesundheit und Krankheit. Info3 Verlag Frankfurt/Main 2019. Ders.: Intuitive Psychiatrie, Psychosomatik und Psychotherapie. Salumed Verlag Berlin 2022. S. 195-210.

13 Vgl.: Faust, V., Hohle, G., Wolfersdorf, M.: Diagnose der Depressionen. Otto Maier Verlag Ravensburg 1984. Hell, D.: Welchen Sinn macht Depression? Rowohlt Verlag Reinbek 1996. S. 28-29. Treichler, M.: Sprechstunde Psychotherapie. Verlag Urachhaus Stuttgart 2007. S. 278 ff. Siehe auch: https://www.deutsche-depressionshilfe.de/depression-infos-und-hilfe/was-ist-eine-depression/haeufigkeit (Juli 2024). https://www.gesundheitsforschung-bmbf.de/de/depression-internationale-studie-bringt-licht-in-die-ursachen-der-lebensfinsternis-8288.php (Juli 2024).

14 Kuiper, P. C.: Seelenfinsternis. Die Depression eines Psychiaters. S. Fischer Verlag Frankfurt/Main 1995. S. 9.

15 Vgl.: Treichler, M.: Intuitive Psychiatrie, Psychosomatik und Psychotherapie. Salumed Verlag Berlin 2022. S. 195-215.

16 Vgl.: Treichler, M.: Die Botschaft des Schmerzes. Info3 Verlag Frankfurt/Main 2017.

17 Benn, G.: Melancholie. 2. Strophe. In: Völker, L.: Anthologie deutscher Melancholie-Gedichte. Reclam Verlag Stuttgart 1983. S. 263.

18 Ringel, E.: Der Selbstmord. Abschluss einer krankhaftenpsychischen Entwicklung. Fachbuchhandlung für Psychologie Verlagsabteilung Frankfurt/Main 1981. S. 104-154. Ders.: Selbstmord – Appell an die anderen. Kaiser/Grünewald Verlag München 1976. S. 15-25.

19 Ringel, E.: Selbstmord – Appell an die anderen. Kaiser/Grünewald Verlag München 1976. S. 16.

20 Zitiert nach: Ebd. S. 20.

21 Ebd. S. 25.

22 Fiedler, P.: Dissoziative Störungen. Hogrefe Verlag Göttingen 2002.

23 Ebd. und: Treichler, M.: Sprechstunde Psychotherapie. Verlag Urachhaus Stuttgart 2007. S. 351-365.

24 Fiedler, P.: Dissoziative Störungen. Hogrefe Verlag Göttingen 2002. S. 13.

25 Vgl.: Treichler, M.: Intuitive Psychiatrie, Psychosomatik und Psychotherapie. Salumed Verlag Berlin 2022. S. 225-231.

26 Ebd.

27 Frommberger, U., Angenendt, J., Berger, M.: Post-traumatic stress disorder - a diagnostic and therapeutic challenge. Deutsches Ärzteblatt International 2014; 111. S. 59-65.

28 Ebd.

29 Treichler, M.: In: Fintelmann, V., Treichler, M.: Seele & Leib in Gesundheit und Krankheit. Info3 Verlag Frankfurt/Main 2019. S. 387-419.

30 Treichler, M.: Intuitive Psychiatrie, Psychosomatik und Psychotherapie. Salumed Verlag Berlin 2022. S. 150 ff.

31 Ebd. Kapitel XII bis XXIV.

32 https://diabsurv.rki.de/Webs/Diabsurv/DE/diabetes-in-deutschland/2-111_12_Praevalenz_bekannter_und_unerkannter_Diabetes.html (Juli 2024).

33 Treichler, M.: In: Fintelmann, V., Treichler, M.: Seele & Leib in Gesundheit und Krankheit. Info3 Verlag Frankfurt/Main 2019. S. 393-400.

34 Zitiert nach: Härtling, P. (Hrsg.): Lebensalter. C. H. Beck Verlag München 2003. S. 218.

35 Treichler, M.: Intuitive Psychiatrie, Psychosomatik und Psychotherapie. Salumed Verlag Berlin 2022. S. 217-224. Treichler, M.: In: Fintelmann, V., Treichler, M.: Seele & Leib in Gesundheit und Krankheit. Info3 Verlag Frankfurt/Main 2019. S. 400-414.

36 Vgl. ausführlich zu Burnout und den anderen Erschöpfungskrankheiten: Treichler, M.: Das erschöpfte Ich. Burnout erkennen, verstehen, vermeiden. Verlag Gesundheitspflege initiativ Esslingen 2013. Treichler, M.: In: Fintelmann, V., Treichler, M.: Seele & Leib in Gesundheit und Krankheit. Info3 Verlag Frankfurt/Main 2019. S. S.387-419. Ders.: Intuitive Psychiatrie, Psychosomatik und Psychotherapie. Salumed Verlag Berlin 2022. S. 217-224.

37 Zitiert nach: Burisch, M.: Das Burnout-Syndrom. Theorie der inneren Erschöpfung. Springer Verlag Berlin Heidelberg 2014. S. 2.

38 Fels, L.: Akkordgedicht. Zitiert nach: Härtling, P. (Hrsg.): Lebensalter. C. H. Beck Verlag München 2003. S. 158.

39 Ausführlichere Darstellungen zu Burnout, Risikofaktoren, Prävention und Therapie: Treichler, M.: Das erschöpfte Ich. Burnout erkennen, verstehen, vermeiden. Verlag Gesundheitspflege initiativ Esslingen 2013. Ders.: In: Fintelmann, V., Treichler, M.: Seele & Leib in Gesundheit und Krankheit. Info3 Verlag Frankfurt/Main 2019. S. 387-415. Ders.: Intuitive Psychiatrie, Psychosomatik und Psychotherapie. Salumed Verlag Berlin 2022. S. 217-224.

40 Gryphius, A.: Tränen in Schwerer Krankheit (Auszug). Zitiert nach: Härtling, P. (Hrsg.): Lebensalter. C. H. Beck Verlag München 2003. S. 247.

41 Alzheimer Forschung Initiative e.V. (AFI): https://www.alzheimer-forschung.de/alzheimer/wasistalzheimer/genetische-grundlagen/ (September 2024).

KAPITEL V
Schöpferische / kreative Krisen

An die Parzen

Nur einen Sommer gönnt, ihr Gewaltigen!
Und einen Herbst zu reifem Gesange mir,
Dass williger mein Herz, vom süßen
Spiele gesättiget, dann mir sterbe.

Die Seele, der im Leben ihr göttlich Recht
Nicht ward, sie ruht auch drunten im Orkus nicht;
Doch ist mir einst das Heilge, das am
Herzen mir liegt, das Gedicht, gelungen,

Willkommen dann, o Stille der Schattenwelt!
Zufrieden bin ich, wenn auch mein Saitenspiel
Mich nicht hinab geleitet; Einmal
Lebt ich, wie Götter, und mehr bedarfs nicht.[1]

Friedrich Hölderlin (1770-1843)

1. Zu Kreativität und schöpferischen Fähigkeiten

Der Begriff „schöpferische Krisen" (oder „kreative Krisen") ist sehr allgemein und unscharf. Ich verstehe darunter Krisen schöpferischer/kreativer Menschen (Kunstschaffende, z. B. Maler, Bildhauer, Musiker, Komponisten, Dichter und Schriftsteller, aber auch Wissenschaftler und Forscher), die

- in Zusammenhang mit einem kreativen Schaffensprozess entstehen,
- nach einem Unfall oder einer Erkrankung einen schöpferischen Prozess oder eine kreative Entwicklung auslösen oder
- den bisherigen Stil einer kreativen (schöpferischen) Tätigkeit wesentlich beeinflussen bzw. verändern.

So kann man den Unfall von Frida Kahlo (1907-1954) [→ Kapitel III, 5.1 Zum ersten Mondknoten] auch als eine „schöpferische Krise" interpretieren, die mit der Zeit des ersten Mondknotens zusammenfiel.

Es soll nicht unerwähnt bleiben, dass natürlich alle Menschen kreativ (schöpferisch) sind – aber eben nicht in der gleichen Weise und Intensität – und nicht alle gründen ihre berufliche Tätigkeit darauf.

Alle Menschen haben und brauchen kreative Fähigkeiten zur Bewältigung ihrer Krisen im Leben. Deshalb sei kurz auf die Begabung zur Kreativität eingegangen: Wie können wir Kreativität/schöpferische Fähigkeit charakterisieren, was gehört dazu, welche Eigenschaften sind dabei wichtig?

Voraussetzungen für Kreativität und schöpferische Fähigkeiten:

I. Als erstes ist ein starker innerer Impuls (intrinsische Motivation) zu nennen, ohne den keine kreative Tätigkeit in Gang kommt. Dieser Impuls bezieht sich meist darauf, „etwas sagen" zu wollen (oder „zu müssen"), d. h. den Impuls zu einer Aussage, einer Botschaft. Man kann diesen Impuls zu einer Aussage auch als (z.B. künstlerische oder wissenschaftliche) Vision erleben.

II. Schöpferische Fantasie, um aus dem Impuls etwas zu machen

III. Eine Ausdrucks- und Darstellungsfähigkeit, um dem durch Fantasie oder Nachdenken angereicherten Impuls eine angemessene Gestalt zu geben

IV. Für eine angemessene Ausdrucksfähigkeit ist es notwendig bzw. sinnvoll, die Darstellung in einem bestimmten (künstlerischen) Medium erlernt zu haben und/oder sie zu beherrschen.

V. Ein inneres Gefühl der Überzeugung und die Begeisterung, dass es gut, wichtig oder notwendig ist, den inneren Impuls auszudrücken, in einem Medium sicht-, hör- und erlebbar zu machen

VI. Gleichzeitig die Fähigkeit zu Selbstkritik, sowohl in Bezug auf den Impuls als auch auf die Fähigkeit der angemessenen Darstellung/des passenden Ausdrucks – die eigene Kritik schützt vor Selbstüberschätzung.

VII. Eine Offenheit, sich aus der Welt anregen zu lassen (um aus der reinen Selbstbeschäftigung herauszukommen), wobei es sich im Sinne von Transzendenz oder Spiritualität auch um eine geistige Dimension handeln kann.

VIII. Der innere Impuls (die innere Motivation) kann wach- oder unbewusst sein und aus einem starken inneren seelischen, einem spirituellen, oder auch aus einem sinnlichen Erleben kommen.

Diese Qualitäten allein machen natürlich kein künstlerisches Genie! Es sind ganz offensichtlich Fähigkeiten, die wir alle – mehr oder weniger – besitzen und zur Bewältigung unseres Alltags, ganz besonders bei Krisen, einsetzen. Deshalb ist es nicht überraschend, dass das Einüben und die Pflege künstlerisch-kreativer Tätigkeiten dabei helfen, Krisen im Leben zu bewältigen. Was wiederum nicht bedeutet, dass Künstler oder kreativ tätige Menschen vor Krisen geschützt wären. Aber wenn Menschen in der Lage sind, ihre kreativen Fähigkeiten in Krisensituationen einzusetzen, so werden sie diese besser bewältigen.

2. Die schöpferischen / kreativen Krisen

Schöpferische/kreative Krisen entstehen aus dem Zusammenwirken von äußeren und inneren Faktoren, der Persönlichkeit und Lebenserfahrung des Menschen.

Als äußere Faktoren, die eine kreative Krise auslösen, z. B. bei Künstlern (die ich beispielhaft auch für andere Bereiche nenne), kommen in Betracht:

- Erfolglosigkeit
- zu wenig oder keine Aufträge
- finanzielle Not
- räumliche Beengtheit (z. B. kein Atelier)
- keine Ausstellungs- oder Veröffentlichungsmöglichkeit
- schlechte Kritiken
- Ausgrenzung und Ablehnung

Als innere Faktoren spielen eine Rolle:

- Erschöpfung
- mangelnde Fantasie
- wenig Selbstvertrauen
- zu viel Selbstkritik
- fehlende mitmenschliche Unterstützung
- Beziehungskrisen
- ausbleibende Impulse
- Krankheiten
- Lebenskrisen

Schöpferische Krisen sind keine Krankheiten, sie sind nicht pathologisch, man muss sie nicht therapieren, sie gehören – mehr oder weniger – zu einem kreativen Prozess dazu, insofern jeder schöpferische Prozess ein Ringen, oft ein Kampf, nur selten „eine leichte Geburt" ist. Menschen in Krisen brauchen Unterstützung, Beistand, Begleitung und – vor allem – den Glauben an sie, von Personen, die ihnen wichtig sind. Dann sind die Krisen zu bewältigen und erweisen sich oft nachträglich als fruchtbar.

2.1 Zur Bewältigung schöpferischer Krisen

Zur Bewältigung und Überwindung von kreativen Krisen brauchen schöpferische Menschen als wesentliche Hilfe und Unterstützung drei Formen von Vertrauen:

- Ein *Vertrauen in die Kunst* (oder den jeweiligen Bereich der schöpferischen Betätigung: Forschung, Religion, Wissenschaft u. a.)
- Ein gesundes *Selbstvertrauen und Selbstwertgefühl* – dafür benötigt jeder die Anerkennung von anderen Menschen, dass jemand „an einen glaubt", dass Mitmenschen einem ihr Vertrauen schenken

- Ein *Vertrauen in Mitmenschen*, dass sie Anerkennung, Hilfe und Unterstützung geben und der betreffende schöpferische Mensch in einer Krise diese auch annehmen darf

Wenn aus (und mit) den oben genannten Fähigkeiten I bis VIII ein guter Kunstschaffender werden soll, so bedarf es zusätzlich neben Fleiß und Können, Beharrlichkeit und Durchsetzungsfähigkeit, sicher auch noch dessen, was man mit dem ungenauen Begriff der *Begabung* bezeichnet; und dazu die Möglichkeit oder Gelegenheit, die Begabung zu realisieren, d. h. aus der Befähigung *etwas zu machen*: In einem Wechselspiel zwischen schöpferischem Ich und der Welt.

> *„Das Erleben des Menschen ist etwas Kompliziertes. Es ist dieses unterbewusste Wissen der Seele das, was der eigentliche Impuls der künstlerischen Fantasie ist.“*[2]
>
> Rudolf Steiner

Aus Fantasie, Impuls und Gestaltungswille schafft der Künstler – und selbst wenn er etwas Gesehenes genau wiedergibt, so ist es doch eine Neuschöpfung, nach seinem Erleben.

„Kunst gibt nicht das Sichtbare wider – Kunst macht sichtbar.“[3] Dieser berühmte Satz des Malers Paul Klee (1879-1940) deutet auf die originäre Schöpferkraft von Kunst und Künstler hin. Klee selbst erlebte ab 1935, zur Zeit seines dritten Mondknotens, in seinem 57. Lebensjahr den Beginn einer schweren Erkrankung (Sklerodermie) als biografische und schöpferische Krise, die auch sein künstlerisches Schaffen veränderte und beeinträchtigte.

Kunstschaffen ist schöpferisch, es entsteht etwas Neues, vorher nicht Dagewesenes, damit ist es einem Risiko ausgesetzt: dass das Geschaffene nicht „rein“ im Sinne des Schöpfers bleibt und nur so wahrgenommen wird, wie der Autor des Werks es gemeint hatte. Es ist in die Welt gekommen und kann sich verändern bzw. verändert werden; es wird rezipiert und interpretiert. Es ist aus der „Sphäre des Autors entlassen“ und als Werk eines Künstlers in die Welt und in das Leben hineingegeben, oft in die Verantwortung anderer.

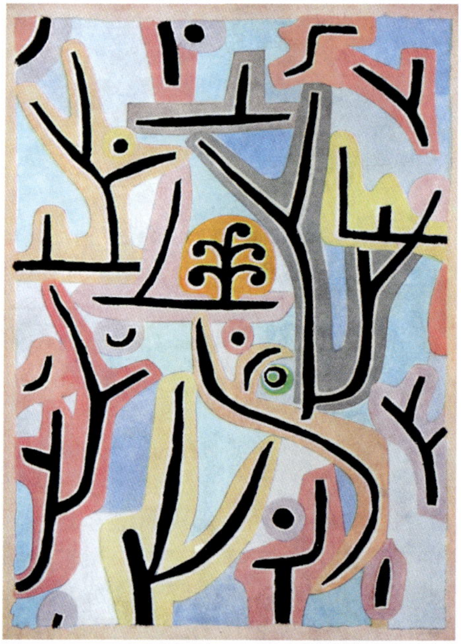

Paul Klee: Park bei Lu (1938)[4]

> *„Kunst soll das ausdrücken, was der Künstler in sein Gestalten hineinzulegen nur dadurch imstande ist, dass seine Seele es im Zusammenhang mit der Welt erlebt, dass sein Leib ein mikrokosmisches Abbild ist des ganzen Makrokosmos.“*[5]
>
> Rudolf Steiner

„Kunst verhält sich zur Schöpfung gleichnisartig. Sie ist jeweils ein Beispiel, ähnlich wie das Irdische ein kosmisches Beispiel ist.“[6]

Paul Klee

Kunst ist immer individuelle Schöpfung, aus Fantasie und Vorstellung, mit Energie, Spiel und Wille, mit Sinn und Ziel, teils bewusst, teils unbewusst geschaffen, aus persönlichem Ringen und oft aus Schmerzen entstanden. *„Kunst ist wie Schöpfung: sie gilt am ersten wie am letzten Tag“*, wusste Paul Klee.[7]

Es ist deutlich: In den oben genannten Qualitäten (I bis VIII) steckt viel Potential, sowohl zur Kreativität als auch zur Krise. Denn ist nur eine der genannten Fähigkeiten (I bis V) nicht so stark wie von der schöpferischen Persönlichkeit in einer bestimmten Situation erwartet (bzw. die Selbstkritik zu intensiv, oder die Qualitäten VII und VIII zu schwach), so kann darin schon der Anlass zu einer kreativen Krise liegen. Immer, wenn Anspruch und Wirklichkeit im Ergebnis einer Gestaltung für den Künstler nicht übereinstimmen, vermag sich die Unzufriedenheit zur Krise zu steigern – und der Drang besser, vollkommener im Ausdruck zu werden, treibt den kreativen Menschen weiter an, unter Krisen und Klagen, oft mit melancholischen Verstimmungen und Erschöpfung bis zu schweren Depressionen mit Versagensängsten und Zukunftssorgen, bis er schließlich die „richtige Form“ doch noch erringt.

Dabei spielen melancholische bzw. depressive Zustände der schöpferischen Menschen eine herausragend wichtige Rolle.

3. Melancholie, Kreativität und Genialität

Bereits Aristoteles (385-323 v. Chr.) beschrieb, dass es eine besondere Beziehung zwischen melancholischem Temperament und dessen Steigerung zur pathologischen Melancholie gibt. Im XXX. Buch der „Problemata Physica“ von Aristoteles finden wir eine Charakterisierung des Melancholikers, die nicht zuletzt Albrecht Dürer (1471-1528) zu seiner *Melencolia I* inspirierte.

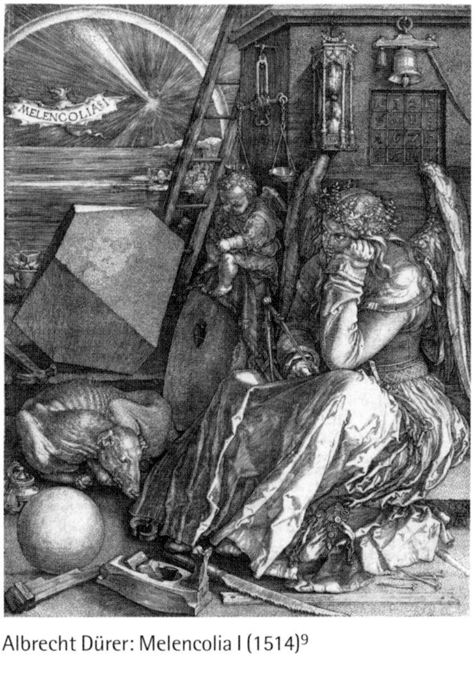

Albrecht Dürer: Melencolia I (1514)[9]

Aristoteles begann mit einer bemerkenswerten Frage, die zugleich auch schon die Antwort enthält: *„Wie kommt es, dass alle überragenden (genialen) Persönlichkeiten in Philosophie, Politik, Dichtung und Kunst offenbar Melancholiker sind; und zwar ein Teil von Ihnen in solchem Grade, dass sie sogar von krankhaften Erscheinungen, die von der schwarzen Galle ausgehen, ergriffen werden?“*[8]

Aus der griechischen Heroengeschichte zählte Aristoteles als Beispiele Ajas, Bellerophon und Herakles auf; aus der Philosophiegeschichte nannte er Empedokles (495-435 v. Chr.), Sokrates (469-399 v. Chr.) und seinen Lehrer Platon (428-348 v. Chr.) sowie – als ein Beispiel für die Politik – Lysander, den bedeutendsten Staatsmann seiner Zeit.[10]

Aristoteles folgte in seiner Beschreibung der hippokratischen Krankheitslehre und führte die Krankheit Melancholia auf die Galle zurück: „*Auch die schwarze Galle, die von Natur aus kalt ist, kann, wenn sie im Körper das rechte Maß überschreitet, Lähmungen, Erstarrungen, Depressionen oder Angstzustände hervorrufen. Wird sie aber übermäßig erwärmt, so ruft sie Ausgelassenheit, so dass man singt, und Ekstasen hervor.*“[11]

Aristoteles charakterisierte also bereits einen warm- und einen kaltblütigen melancholischen Zustand, in heutigen Begriffen die manisch-depressive Erkrankung bzw. die bipolare Psychose.[12] Neben diesen abnormen und eindeutig pathologischen Erscheinungen beschrieb Aristoteles noch einen dritten Typus melancholicus, dessen warme und kalte Galle sich in einem ausgewogenen Mischungsverhältnis befinden, die deshalb „vernünftiger und weniger abnorm“ sei. Von diesen Gemäßigten, bei denen ein optimales Mischungsverhältnis von Kalt- und Warmgalligkeit besteht, sagte er: „*In vielen Dingen aber überragen sie die anderen. Die einen durch ihre Bildung, die anderen durch künstlerisches Können, wieder andere durch politische Wirksamkeit.*“ Diese Persönlichkeiten bezeichnete er als außergewöhnliche, überragende (geniale) Menschen. „*Sie neigen aber*“, schrieb Aristoteles weiter, „*wenn sie sich aus den Augen verlieren, zu den melancholischen Krankheiten.*“[13] In diesem Halbsatz deutete Aristoteles an, dass die genialen Menschen nämlich nicht aufgrund einer Erkrankung genial seien, sondern aufgrund ihrer Naturanlage, also ihrer Persönlichkeitsstruktur: einer gemäßigten Warmgalligkeit in harmonischem Verhältnis zur kalten Galle. In dieser „Naturanlage“ aber liegt, „wenn sie sich aus den Augen verlieren“, also, so würde man heute sagen, wenn der Mensch nicht mehr genügend auf sich achtet, wenn er seine Grenzen nicht kennt, die Kontrolle verliert, wenn sein Ich den Ausgleich zwischen den seelischen Erscheinungen von Warm- und Kaltgalligkeit, also zwischen extremen Begabungen, nicht halten kann, dann liegt in dieser Persönlichkeit auch die Gefahr des Abnormen, des Krankhaften, als die andere Seite der Medaille der Genialität: Genie und Wahnsinn.

Zur seelischen Naturanlage des Melancholikers gehören nach Aristoteles im Sinne der genialen Persönlichkeiten das *Tiefsinnige in Weisheit und Bildung*, das *Schönsinnige in der künstlerischen Begabung* und das *Starksinnige in der politischen Wirksamkeit.*

Die Tiefe als Qualität bezieht sich auf Sinn und Bedeutung, auf den Tiefsinn, aber auch auf das Dunkle, den Abgrund und die Gefahr; Wirksamkeit und Bedeutung betreffen die Schwere, das deutliche Gewicht, Schwer- und Anziehungskraft der Erde, das Verhaftet-Sein am Materiellen, die Zweckgebundenheit, die Orientierung an Leistung und Erfolg; das Schöne bezieht sich auf alles Sinnliche, wie auch auf das Sinnlich-Übersinnliche, auf das Wesenhafte der Dinge.

Hier deutete Aristoteles die Risiken und Chancen der melancholischen Begabung und Veranlagung in ihrer Polarität an: die Risiken in der Gegensätzlichkeit von warm und kalt als Naturanlage; und in der menschlich-individuellen Polarität von Genie und Krankheit. Die Chancen liegen in der Möglichkeit, „sich *nicht* aus den Augen zu verlieren“, die Warmgalligkeit in einem harmonischen Maß zur kalten Galle zu halten. Eine

Aufforderung zu Achtsamkeit, zu Selbsterziehung und auch zu therapeutischen Interventionen in den eingetretenen Fällen von krankhafter Melancholie oder Manie.

Es ist sicher kein Zufall, wenn Aristoteles gerade an der Melancholie die Grundfrage nach Begabung oder Erkrankung aufzeigte, und die Aufforderung in dieser typisch menschlichen Risiko-Chancen-Situation darin liegt, „sich nicht aus den Augen zu verlieren".

4. Beispiele für schöpferische Krisen und deren Bewältigung

4.1 Goethe

Als erstes Beispiel möchte ich an die wohl berühmteste schöpferische Krise der Weltliteratur erinnern: an Goethes Weimarer Krise in seinem zweiten Mondknoten:

Es war Flucht. *„Den 3. September 1786 – Früh um drei Uhr stahl ich mich aus Karlsbad, weil man mich sonst nicht fortgelassen hätte. Die Gesellschaft, die den achtundzwanzigsten August, meinen Geburtstag, auf eine sehr freundliche Weise feiern mochte, erwarb sich wohl dadurch ein Recht, mich fest zu halten; allein, hier war nicht länger zu säumen. Ich warf mich, ganz allein, nur einen Mantelsack und Dachsranzen aufpackend, in eine Postchaise und gelangte halb acht Uhr nach Zwodau, an einem schönen stillen Nebelmorgen. Die obern Wolken streifig und wollig, die untern schwer. Mir schienen das gute Anzeichen. Ich hoffte, nach einem schlimmen Sommer einen guten Herbst zu genießen."*[14]

Der 3. September 1786 war der Geburtstag seines Dienstherren, des Herzogs – und fünf Tage nach seinem 37. Geburtstag, dem zweiten Mondknoten.

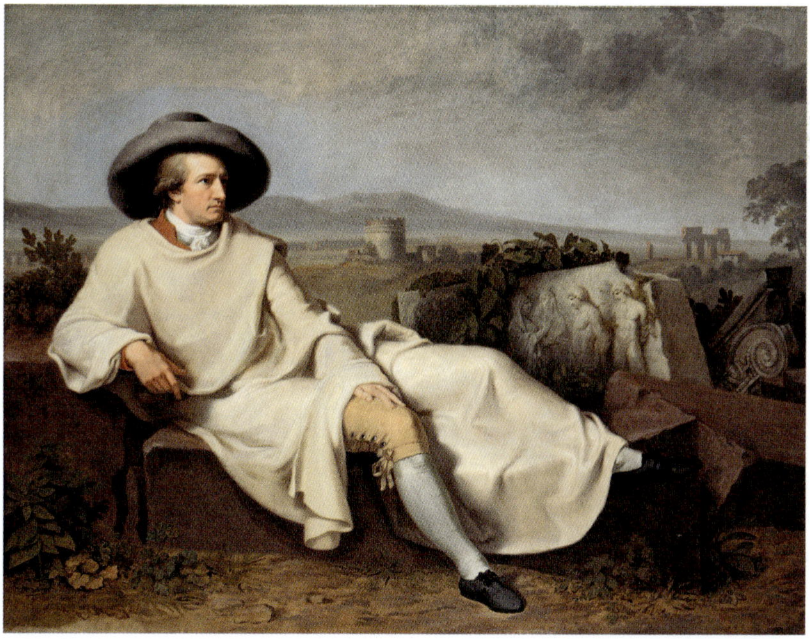

Johann Heinrich Wilhelm Tischbein (1751-1829): Goethe in der römischen Campagna (1787)[15]

Die vorangegangenen zehn Jahre waren für Goethe nicht einfach gewesen. Er war Minister und Geheimer Rat, mit dem jungen Herzog eng befreundet, bei Hofe und in der Stadt Weimar angesehen. Er hatte viele Aufgaben und sowohl gesellschaftliche als auch ministerielle Verpflichtungen, mit denen er sich abmühen musste. Denn seine ureigenen Bedürfnisse waren doch die Dichtung und die Wissenschaften – und beide kamen sehr zu kurz unter den Pflichten in Weimar.

Schon im September 1780 schrieb er an Charlotte von Stein (1742-1827): „*Und wenn ich denke ich sitze auf meinem Klepper und reite meine pflichtmäßige Station ab, auf einmal kriegt die Mähre unter mir eine herrliche Gestalt, unbezwingliche Lust und Flügel und geht mit mir davon.*“[16]

Sechs Jahre später hatte Goethe genug von dieser Doppelexistenz als Amtsschimmel und (meist verhinderter) Pegasus; er fühlte „*seine poetische Ader austrocknen*“[17], er wollte den „Tasso“ und den „Egmont“ fertig schreiben, blieb aber stecken, kam auch mit der „Iphigenie“ nicht voran und sollte den „Werther“ noch mal überarbeiten. Es war eine lang sich hinziehende schöpferische Krise, die nur in seinem Innern rumorte – im äußeren Leben schien er erfolgreich und gesellig, war aber innerlich unruhig und unglücklich. Er verheimlichte seine Fluchtpläne sowohl vor seiner Freundin Charlotte von Stein als auch vor seinem Freund, dem Herzog. So waren alle überrascht, viele gekränkt von dem unerwarteten Verschwinden Goethes über Nacht. Und er blieb lange von Weimar fern: erst nach Ostern 1788, eineinhalb Jahre nach Beginn seiner Flucht, machte er sich von Rom aus wieder auf den Heimweg nach Weimar. Seine schöpferische Krise überwand er erfolgreich. Er hatte seine geplanten Dichtungen vollendet, neue begonnen, botanische Beobachtungen gemacht, die Urpflanze und das Gesetz der Metamorphose der Pflanze entdeckt und von der ganzen Reise einen Bericht in Tagebuchform geschrieben (nachträglich überarbeitet und ergänzt): die „Italienische Reise“.

Goethe fand durch diese Flucht wieder zu sich selbst und seinen eigenen – kreativen – Impulsen, zu Dichtung und Wissenschaften zurück.

In den ersten zehn Jahren in Weimar war das Schreiben bei Goethe zu kurz gekommen, zu stark waren Pflichten und gesellschaftliches Leben. Die extravertierte Lebeweise, die *Diastole*, wie Goethe es selbst nannte, stand der Besinnung und Verinnerlichung, der *Systole*, die zum Dichten und Schreiben unerlässlich ist, im Weg. Gelegentliche melancholische bis depressive Verstimmungen machten das Ertragen der Zeit nur schwerer. Für Goethe waren Krisen und Krankheiten die notwendigen *Systolen*, die „Zusammenziehungen“ für Besinnung und Vorbereitung, um die Diastolen, die „Ausfließungen“ ins Leben des gewöhnlichen Alltags mit seinen Verpflichtungen auszugleichen und fruchtbar zu machen.

Goethe hatte schon mehrmals eine Reise nach Italien geplant, dem Land seiner Sehnsucht; doch es wurde bisher nichts daraus. Erst jetzt, an seinem zweiten Mondknoten, konnte er die Reise verwirklichen, nun war es an der Zeit: die biografische Frage nach den eigenen Lebenszielen war nicht mehr zu überhören, zu überspielen oder zu verdrängen. Er spürte, dass diese Krise eine Entscheidung von ihm verlangte, und er entschied sich für die Flucht nach Italien, um dort zu sich selbst zu finden.

Der mehrfache Perspektivwechsel auf dieser Reise half ihm, die Krise fruchtbar zu bewältigen. Ein Wechsel von Landschaft und Kultur, von Menschen und Sprache, von Themen und künstlerischem Medium: Goethe malte und zeichnete viel während der Italienreise und nahm sogar Unterricht, reiste zeitweilig in Gesellschaft von Malern und traf sich gern mit Künstlern.

Durch diese Anregungen fühlte er seine inneren künstlerisch-kreativen Impulse wachsen und reifen, zu eigenen Arbeiten. Die Krise löste sich auf, er war seinen ureigenen Lebensthemen wieder auf der Spur.

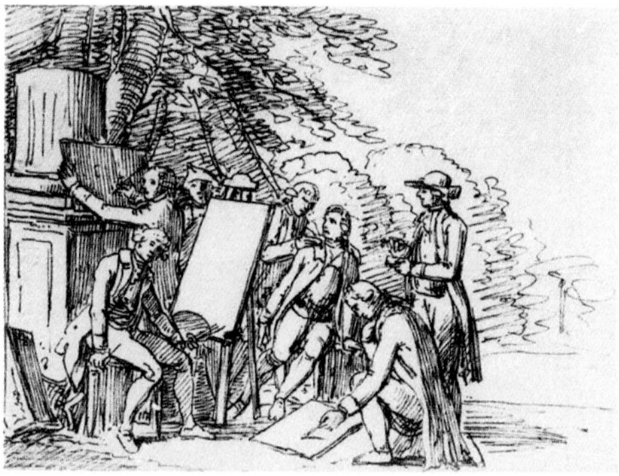

Friedrich Bury (1763-1823): Goethe im Kreise von Künstlern in Rom[18]

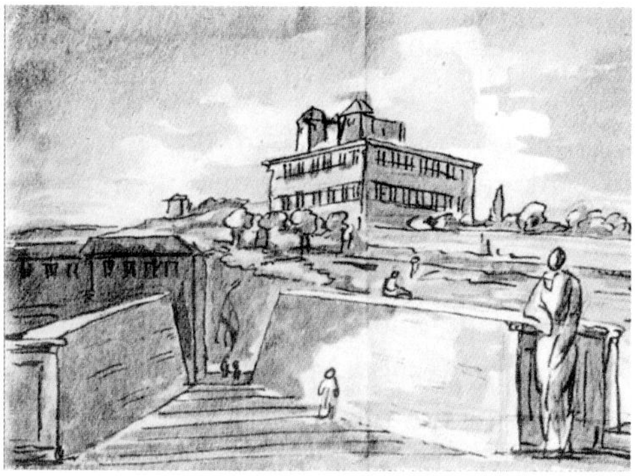

Goethe-Zeichnung: Villa Medici von der Salita di San Sebastiano aus gesehen[19]

4.2 Matisse

Ganz anderer Art zeigten sich die Krisen bei Henri Émile Benoît Matisse (1869-1954). *„Henri Matisse war nicht zum Maler bestimmt, sondern, wie er sagte, ‚Sohn eines Samenhändlers, dem ich im Geschäft nachfolgen sollte'.“*[20]

Matisse war weder ein Wunderkind des Malens wie Picasso (1881-1973) noch schien er früh begabt oder aus einer inneren Begeisterung zur Malerei gekommen. Es ergab sich eher als „Schicksalszufall“. Seine schwache Gesundheit bewahrte ihn davor, das elterliche Lebensmittelgeschäft, dem eine Farben- und Samenhandlung angeschlossen war, zu übernehmen. So begann er in Paris ein Jura-Studium. Nach Abschluss arbeitete er zunächst als Anwaltsgehilfe in einer Kanzlei. 1890 erkrankte er an einer Blinddarmentzündung, die man damals noch nicht routinemäßig operieren konnte. Er war fast ein Jahr bettlägerig krank. Zum „Zeitvertreib“ brachte ihm seine Mutter aus der eigenen Farbenhandlung einen Malkasten mit. (Man erinnere sich an Frida Kahlo, die aus einer ähnlichen Situation zur Malerei kam. Er hatte allerdings schon während seiner Tätigkeit im Anwaltsbüro Zeichenunterricht genommen.) Nun wuchs sein Interesse. Nachdem er sich in seinem 21. Jahr nach der Krankheitskrise endgültig für die Malerei entschlossen hatte, zog er 1891 nach Paris zum Studium. Nach einem Vorbereitungskurs für die Aufnahme an der Akademie bestand er die Prüfung nicht und besuchte deshalb eine Kunstgewerbeschule. Erst 1895 absolvierte er dann die Aufnahmeprüfung der Kunstakademie. 1898 verließ Matisse die *Ecole des Beaux-Arts.* Bei mehreren Reisen entdeckte er seine Begeisterung für Licht und Farben des Südens. Aber als Maler blieb er erfolglos. Weder von seinen Bildern noch von dem Geschäft seiner Frau als Modistin konnte das junge Paar leben. Ziemlich entmutigt verdiente er Geld für den Lebensunterhalt als Maler von dekorativen Girlanden für die Weltausstellung in Paris 1900.

Er war jetzt dreißig Jahre alt und erlebte die erste Lebenskrise, er war erschöpft von der körperlichen Arbeit bei der Weltausstellung, fühlte sich kraftlos und zweifelte: War es die richtige Entscheidung für die Malerei? Sollte er nicht doch etwas anderes versuchen?

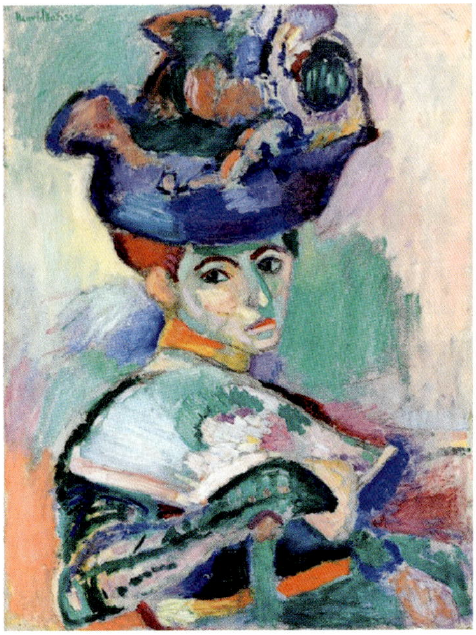
Henri Matisse: Frau mit Hut (1905)[21]

Er überwand die Entmutigung und Zweifel (auch dank der Unterstützung seiner Frau, die an ihn glaubte) und suchte energisch nach Ausstellungsmöglichkeiten für seine Bilder, und er entdeckte die Farben in ihrer ganz eigentümlichen Qualität. Er setzte diese in neuer und ungewohnter Art in seinen Bildern ein.

Aufgrund dieser starken und eigenwilligen Farbgestaltung nannte man Matisse und seine Künstler-Freunde Les Fauves (Die Wilden); der Fauvismus als Kunstrichtung war geboren.

„In den Anfängen des Fauvismus glaubten wir eine kurze Zeit lang, alle Farben gleichzeitig zur Geltung bringen zu müssen und keine opfern zu dürfen. Später kamen wir dann wieder auf Nuancen zurück, die uns geschmeidigere Elemente lieferten als die flachen, ebenmäßigen Töne.

Die Ästhetik der Impressionisten schien uns ebenso mangelhaft wie die Technik des Louvre, und wir wollten direkt auf das zugehen, was wir nötig hatten, um uns auszudrücken. Der Künstler fühlte sich beengt durch all die Techniken der Vergangenheit und der Gegenwart und fragte sich: ‚Was will ich?' Dies war die vorherrschende Sorge des Fauvismus. Wenn der Künstler von seinem Inneren ausgeht und einfach drei Farbflecken setzt, so beginnt er, sich von solchen Zwängen zu befreien.“[22]

Nach Skandalen bei Ausstellungen kauften Sammler die Bilder von Matisse und sein „Marktwert“ stieg, so dass er von seiner Kunst leben konnte. Er wurde ein erfolgreicher Maler. Später beabsichtigte er, mit den Bildern vornehmlich Freude bei den Betrachtern auszulösen.

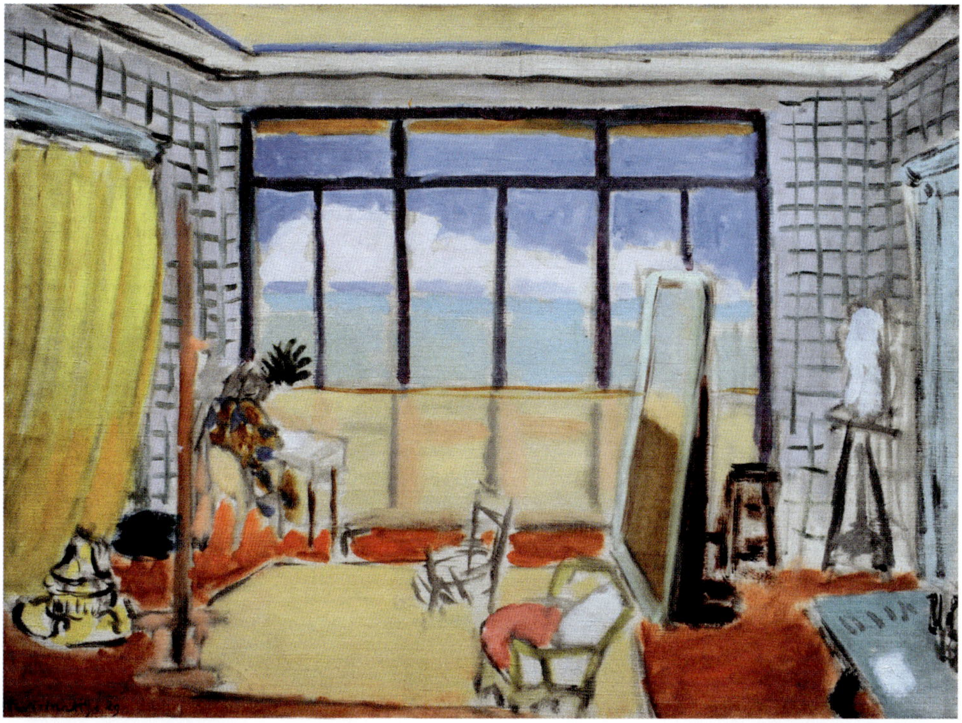

Henri Matisse: Im Studio bei Nizza (1929)[23]

Seit 1916 ließ sich Matisse auf ärztliches Anraten an der Cote d'Azur in Nizza nieder, um seine chronische Bronchitis auszuheilen. Der Süden und dessen Leichtigkeit wurden Themen der Bilder und prägten seinen Malstil.

„Ich strebe nach einer Kunst des Gleichgewichts, der Reinheit – einer Kunst, die weder beunruhigt noch verwirrt. Ich möchte, dass der müde, überlastete, gebrochene Mensch vor meinen Bildern Frieden und Ruhe findet."[24]

1941 (zweiundsiebzigjährig), während des Zweiten Weltkriegs, musste sich Matisse wegen einer Darmkrebserkrankung in Lyon bei Prof. René Leriche (1879-1955) einer großen Operation unterziehen. Monate lang war er krank und bettlägerig, überstand zwei Lungenembolien. In den folgenden Jahren blieb er sehr viel ans Bett gebunden, weil er infolge eines Narbenbruchs nicht mehr lange stehen konnte. Es war ihm nach der schweren Erkrankung ein „zweites Leben" geschenkt, wenn auch mit körperlichen Einschränkungen. Daraus entwickelte sich eine erneute Lebens- und schöpferische Krise: er war „gezwungen", seinen Malstil zu ändern und widmete sich vorwiegend den berühmten Scherenschnitten und großflächigen Collagen, die er mit einem langen Stock von seinem Bett aus an der Wand über sich gestalten konnte.

Mit starkem kreativem Gestaltungswillen und ausgeprägter künstlerischer Fantasie überwand Matisse die Lebens-, Krankheits- und schöpferische Krise ab seinem zweiundsiebzigsten Lebensjahr und empfand es als Gnade, dass ihm „ein zweites Leben" geschenkt war.

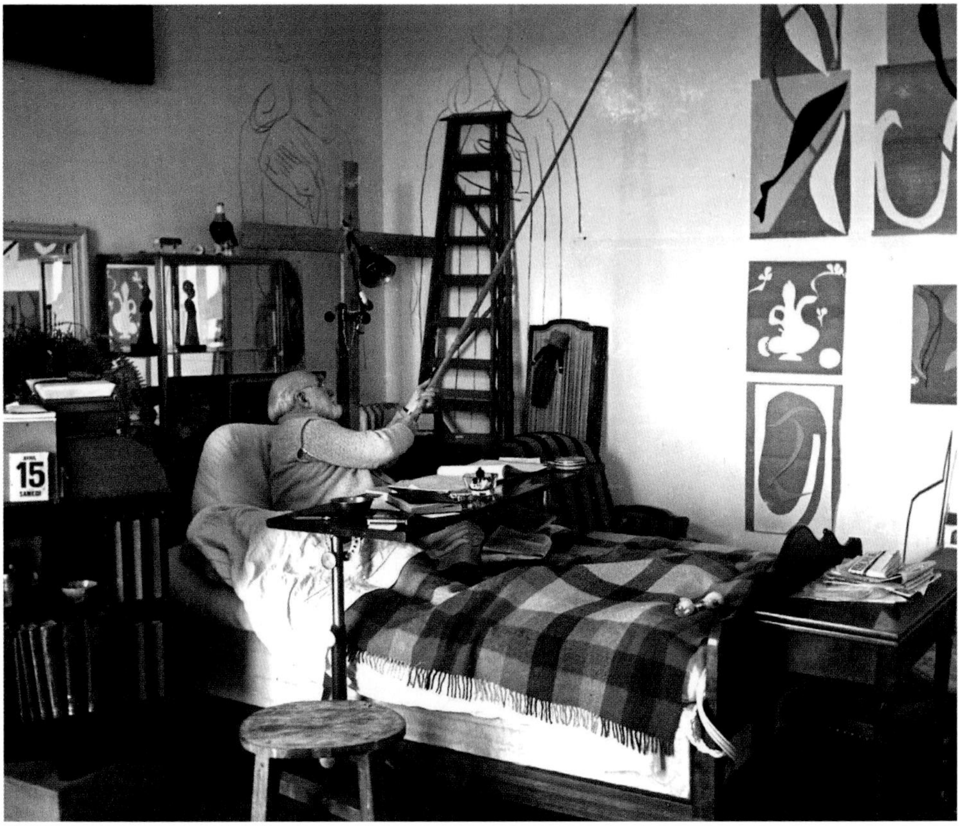

Henri Matisse, durch Krankheit bettlägerig und dennoch künstlerisch tätig[25]

„Es ist nicht mehr Aufgabe der Malerei, Ereignisse aus der Geschichte darzustellen; die findet man in den Büchern. Wir haben von der Malerei eine höhere Meinung. Sie dient dem Künstler dazu, seine inneren Visionen auszudrücken.“[26]

5. Kreativität und Krise

„Kein Künstler ist während der ganzen vierundzwanzig Stunden seines täglichen Tages ununterbrochen Künstler; alles Wesentliche, alles Dauernde, das ihm gelingt, geschieht immer nur in den wenigen und seltenen Augenblicken der Inspiration.“[27]

Stefan Zweig (1881-1942)

Kreativität schützt nicht vor Krisen im Leben. Vielleicht provoziert ein kreatives Leben sogar besondere Herausforderungen, wie es Krisen sind.

Schöpferische Krisen dürfen sein, vielleicht müssen sie sogar in einem der Kreativität gewidmeten Leben vorkommen; sie sind zwar Hindernisse oder Erschwernisse auf dem Lebens- und Schaffensweg, aber als solche können sie Herausforderung und Ansporn sein, lassen sich als ein gewaltiger Stimulus erleben und den schöpferischen Menschen zu neuer Kreativität anregen – wie es die hier genannten und viele weitere Beispiele und Schicksale berühmter und unbekannter Menschen überzeugend zeigen.

Kreativität und schöpferische Schaffenskraft machen das Leben weder leichter noch krisenärmer; sie schützen weder vor Krankheiten noch vor Konflikten; aber sie sind eine Ressource, eine Quelle, eine Chance, Neues zu versuchen, zu entdecken, immer wieder von vorn zu beginnen, nicht ohne zu zweifeln, aber ohne daran zu *ver*-zweifeln.

Das ist eine Grundfähigkeit, Krisen bewältigen zu können: bei allen Zweifeln, nicht zu *verzweifeln*, immer an eine Möglichkeit zu glauben. Kreativität hilft, Krisen zu bestehen und zu lösen, etwas Neues, einen anderen Weg zu finden und den Sinn im scheinbar Sinnlosen zu entdecken.

In Wissenschaft, Philosophie und Kunst geht es immer um das gleiche: das Alte zu verstehen, und das Neue zu entdecken.

„‚Du sagst ja immerfort dasselbe!' – ‚Mehr noch! Es geht auch immer um dasselbe.'" So überlieferte es uns Plato (428-348 v. Chr.) in dem Dialog „Gorgias".

„Kunst ist immer dasselbe – aber immer ganz anders", so formulierte es der Dichter Samuel Beckett (1906-1989), der allerdings auch wusste, wie sehr Krisen und Scheitern zum Künstler gehören: *„Künstler sein heißt in einem Maße scheitern, in dem kein anderer zu scheitern wagt."*[28] Und dennoch weiter macht, „dran bleibt" und nicht aufgibt. Solange aus der Krise keine Krankheit wird.

Das Risiko des Scheiterns, die Gefahr in der Krise darf man nicht verdrängen, vielmehr geht es darum, wachsam nach dem Sinn zu fragen, vertrauensvoll Bewältigungsmöglichkeiten zu suchen und Unterstützung anzunehmen.

Wir können an dieser Stelle an die mythologische Figur des Sisyphos denken:

„Die Götter hatten Sisyphos dazu verurteilt, einen Felsblock unablässig den Berg hinaufzuwälzen, von dessen Gipfel der Stein kraft seines eigenen Gewichts wieder hinunterrollte. Sie meinten nicht ganz ohne Grund, es gäbe keine grausamere Strafe als unnütze und aussichtslose Arbeit.

Will man Homer glauben schenken, war Sisyphos der weiseste und besonnenste unter den Sterblichen."[29]

Homer nannte uns keine Schuld, wofür Sisyphos diese Strafe bekommen hatte; aber wir wissen von der Weisheit und Schlauheit und Verschlagenheit des Sisyphos, der mehrmals Thanatos (den Tod) überlistete. Schließlich befand er sich dennoch in der Unterwelt und musste dort seine Strafe ableisten:

„Und weiter sah ich den Sisyphos in gewaltigen Schmerzen: wie er mit beiden Armen einen Felsblock, einen ungeheuren, fortschaffen wollte. Ja, und mit Händen und Füßen stemmend, stieß er den Block hinauf auf einen Hügel. Doch wenn er ihn über die Kuppe werfen wollte, so drehte ihn das Übergewicht zurück: von neuem rollte dann der Block, der schamlose, ins Feld hinunter. Er aber stieß ihn immer wieder zurück, sich anspannend, und es rann der Schweiß ihm von den Gliedern, und der Staub erhob sich über sein Haupt hinaus."[30]

Vielleicht hatte Sisyphos aufgrund seiner Weisheit den Gedanken der Götter durchschaut, ihn durch eine *angeblich* sinnlose Aufgabe zu bestrafen, und fand eben darin die Überwindung des Sinnlosen, indem er sein Schicksal annahm, den Fels zu *seiner* Aufgabe machte, und immer wieder von vorn begann, *seinen Fels* zu stemmen, *sein Schicksal* zu bewältigen. Er hatte eine Aufgabe, eine Lebensaufgabe, die ihm Kraft und Ausdauer abverlangte, die ihn Schweiß und Schmerzen kostete, die ihn an aber auch an Kraft, Ausdauer und Überwindung wachsen ließ und in der Akzeptanz des Schicksals wurde er Herr über sein Schicksal, Herr über sich selbst. Er kämpfte, gegen jeden Widerstand (Fels) und jedes Hindernis (Schwerkraft), den Gipfel zu erklimmen.. Und er erreichte ihn immer wieder von neuem. Den Gipfel seiner Kunst.

„*Der Kampf gegen Gipfel vermag ein Menschenherz auszufüllen. Wir müssen uns Sisyphos als einen glücklichen Menschen vorstellen*"[31], schrieb Albert Camus (1913-1960).

Literatur

1 Hölderlin, F.: An die Parzen. In: Sämtliche Gedichte. Deutscher Klassiker Verlag Frankfurt/Main 2005. S. 197.
2 Steiner, R.: Kunst und Kunsterkenntnis (GA 271). Rudolf Steiner Verlag Dornach 1985. S. 139.
3 Klee, P.: Im Zwischenreich. DuMont Verlag Köln 1988. S. 4. Schöpferische Konfession (1919).
4 Bildnachweis: Zentrum Paul Klee, Bern, Bildarchiv.
5 Steiner, R.: Kunst und Kunsterkenntnis (GA 271). Rudolf Steiner Verlag Dornach 1985. S. 141.
6 Klee, P.: Im Zwischenreich. DuMont Verlag Köln 1988. S. 4. Schöpferische Konfession (1919).
7 Ebd.
8 Aristoteles: Problemata Physica. Zitiert nach: Tellenbach, H.: Melancholie. Springer Verlag Berlin Heidelberg 1983. S. 8.
9 https://de.wikipedia.org/wiki/Datei:Albrecht_D%C3%BCrer_-_Melencolia_I_-_Google_Art_Project.jpg (September 2024).
10 Vgl.: Treichler, M.: Melancholie in Mythologie, Kunst und Literatur – Beispiele individueller Entwicklung in der Depression. Der Merkurstab 2006; 59 (5). S. 384-394. Ders.: Auf der Schwelle: Bellerophon und Pegasus. Versuch einer Mythologie der Melancholie. Die Drei 1992; 62 (7). S. 599-606.
11 Aristoteles: Problemata Physica. Zitiert nach: Tellenbach, H.: Melancholie. Springer Verlag Berlin Heidelberg 1983. S. 9.
12 Vgl.: Treichler, M.: Intuitive Psychiatrie, Psychosomatik und Psychotherapie. Salumed Verlag Berlin 2022. S. 195-214.
13 Aristoteles: Problemata Physica. Zitiert nach: Tellenbach, H.: Melancholie. Springer Verlag Berlin Heidelberg 1983. S. 9.
14 Goethe: Italienische Reise. Erster Eintrag. In: Goethe: Die Reisen. Artemis Verlag Zürich München 1978. S. 9.
15 https://sammlung.staedelmuseum.de/de/werk/goethe-in-der-roemischen-campagna (September 2024).
16 Zitiert nach: Safranski, R.: Goethe & Schiller. Geschichte einer Freundschaft. Fischer Verlag Frankfurt/Main 2015. S. 47.
17 Ebd.
18 © Alamy
19 Bildnachweis: Klassik Stiftung Weimar.
20 Zitiert nach: Essers, V.: Henri Matisse. Meister der Farbe. Taschen Verlag Köln 2006. S. 7.
21 © Alamy
22 Matisse, H.: Über Kunst. Diogenes Verlag Zürich 1982. S. 233.
23 © Alamy
24 Zitiert nach: Essers, V.: Henri Matisse. Meister der Farbe. Taschen Verlag Köln 2006. S. 56.
25 Getty Images ©: Fotograf Walter Carone; Bildnummer:160690947.
26 Zitiert nach: Essers, V.: Henri Matisse. Meister der Farbe. Taschen Verlag Köln 2006. S. 60.
27 Zweig, S.: Sternstunden der Menschheit. Fischer Verlag Frankfurt/Main 1998. S. 7.
28 Beckett, S.: Zitiert nach: Genazino, W.: Der gedehnte Blick. Dtv München 2007. S. 100.
29 Camus, A.: Der Mythos des Sisyphos. Rowohlt Verlag Reinbek 2000. S. 155.
30 Homer: Die Odyssee. Rowohlt Verlag Reinbek 2014. S. 206.
31 Camus, A.: Der Mythos des Sisyphos. Rowohlt Verlag Reinbek 2000. S. 160.

KAPITEL VI
Spirituelle Krisen

Höheres Leben

Der Mensch erwählt sein Leben, sein Beschließen,
Von Irrtum frei kennt Weisheit er, Gedanken,
Erin'rungen, die in der Welt versanken,
Und nichts kann ihm der innern Werth verdrießen.

Die prächtige Natur verschönet seine Tage,
Der Geist in ihm gewährt ihm neues Trachten
In seinem Innern oft, und das, die Wahrheit achten,
Und höhern Sinn, und manche seltne Frage.

Dann kann der Mensch des Lebens Sinn auch kennen,
Das Höchste seinem Zweck, das Herrlichste benennen,
Gemäß der Menschheit so des Lebens Welt betrachten,
Und hohen Sinn als höhres Leben achten.[1]

Friedrich Hölderlin (1770-1843)

1. Einführung

Spirituelle Krisen sind Krisen, die auf einem spirituellen, meditativen Weg auftreten. Es gibt solche Krisen – aber sie sind selten.

Formal, in den Symptomen, der Intensität der Beschwerden und des Leidens sind spirituelle kaum von anderen Krisen zu differenzieren und insbesondere kaum von psychopathologischen Phänomenen abzugrenzen – wohl aber im Inhalt der Erlebnisse, (näheres dazu unten) und vor allem in ihrer Entstehungsgeschichte, in den Bedingungen des Auftretens der Krise. Die Unterscheidung ist wichtig, weil die Bewältigung, Behandlung oder Therapie jeweils eine andere sein muss.

Wer sich für einen spirituellen Weg entscheidet, wird dies wohl tun, weil für ihn oder sie die physisch-materielle Welt nicht allein existiert, sondern es auch eine überphysische, immaterielle, geistige Welt gibt.

Sich mit dieser zu beschäftigen, ihre Wirklichkeit und Wirksamkeit im täglichen Leben anzuerkennen, sie zu spüren und ihr gerecht zu werden, ist ein wichtiges Motiv, einen spirituellen Weg gehen zu wollen.

Einen meditativen, spirituellen neben dem beruflichen Weg und der Bewältigung des normalen Lebens zu betreten, ist zunächst etwas Neues und Unbekanntes – und birgt deshalb Risiken und Gefahren.

Wenn man nicht den möglichen Gefahren des Irrtums (Verirrens), der Ab- oder Umwege, des Strauchelns, der Angst und Unsicherheit, der Zweifel, Ermüdung oder Schwäche (oder auch Überheblichkeit und Fehleinschätzung) hilflos ausgeliefert sein möchte, bedarf es einer gründlichen Vorbereitung.

Wer sich auf eine gefährliche Gebirgswanderung begibt ohne entsprechende Ausrüstung, läuft Gefahr, abzustürzen und sich schwere Verletzungen zuzuziehen.

Das wäre leichtsinnig und gefährlich – und passiert doch immer wieder.

Die „Ausrüstung" oder die Grundvoraussetzungen und Vorbedingungen, um einen meditativen, spirituellen Weg ohne Gefahr für die seelische Gesundheit gehen zu können, seien kurz beschrieben:

Grundvoraussetzungen für einen spirituellen Weg:

- freier Entschluss dazu – ohne damit persönliche materielle Ziele (z. B. beruflicher Erfolg) erreichen zu wollen
- einen starken Charakter haben und sicher im Leben stehen; die Aufgaben des Alltags erfüllen, d. h. den spirituellen Weg nicht als Ersatz oder Ausweg für das praktische Leben suchen
- die Grundfähigkeiten der Seele: Wollen, Fühlen und Denken unter bewusster Führung in der Seele halten und anwenden
- körperliche und vor allem seelische Gesundheit – was natürlich nicht vom Wollen des Menschen allein abhängt

Erfüllt ein Mensch nach eigener, ehrlicher Einschätzung diese Voraussetzungen, so kann er das Wagnis eines spirituellen Weges eingehen. Es sind dann allerdings noch weitere wichtige Vorbereitungen zu treffen – die richtige „Ausrüstung" anzuschaffen, sie „anzuziehen" und die Kondition durch Übung zu stärken.

> *„Allgemeine Anforderungen, die ein jeder an sich selbst stellen muss, der eine okkulte Entwickelung durchmachen will. In dem Folgenden werden die Bedingungen dargestellt, die einer okkulten Entwickelung zugrunde liegen müssen. Es sollte niemand denken, dass er durch irgendwelche Maßnahmen des äußeren oder inneren Lebens vorwärtskommen könne, wenn er diese Bedingungen nicht erfüllt.*
> *Alle Meditations- und Konzentrations- und sonstigen Übungen werden wertlos, ja, in einer gewissen Beziehung sogar schädlich sein, wenn das Leben nicht im Sinne dieser Bedingungen sich regelt. Man kann dem Menschen keine Kräfte geben; man kann nur die in ihm schon liegenden zur Entwickelung bringen. Sie entwickeln sich nicht von selbst, weil es äußere und innere Hindernisse für sie gibt. Die äußeren Hindernisse werden behoben durch die folgenden Lebensregeln. Die inneren durch die besonderen Anweisungen über Meditation und Konzentration usw."*[2]
>
> Rudolf Steiner

Es sind vor allem seelische Übungen, um die oben genannte Fähigkeit der bewussten Führung der Seelenkräfte zu beherrschen. Steiner beschrieb für den anthroposophischen Weg diese als sogenannte „Nebenübungen“[3], weil sie *neben* den eigentlich spirituellen Übungen durchzuführen sind. Man kann diese heute vielleicht auch als „Basisübungen“ bezeichnen.

> *„Vor einer sachgemäßen Schulung werden gewisse Eigenschaften genannt, welche sich durch Übung derjenige erwerben soll, welcher den Weg in die höheren Welten finden will. Es sind dies vor allem: Herrschaft der Seele über ihre Gedankenführung, über ihren Willen und ihre Gefühle.“*[4]
>
> Rudolf Steiner

Damit sind die Nebenübungen als Vorbereitung für einen meditativen spirituellen Weg gemeint.

2. Die „Neben“- oder Basisübungen

Diese sechs Übungen seien hier kurz dargestellt, insofern sie für die spirituellen Krisen von Bedeutung sind:[5]

- Die **erste Übung** betrifft die Führung des Denkens und der Gedanken.
- Die **zweite Übung** bezieht sich auf willentliche Initiative und Kontrolle der Handlungen.
- Die **dritte Übung** spricht das Gefühlsleben an: hier soll man einen „Gleichmut“, eine Gelassenheit erreichen in dem Spannungsverhältnis der polaren Gefühle und Stimmungen zwischen Lust und Unlust, Freude und Schmerz. Das führt zu einer Kraft der „Ausdauer“ und der Fähigkeit, Hindernisse als Aufforderung zu erleben, nicht als „Abhaltungsgründe“.
- Die **vierte Übung** wird meist als „Positivität“ bezeichnet. Sie hat zum Ziel, das Gute in der Welt zu sehen und sich durch alles Schlechte nicht davon abhalten zu lassen. *„Man kann das Schlechte nicht gut, den Irrtum nicht wahr finden; aber man kann es dahin bringen, dass man durch das Schlechte nicht abgehalten werde, das Gute, durch den Irrtum nicht, das Wahre zu sehen.“*[6] An anderer Stelle[7] beschrieb Steiner diese Qualität als *„Duldsamkeit (Toleranz) gegenüber Menschen, anderen Wesen und auch Tatsachen.“* Der betreffende Mensch auf einem spirituellen Weg *„unterdrückt alle überflüssige Kritik gegenüber dem Unvollkommenen, Bösen und Schlechten und sucht vielmehr alles zu begreifen, was an ihn herantritt. Wie die Sonne ihr Licht nicht dem Schlechten und Bösen entzieht, so er nicht seine verständnisvolle Anteilnahme.“* Geschieht ihm *„ein Ungemach, so ergeht er sich nicht in abfälligen Urteilen, sondern er nimmt das Notwendige hin und sucht, soweit seine Kraft reicht, die Sache zum Guten zu wenden.“*[8]
- Die **fünfte Übung** betrifft die „Unbefangenheit gegenüber den Erscheinungen des Lebens.“[9] Sie lässt sich auch als Vorurteilslosigkeit, als „Glaube, Vertrauen“ (nicht in einem religiösen Sinn, sondern in dem eines höheren Vertrauens) oder als Offenheit für neue Erfahrungen beschreiben.

- Die **sechste Übung** hat ein „inneres Gleichgewicht" zum Ziel, einen „Gleichmut", um sein Leben in die Hand zu nehmen und seinen Weg zu gehen; mit „Beharrlichkeit" und innerer „Richtungssicherheit".

Schaut man diese sechs Übungen in ihrer Charakteristik zusammen, so fällt auf, dass die erste Dreiergruppe sich auf die Grundfähigkeiten der Seele *als Tätigkeiten* bezieht: Denken, Wollen und Fühlen. Es ist die formale Seite, dass diese Fähigkeiten sich als bewusste und geordnete Tätigkeiten zeigen können.

Die zweite Dreiergruppe betrifft die drei Seelenfähigkeiten in leicht variierter Reihenfolge nicht mehr als Tätigkeiten, sondern *inhaltlich*, mit je einem *Ziel oder Qualität* charakterisiert:

- *Positivität* im Denken (und Fühlen)
- *Unbefangenheit*, Vertrauen im Fühlen (und Denken)
- *Beharrlichkeit, Richtungssicherheit* im Wollen

Diese beiden Aspekte der Seelenfähigkeiten, einmal den formalen Aspekt *als Tätigkeit*, als Prozess; das andere Mal den *Inhalt, die Qualität der Tätigkeit* betreffend, sind beim Auftreten von spirituellen Krisen zu beachten und zu unterscheiden.

In der Psychopathologie differenzieren wir formale und inhaltliche Denkstörungen; Stimmungs- oder Affektlabilität (formal: labil, schnell wechselnd oder unbeweglich, starr) und Stimmungs- oder Affektstörungen (inhaltlich, qualitativ, z. B. euphorisch oder depressiv); ebenso: Antriebs- oder Willensschwäche (formal: gehemmt, beschleunigt) und Verhaltensstörungen (inhaltlich, qualitativ, z. B. Aggressivität oder Passivität, gestörtes Essverhalten).

Bei den echten spirituellen Krisen können uns diese Gesichtspunkte wichtige Hinweise geben.

Die erste Elegie (der Anfang)

Wer, wenn ich schriee, hörte mich denn aus der Engel
Ordnungen? Und gesetzt selbst, es nähme
einer mich plötzlich ans Herz: ich verginge von seinem
stärkeren Dasein. Denn das Schöne ist nichts
als des Schrecklichen Anfang, den wir noch grade ertragen,
und wir bewundern es so, weil es gelassen verschmäht,
uns zu zerstören. Ein jeder Engel ist schrecklich.
Und so verhalt ich mich denn und verschlucke den Lockruf
dunkelen Schluchzens. Ach, wen vermögen
wir denn zu brauchen? Engel nicht, Menschen nicht,
und die findigen Tiere merken es schon,
dass wir nicht sehr verlässlich zu Haus sind
in der gedeuteten Welt.[10]

Rainer Maria Rilke (1875-1926)

3. Wie sehen spirituelle Krisen aus?

Das Besondere an spirituellen Krisen ist der Kontext ihrer Entstehung: sie kommen aus einer Bemühung der betreffenden Menschen, ihr Bewusstsein zu erweitern und Erfahrungen über oder in einer übersinnlichen Welt zu machen. Persönlichkeiten, die einen spirituellen Weg gehen, d. h. beispielsweise meditieren, tun dies, weil sie der Überzeugung sind, dass die physisch-materielle nicht die einzige Welt ist, sondern dass es darüber hinaus noch eine spirituelle, geistige Dimension gibt. Von dieser etwas zu wissen, in dieser selbst Erfahrungen zu machen, ist ein Motiv für ihren spirituellen Weg des Meditierens.

Jeder Weg, der neue Erfahrungen ermöglicht, der in unbekanntes Land führt, birgt auch Risiken und Gefahren – also die Möglichkeit in Krisen zu geraten.

Das Erleben in spirituellen Krisen ähnelt zunächst anderen Krisen: Gefühle, Gedanken und Stimmungen von Unsicherheit und Sorge, Orientierungslosigkeit, Verzagtheit und Zweifel, Erschöpfung, Bedrückung und Müdigkeit, eventuell auch Enttäuschung und Mutlosigkeit, mitunter Scham und Schuldgefühle.

In diesen Kategorien unterscheiden sich die spirituellen Krisen noch nicht von anderen. Wie alle Krisen haben auch diese die Möglichkeit des Wachsens und des Scheiterns, der Wandlung oder der Erstarrung.

Bei spirituellen Krisen können betroffen sein:
- Wachbewusstsein
- Traumleben
- Schlaferleben
- Realitätserleben
- Selbsterleben
- Seelenleben in Denken, Fühlen, Wollen
- Ich-Führung in der Seele und im Leben

3.1 Zur Phänomenologie und Symptomatik spiritueller Krisen

- Das Wachbewusstsein kann durch Meditation gesteigert sein; in einer Krise erscheint es häufig eingeengt und vernebelt.
- Das Traumleben steigert sich im Rahmen eines meditativen Weges: es wird lebhafter, reicher, häufiger, länger, intensiver.
- Das Schlaferleben verändert sich dementsprechend mehr oder weniger stark, bis hin zu einer „Kontinuität des Wachbewusstseins".
- Das Realitätserleben sollte durch den meditativen Weg nicht beeinflusst sein; in spirituellen Krisen kann es allerdings im Sinn eines Fremdheitserlebens beeinträchtigt sein: Derealisationserleben.
- Das Selbsterleben sollte durch Meditation innerlich gestärkt sein; in spirituellen Krisen kann es aber ähnlich wie das Realitätserleben negativ beeinträchtigt sein (Depersonalisationserleben).

- Das Seelenleben in Denken, Fühlen, Wollen: hier zeigen sich spezifische Veränderungen auf einem spirituellen, meditativen Weg. Normalerweise sind die Seelenfähigkeiten (Denken, Fühlen, Wollen) eigenständig, stehen aber funktionell in einem Zusammenhang, sie sind nie vollkommen getrennt, sondern stimulieren oder hemmen sich gegenseitig. Die formale und inhaltliche Führung der Seelenfähigkeiten liegt beim Ich. Sehr viel von dieser Anleitung geschieht allerdings unbewusst, aber das Ich ist jederzeit zum Wachbewusstsein fähig und steht zur Verfügung. Bei dem meditativen Weg zur Erlangung höherer Erkenntnisse geht nun die unbewusste Anleitung der Seelenkräfte schrittweise verloren, mit dem Ziel, dass der betreffende Mensch die Führung für die einzelnen Seelenfähigkeiten selbständig, in eigener Verantwortung und wachbewusst übernimmt. Diese Übergangsphase stellt eine sensible und vulnerable Situation dar. Sind die drei Seelenkräfte schon getrennt, aber der Mensch mit seinem Bewusstsein noch nicht so weit, dass er sie verantwortlich zu führen und zu ordnen vermag, so beginnen die einzelnen Seelenkräfte ein autonomes Eigenleben zu entwickeln.[11]
- In Bezug auf das Wollen können sich zügellose, überwältigende, unbeherrschte Willensimpulse und entsprechendes Tun zeigen, bis hin zu aggressiven Handlungen (die es vorher vielleicht noch nie gegeben hatte); Denken und Fühlen haben keinerlei Einfluss auf das Verhalten der Menschen in einer solchen Krise, wenn die drei Seelenkräfte auseinanderfallen und das spirituelle Bewusstsein der Betreffenden noch nicht in der Lage ist, aus sich selbst eine neue Harmonie und Ausgeglichenheit herzustellen.
- In Bezug auf das Fühlen können Gefühle maßlos werden, unbeherrscht, grenzen- und distanzlos im Verhalten; dabei ohne Ziel und eigene Willenskraft, deshalb ohne jede Abgrenzung, bis zur Abhängigkeit von anderen Menschen, ohne klare Gedanken. Gerade im Rahmen von spirituellen Krisen treten religiöse, spirituelle, übersinnliche Schwärmerei mit völlig fehlender Kritikfähigkeit, bis zu entsprechendem wahnhaftem Erleben auf.
- In Bezug auf das Denken können gefühlskalte, willenlose, nur an Erkenntniszuwachs interessierte Menschen erscheinen, die an keiner Handlung interessiert sind; sie vermeiden die Aufgaben des täglichen, normalen Lebens, sie „ekeln" sich vor dem praktischen Tun und ziehen sich aus allen Verpflichtungen des Alltags zurück.
- Die Ich-Führung in der Seele und im Leben, die ein gesunder meditativer, spiritueller Weg nicht beeinträchtigt, zeigt sich in Krisen geschwächt. Die Seelenkräfte von Denken, Fühlen und Wollen lassen sich nicht mehr zusammenhängend koordinieren; es entwickeln sich Spaltungsphänomene, dissoziative Zustände zeigen die Not und die Hilfsbedürftigkeit der Betroffenen.

Kommt es auf dem meditativen Weg, infolge der Auseinanderlösung der Seelenkräfte zum Erleben des *„Hüters der Schwelle"*, so stellt das immer eine große Herausforderung dar. Ist der betreffende Mensch seelisch gesund und hat er die notwendigen seelischen Übungen („Nebenübungen") zur Vorbereitung und Begleitung der Bewusstseinserweiterung eingehalten, so besitzt er die notwendige Kraft, im Anblick des „Hüters" (einem

Bild seines „*eigenen vergangenen Lebens, ... seines eigenen Charakters*"[12], das ihm als lebendige Gestalt, wie ein „Doppelgänger", wie von außen entgegentritt) nicht zu verzweifeln, keine Krise oder Krankheit zu entwickeln, sondern spürt seine Aufgabe, mit diesem Wesen umzugehen.

Wenn das nicht gelingt, so ist in jedem Fall der weitere meditative Weg zu unterbrechen.

Eine geschwächte Ich-Führung im Leben zeigt sich in zunehmenden Schwierigkeiten, in unbewältigten Aufgaben, in Krisen und in Rückzug, bis zu depressiven Stimmungen von Lebensmüdigkeit. In diesen Situationen ist die spirituelle Krise pathologisch geworden und die Menschen bedürfen unbedingt psychiatrisch-psychotherapeutischer Begleitung und Therapie.

3.2 Zusammenfassung

Insgesamt kann sich im Rahmen einer spirituellen, meditativen Entwicklung im Sinn einer Krise ein Bild ergeben, das akut und dramatisch erscheint und sehr schwierig zu beurteilen ist. Die betroffenen Menschen haben ihre Seelenkräfte nicht mehr in eigener Kontrolle (sie können unbeherrscht, reizbar, lügnerisch, jähzornig, rachsüchtig, aggressiv, affektiv-leidenschaftlich, ungerecht, gefühlskalt, willenlos, abhängig werden), so dass der Zustand unter Umständen stark an das Bild einer psychotischen Erkrankung (schizophrene Psychose) erinnert.[13] Eine Abgrenzung und Differentialdiagnose ist aus der seelischen Symptomatik allein nicht möglich. Es sind die Umstände der Entstehung, die Bedingungen der Krise (wie lange, wie weit ist der/die Betroffene auf einem spirituellen Weg, welche Erfahrungen machte er/sie bisher, wie ging er/sie damit um?), die Persönlichkeit und ihre biografische Entwicklung sowie die Lebensumstände zu berücksichtigen. Erst dann ist eine angemessene Beurteilung möglich. Denn eine vorschnelle Pathologisierung von außergewöhnlichen, übersinnlichen Erfahrungen muss man vermeiden; sie sind in ihrer Besonderheit und Einmaligkeit zu respektieren – solange die Betroffenen mit diesen Erfahrungen angemessen in ihrem Leben umgehen und diese integrieren können, ohne ihre Aufgaben und Verpflichtungen im Alltag zu vernachlässigen. Erst wenn das nicht mehr möglich ist, darf man von einer pathologischen Entwicklung ausgehen; dann allerdings sollte man den Zustand auch ehrlich beim Namen nennen und ihn behandeln – natürlich mit Einsicht und Zustimmung der Betroffenen.

Ein spiritueller, meditativer Weg soll kein Rückzug aus dem Leben und seinen Aufgaben und Verpflichtungen sein – wird er dazu benutzt, sind eine krisenhafte Entwicklung und ein Scheitern die sichere Folge.

Ein gelingender spiritueller, meditativer Weg lässt den Menschen innerlich gefestigt, gelassen, initiativ, positiv, erfahrungsoffen und richtungssicher werden. Damit wird er seinen Mitmenschen nicht als Belastung und „Sonderling" erscheinen, sondern sein Leben mit allen praktischen Verpflichtungen angemessen bewältigen.

„Suchet das wirklich praktische materielle Leben,
Aber suchet es so, dass es euch nicht betäubt
über den Geist, der in ihm wirksam ist.
Suchet den Geist,
Aber suchet ihn nicht in übersinnlicher Wollust,
aus übersinnlichem Egoismus,
Sondern suchet ihn,
Weil ihr ihn selbstlos im praktischen Leben,
in der materiellen Welt anwenden wollt.
Wendet an den alten Grundsatz:
‚Geist ist niemals ohne Materie, Materie niemals ohne Geist'
in der Art, dass ihr sagt:
Wir wollen alles Materielle im Lichte des Geistes tun,
Und wir wollen das Licht des Geistes so suchen,
Dass es uns Wärme entwickele für unser praktisches Tun."[14]

Rudolf Steiner

4. Zur Unterscheidung und Abgrenzung von spirituellen und pathologischen Krisen

Wie oben bereits angedeutet sind spirituelle Krisen von anderen formal, in den Symptomen, der Intensität der Beschwerden und des Leidens fast nicht zu unterscheiden[15]; insbesondere sind sie kaum von psychopathologischen Phänomenen abzugrenzen – wohl aber sind im Inhalt der Erlebnisse, in ihrer Entstehungsgeschichte und in den Bedingungen des Auftretens der Krise entscheidende Unterschiede zu erkennen.

Die Differenzierung ist wichtig, weil die Bewältigung, Behandlung oder Therapie jeweils eine andere sein muss.

- **Inhaltliche Unterschiede:** In jeder Krise erleben die Betroffenen inhaltlich einen Zusammenhang mit der auslösenden Lebenslage. Also beispielsweise mit der Beziehungssituation, mit dem Konflikt am Arbeitsplatz oder mit Fragen an das eigene Leben und dessen Ziele. Bei spirituellen Krisen drehen sich die Inhalte um spirituelle Erlebnisse und damit zusammenhängende Fragen. Hier stellt sich dann die schwierige Aufgabe einer Abgrenzung zu möglicherweise bestehendem religiösen Wahn.

- **Entstehungssituation:** Sie ist bei spirituellen Krisen immer in Zusammenhang mit dem spirituellen Weg, mit der Meditationspraxis zu sehen. Eventuell gleichzeitige Beziehungsprobleme, Konflikte oder biografische Fragen sind sorgfältig zu eruieren und abzugrenzen bzw. als Ursache einer entsprechenden Krise zu erkennen.

- **Bedingungen des Auftretens der Krise:** Wie ist die persönliche, charakterliche, private und berufliche Lebenssituation, wie ist der meditative Weg, wie sind die bisherigen spirituellen Erfahrungen und wie gingen die Betroffenen bisher damit um – das sollte man angemessen berücksichtigen, um keine falsche oder vorschnelle Diagnose zu stellen.

Wie gesagt, sind echte spirituelle Krisen viel seltener als alle anderen möglichen Krisen.

Das Auftreten von spirituellen oder anderen Krisen oder psychischen Erkrankungen in zeitlichem Zusammenhang mit einem meditativen Weg sollte mindestens zu einer Unterbrechung der meditativen Übungen führen, bis die Krise bewältigt, die Erkrankung geheilt ist. Ein meditativer, spiritueller Weg soll nicht während eines Auftretens von seelischen Krisen oder Erkrankungen erfolgen. Es besteht sonst die Gefahr schweren seelischen Leidens und gravierender Irrtümer für das Leben der Betroffenen.

5. Umgang mit dem Erleben in der Krise

Jede Krise, auch eine spirituelle, haben die Betroffenen in ihr Leben zu integrieren. Man muss sie in Zusammenhang mit Erlebnissen oder Ereignissen der Vergangenheit sehen und ihre Auswirkungen in Bezug auf die Zukunft bedenken sowie diese bewusst und willentlich gestalten. Gelingt dies nicht in angemessener Zeit und mit ausreichender Unterstützung, so ist von einer pathologischen Situation auszugehen, eine entsprechende Therapie zu empfehlen und der meditative Weg abzubrechen.

Echte Religiosität und Spiritualität oder eine geistige Weltanschauung bewähren sich im Alltagsleben und praktischen Wirken. Sie setzen ein klares Realitätsbewusstsein voraus, sowie die Fähigkeit, verschiedene Erfahrungswelten unterscheiden und integrieren zu können und sie fruchtbar werden zu lassen – und sich nicht aus einem wirksamen Leben zurückzuziehen.

6. Wann können spirituelle Krisen auftreten – und was können sie bedeuten?

Spirituelle Krisen können auftreten, wenn die Betroffenen für die Meditationen nicht richtig vorbereitet sind bzw. die begleitenden Übungen („Nebenübungen") nicht angemessen durchgeführt haben; oder wenn es andere Hindernisse im Leben gibt – weitere Krisen, Konflikte, Ablenkungen, Erkrankungen.

Treten Krisen auf einem spirituellen Weg auf, sollten die Betroffenen sich folgende Fragen stellen: *„Ist es angezeigt für mich, einen spirituellen, meditativen Weg zu gehen? Meditiere ich auf die richtige Art und Weise? Sind die Übungen, die Meditationen passend für mich? Bin ich gut auf diesen Weg vorbereitet? Sind meine Motive und Kräfte ausreichend?"*

Diese Fragen sind nicht allein von den Betroffenen zu beantworten. Sie gehören natürlich auch nicht in eine ärztliche oder psychotherapeutische Sprechstunde, sondern man sollte sie an einen in Spiritualität erfahrenen Menschen richten und gemeinsam mit ihm bearbeiten.

7. Wie kann man mit spirituellen Krisen umgehen und sie bewältigen?

Menschen in Krisen benötigen Verständnis, Beistand, Begleitung und Unterstützung. Darin unterscheiden sich spirituellen Krisen nicht von solchen anderer Ursache. Menschen in spirituellen Krisen brauchen verständnisvolle Gesprächspartner. Es ist gut und wichtig, dass sich Betroffene über ihr Krisenerleben *aussprechen*. Die Gestaltung eines solchen Krisengesprächs[16] sollte Raum geben, folgende Themen zu behandeln:

- Ist das Erleben Ausdruck einer Krise oder einer Erkrankung?
- Ist das aktuelle Erleben erstmalig oder gab es Ähnliches schon früher? – Bei ähnlichen oder anderen Gegebenheiten?
- Ist den Betroffenen das Erleben inhaltlich verständlich und nachvollziehbar – oder unverständlich und Anlass zur Sorge?
- Gibt es einen erkennbaren Auslöser für das aktuelle (krisenhafte) Erleben?
- Ist dieses für die Betroffenen erträglich oder in seiner Intensität zu heftig?
- Können die Betroffenen die Krise in ihr Leben einordnen und in der aktuellen Situation damit umgehen, oder fühlen sie sich überfordert?
- Vermögen die Betroffenen in der Krise (oder Krankheit) einen Sinn zu erleben oder haben sie die Frage danach?

Durch ein an diesen Themen orientiertes Gesprächsangebot lässt sich eine Krise in den meisten Fällen fruchtbar bewältigen. Sollte die Diagnose einer pathologischen Situation erfolgen, so sind selbstverständlich die entsprechenden Schritte zu einer professionellen Behandlung/Therapie einzuleiten [→ Kapitel VII Bewältigung, Therapie und der Sinn von Krisen].

Was von uns verlangt wird, ist,
dass wir das Schwere lieben
und mit dem Schweren umgehen lernen.
Im Schweren sind die freundlichen Kräfte,
die Hände, die an uns arbeiten.

Rainer Maria Rilke

Literatur

1 Hölderlin, F.: Turmgedichte. Schirmer/Mosel Verlag München 1991. S. 39.

2 Steiner, R.: Anweisungen für eine esoterische Schulung. Rudolf Steiner Verlag Dornach 1987. S.15.

3 Hierzu gibt es eine reiche anthroposophische Literatur von: Steiner, R.: Theosophie (GA 9). Rudolf Steiner Verlag Dornach 2021. Wie erlangt man Erkenntnisse der höheren Welten? (GA 10). Rudolf Steiner Verlag Dornach 2022. Die Stufen höherer Erkenntnis (GA 12). Rudolf Steiner Verlag Dornach 1993. Die Geheimwissenschaft im Umriss (GA 13). Rudolf Steiner Verlag Dornach 2021. Ein Weg zur Selbsterkenntnis des Menschen (GA 16). Rudolf Steiner Verlag Dornach 2014. Die Schwelle der geistigen Welt (GA 17). Rudolf Steiner Verlag Dornach 2020. Praktische Ausbildung des Denkens. In: Die Beantwortung von Welt- und Lebensfragen durch Anthroposophie (GA 108). Rudolf Steiner Verlag Dornach 2017. Anweisungen für eine esoterische Schulung. Rudolf Steiner Verlag Dornach 2018. Die Nebenübungen. Rudolf Steiner Verlag Dornach 2015. Wege der Übung. Verlag Freies Geistesleben Stuttgart 2006.

4 Steiner, R.: Die Geheimwissenschaft im Umriss (GA 13). Rudolf Steiner Verlag Dornach 2021. Kapitel: Die Erkenntnis der höheren Welten.

5 Zur Anwendung der Übungen siehe die Literatur in Anmerkung 3.

6 Ebd.

7 Steiner, R.: Wie erlangt man Erkenntnisse der höheren Welten? (GA 10). Rudolf Steiner Verlag Dornach 2022. Kapitel: Über einige Wirkungen der Einweihung.

8 Ebd.

9 Ebd.

10 Rilke, R. M.: Duineser Elegien. Insel Verlag Leipzig 1923.

11 Vgl. dazu: Steiner, R.: Wie erlangt man Erkenntnisse der höheren Welten? (GA 10). Rudolf Steiner Verlag Dornach 2022. Kapitel: Die Spaltung der Persönlichkeit während der Geistesschulung.

12 Steiner, R.: Wie erlangt man Erkenntnisse der höheren Welten? (GA 10). Rudolf Steiner Verlag Dornach 2022. Kapitel: Der Hüter der Schwelle.

13 Vgl. hierzu: Steiner, R.: Zwei Vorträge über Psychoanalyse. In: Individuelle Geistwesen und ihr Wirken in der Seele des Menschen (GA 178). Rudolf Steiner Verlag Dornach 2022.

14 Steiner, R.: Idee und Praxis der Waldorfschule (GA 297). Rudolf Steiner Verlag Dornach 1998.

15 Vgl. hierzu: Scharfetter, C.: Das Ich auf dem spirituellen Weg. Verlag Wissenschaft und Praxis Sternenfels 2008.

16 Vgl. dazu: Intuitive Gesprächsführung in: Treichler, M.: Intuitive Psychiatrie, Psychosomatik und Psychotherapie. Salumed Verlag Berlin 2022. Scharfetter, C.: Das Ich auf dem spirituellen Weg. Verlag Wissenschaft und Praxis Sternenfels 2008.

KAPITEL VII

Bewältigung, Therapie und der Sinn von Krisen

Die Linien des Lebens sind verschieden
wie Wege sind, und wie der Berge Gränzen.
was hier wir sind, kann dort ein Gott ergänzen
mit Harmonien und ewigem Lohn und Frieden.[1]

Friedrich Hölderlin (1770-1843)

1. Einführung

Krisen sind ein Zeichen von Lebendigkeit, von Entwicklung, sie deuten auf einen Veränderungsprozess hin. In der Krise gerät etwas, das normalerweise in Fluss ist, ins Stocken, oder der normale Fluss kommt zu einer abrupten Änderung. Diese Änderung kann durchaus dramatisch sein, oft dem Absturz eines Wasserfalls ähnlich. Jeder Wasserfall fängt sich wieder, der Fluss geht danach in ruhigerem Tempo weiter und findet seinen Weg. So meist auch das Leben nach einer Krise.

Eine seelische Krise ist zunächst kein Krankheitsfall, sondern ein zum Leben und zur Entwicklung gehörendes Geschehen. Jeder Mensch macht im Lauf seines Lebens mehrere Krisen durch und wird mit ihnen „fertig" – ohne dass er dazu professionelle Hilfe bräuchte. Eine Krise ist normalerweise kein „Fall" für den Psychiater oder Psychotherapeuten. Allerdings gibt es welche, die schwer und dramatisch verlaufen, die zu Krankheiten führen oder mit ihnen zusammen auftreten, und es gibt solche, die sich als Erkrankung manifestieren. Es existieren also mehrere Varianten, in denen Krise und Krankheit gemeinsam auftreten und zusammengehören. In diesen Fällen sollte man therapeutische Hilfe anbieten, psychiatrische oder psychotherapeutische, je nach Art und Ausmaß der Beschwerden.

Krisen soll man immer ernst nehmen – und daraufhin „befragen", in welchem Zusammenhang sie auftreten, wohin sie führen, welche „Botschaft" sie mitbringen, welchen Sinn sie stiften können.

„Aber ich glaube auch, dass unsere Verwundbarkeit eine Quelle der Stärke sein kann, nicht nur für den Einzelnen. Wir leben in einer Zeit, in der viele Menschen damit beschäftigt sind, ständig ihr Leben zu optimieren und keinen Wert in ihren Schwächen und Unvollkommenheiten zu sehen ... Verwundbarkeit ist ein wesentlicher Bestandteil unseres Lebens, und auch als Gesellschaft können wir nur funktionieren, wenn wir ihr genügend Platz einräumen."[2]

Seelische Krisen haben immer Sinn:

1. Sie haben den Sinn, dass man sie löst, d. h. bewältigt, dass es eine Entscheidung, eine Neuorientierung gibt, weil es im „alten Trott“ nicht mehr weitergehen sollte.
2. Sie haben den Sinn, ihre Entstehungsbedingungen zu erkennen und zu verstehen, um dadurch persönliche Entwicklung anzuregen.
3. Es gibt den individuellen Sinn, den die Betroffenen aus der Krise ziehen und für die weitere Lebensgestaltung nutzen sollten.

Eine Krise ist eine Zuspitzung in einer für uns wichtigen Frage. Sie erfordert Entscheidung, Veränderung – kein Weiter-So.

Das ist oft eine echte Herausforderung: plötzlich entscheiden zu müssen und dabei zu wissen, dass es auf die „richtige“ Entscheidung ankommt. Wobei „richtig“ individuell und je nach Situation verschieden ist – es gibt kein allgemeines „richtig“, weshalb jede Krisentherapie oder Intervention individuell sein muss.

- Menschen in Beziehungskrisen brauchen in erster Linie klärende Gespräche und eventuell psychologische/biografische Beratung.
- Menschen in Lebenskrisen sollten biografische Beratung in Anspruch nehmen.
- Menschen in schöpferischen Krisen benötigen Verständnis für den kreativen Prozess, Geduld und nach Möglichkeit verständnisvolle Gespräche.
- Menschen in spirituellen Krisen bedürfen der spirituellen Beratung und Begleitung.
- Menschen mit Krankheitskrisen (Krisen als Krankheiten, wie in diesem Buch dargestellt) sollen angemessene ärztliche bzw. psychotherapeutische Hilfe bekommen.

Jeder Mensch macht seine eigenen Krisen durch; und jede Krise ist die einer bestimmten, individuellen Persönlichkeit. Es gibt dennoch einige allgemeine Kriterien, die – mehr oder weniger – bei (fast) allen Krisen zutreffen [→ Kapitel I].

Generelle Aspekte von Krisen:

- Krisen werden stark emotional erlebt, meist verbunden mit dem Gefühl von Angst, Sorge, Unsicherheit, Bedrohung.
- Krisen engen das Denken ein, machen sich dominant bemerkbar, lassen andere Gedanken kaum noch zu, begrenzen den Horizont, erlauben keinen Abstand.
- Krisen fühlen sich oft als Überforderung an, weil sie eine Entscheidung verlangen, für die wir entweder nicht vorbereitet oder nicht gewillt sind, sie jetzt zu treffen.
- Krisen fordern Veränderung und verändern uns durch den Umgang mit ihr. Sie sind nicht zufällig und nicht sinnlos – das sollte man nie vergessen. Darin liegt die Chance jeder Krise – aber auch die Möglichkeit zu scheitern. Denn man muss sich auf seine Krisen einlassen, sie annehmen und mit ihnen angemessen umgehen.

Die Intensitäten und Erlebnisqualitäten der seelischen Krisen zeigen sich individuell verschieden. Häufige Anzeichen sind: Schlafstörungen, innere Unruhe, Ängste, Verunsicherung, Stimmungsschwankungen mit Reizbarkeit und Depressivität (bis zur Suizidalität) und besonders das Gefühl der Überforderung, „nicht mehr weiter zu wissen", keinen Weg zu sehen und „es nicht mehr zu schaffen".

Abbrechen
möchte ich
den jetzigen Zustand
Ausbrechen
möchte ich
aus meiner schweren Hülle
Aufbrechen
möchte ich
in eine bessere Welt
Anbrechen
möchte ich
einen neuen Tag
Aufbrechen
möchte ich
wie eine Knospe
Unterbrechen
möchte mich
die Realität
Zerbrechen
möchte mich
die Wirklichkeit
Zusammenbrechen
muss ich
unter meinen Idealen.

von einer Patientin in einer seelischen Krisensituation

Im Lebenslauf haben Krisen ihre jeweils charakteristischen Funktionen, sie sind Katalysatoren für die Wandlung.

„Im Gange der Entwicklung heißt Krisis der Augenblick, in dem das Ganze einem Umschlag unterliegt, aus dem der Mensch als ein Verwandelter hervorgeht, sei es mit neuem Ursprung eines Entschlusses, sei es im Verfallensein ... Die Krisis hat ihre Zeit. Man kann sie nicht vorwegnehmen und sie nicht überspringen. Sie muss wie alles im Leben reif werden. Sie braucht nicht als Katastrophe akut zu erscheinen, sondern kann in stillem Gange, äußerlich unauffällig, sich für immer entscheidend vollziehen."[3]

2. Maßnahmen und Interventionen zur Krisenbewältigung

2.1 Allgemeine Maßnahmen

Zur Bewältigung einer Krise gehört – wenn diese als beratungs- oder behandlungsbedürftig erscheint – eine vertrauensvolle, ein vertrauensvoller Gesprächspartner*in.

- In einem Krisengespräch geht es zunächst darum, den Betroffenen einen Abstand zum Geschehen (zu den auslösenden Faktoren bzw. Menschen) zu ermöglichen.
- Ruhe und Distanz sollen einkehren können – als Möglichkeit zur Besinnung.
- Die Betroffenen sollen über ihre Krise reden, ihre Gefühle, Gedanken und Absichten aussprechen.
- Die auslösenden Situationen erkennen; die hemmenden und fördernden Faktoren in der Krise differenzieren und nach Möglichkeit bearbeiten
- Die Zusammenhänge klären, in denen die Krise aufgetreten ist
- Die Betroffenen sollen ihre persönliche Bedeutung der Krise erkennen.
- Die eigenen Werte, welche die Krise vielleicht in Frage stellt, erkennen und in eine – eventuell neue – Ordnung bringen, priorisieren („*Was ist mir wichtig im Leben?*“)

Neben diesen eher allgemeinen Interventionen kommen in einem therapeutischen Kontext noch weitere Aspekte zur Sprache:

Es kann um eine Klärung der Beziehungssituationen gehen bzw. um eine Sichtung von Konflikten oder weiteren bestehenden Problemen, die mit der Krise in Zusammenhang stehen. Es soll eine *Einordnung der Krise* in den Lebenszusammenhang und die Biografie erfolgen.

Die Einengung des Krisenerlebens soll sich öffnen, der Horizont wieder erweitern, was einen Perspektivwechsel ermöglicht, eine andere Sicht auf die Krisensituation eröffnet und neue Bewältigungsmöglichkeiten schafft.

Die Intervention bedeutet für die Therapeut*innen eine große Zurückhaltung in Vorschlägen zur Lösung der Krise und stattdessen Geduld und Anregen, Begleiten und Vertrauen in die Bewältigungskraft der Betroffenen. Krisenintervention im psychotherapeutischen Sinn heißt wesentlich Unterstützung und Hilfe zur Entwicklung von *Lösungs- und Bewältigungskompetenz* durch die *Betroffenen selbst.*

2.2 Medikamentöse Unterstützung

Auch wenn Gespräche und eine vertrauensvolle tragende Beziehung zur Bewältigung von Krisen die wesentlichen Hilfsmittel darstellen, so kann es doch manchmal sinnvoll sein, den anstrengenden Prozess mit Medikamenten zu unterstützen. Hierbei bieten sich folgende Arzneimittel an.

Zur allgemeinen Beruhigung: Üblicherweise kommen leicht sedierende Antidepressiva oder kurzzeitig Tranquilizer (z. B. Diazepam) zum Einsatz. Aus der anthroposophischen Medizin stehen zur Verfügung:

- *Bryophyllum D5 / Conchae D7 aa* (Weleda) Amp. s. c. — 1 Amp. bei Unruhe
- *Aurum/Stibium/Hyoscyamus* (WALA) Glb. velati — 3 × 10-20
- *Aurum / Hyoscyamus comp.* (Weleda) Dil. — 3 × 10-20 gtt
- *Zincum valerianicum D3* (Weleda) Dil. — bei Bedarf 10-20 gtt

Bei innerer Unruhe:

- *Bryophyllum Ø* (Weleda) Dil. — bei Bedarf 10-20 gtt
- *Bryophyllum 50 %* (Weleda) Trit. — bei Bedarf 1 MSP bzw. ½ TL
- *Aurum / Lavandula comp.* (Weleda) Creme — auf die Herzgegend auftragen
- *Lasea* (Schwabe) Kps. — 1 × 1
- *Passiflora comp.* (WALA) Glb. velati — bei Bedarf 10-15

Zur seelischen Stabilisierung:

- *Aurum/Stibium/Hyoscyamus* (WALA) Glb. velati, Amp. s.c. — bei Bedarf 20 bzw. 1 Amp.
- *Aurum / Hyoscyamus comp.* (Weleda) Dil., Amp. s.c. — bei Bedarf 20 gtt bzw. 1 Amp.
- *Stibium metallicum praeparatum D6* (Weleda) Trit., Amp. s.c. — bei Bedarf 1 MSP bzw. 1 Amp.

Bei Schlafstörung (zum Einschlafen):

- *Argentum D8/Hyoscyamus D3 aa* (Apotheke an der Weleda) Dil. — 20 gtt
- *Bryophyllum Argento cultum D2, D3* (Weleda) Dil. — 20 gtt
- *Bryophyllum D5 / Conchae D7 aa* (Weleda) Amp. s. c. — 1 × 1
- *Passiflora comp.* (WALA) Glb. velati — 10-15
- *Valeriana comp.* (WALA) Glb. velati — 10
- *Zincum valerianicum D3* (Weleda) Dil. — 20 gtt

Zur Stimmungsstabilisierung:

▪ *Aurum/Stibium/Hyoscyamus* (WALA) Glb. velati, Amp. s.c.	bei Bedarf 20 bzw. 1 Amp.
▪ *Aurum / Hyoscyamus comp.* (Weleda) Dil., Amp. s.c.	bei Bedarf 20 gtt bzw. 1 Amp.

Zur Stimmungsaufhellung:

▪ *Aurum metallicum praeparatum D12, D20* (Weleda) Trit.	1-1-1 MSP
▪ *Hypericum Auro cultum Rh D3* (Weleda) Dil.	20-20-20 gtt
▪ *Aurum / Lavandula comp.* (Weleda) Creme	bei innerer Unruhe auf die Herzgegend
▪ *Sepia D12, D30* (DHU) Dil.	bei Empfindsamkeit, Müdigkeit und Neigung zu sozialem Rückzug, mehrmals 10 gtt bei Bedarf
▪ *Johanniskraut* z.B. Jarsin 300–450 mg (Klosterfrau) Drg.	3 bzw. 2 x täglich (auch bei anderen Herstellern gilt 900 mg als Tagesdosis)

Bei vorliegenden seelischen oder psychosomatischen Erkrankungen [→ Kapitel IV] sind die entsprechenden Krankheitsbilder ärztlich bzw. psychotherapeutisch zu behandeln.[4]

2.3 Das Gespräch zur Bewältigung und Therapie

Zur Bewältigung von Krisen ist das Gespräch unersetzlich. Es lässt sich – vorübergehend – durch Selbstgespräche, Briefe, Tagebucheintragungen, Gedichte-Schreiben oder bildnerische Darstellungen der Betroffenen ersetzen. Besser allerdings ist es, wenn gleichzeitig schriftliche oder künstlerisch-bildnerische Ausdrucksformen die (therapeutischen) Gespräche begleiten. Insbesondere das Tagebuch-Schreiben ist bekanntermaßen (auch aus der „schönen Literatur") ein gutes und wirksames Mittel bei Krisen; ebenso Briefe (auch an sich selbst) zu schreiben. Schließlich gibt es die sehr besondere Variante, dass von Krise oder Krankheit Betroffene ihrem Erleben Ausdruck und Form geben in einem Gedicht – siehe das obige Beispiel und andere in diesem Buch. Gedichte zu schreiben erfordert eine intensive Beschäftigung mit dem zu behandelnden Thema, eine besondere „Ver-Dichtung", eine Sammlung und Gestaltungskraft, die über umgangssprachliche Beschreibungen hinausgeht und in ihrer Kürze, Wortwahl, Sprachrhythmus, Bildhaftigkeit und Form eine Aussagekraft besitzt, die eine gewöhnliche Darstellung weit übertrifft und, wie das obige Gedicht deutlich zeigt, ein unmittelbares Mitgefühl und empathisches Verstehen erlaubt.

Ein zweites Gedicht derselben jungen Frau bringt das ebenso eindrücklich zum Erleben: Es handelte sich um eine 21-jährige Patientin in einer akuten seelischen Krise mit einer schweren psychosomatischen Erkrankung, deren Diagnose klarer aus dem Gedicht spricht (dazu die große innere Not und Verzweiflung der jungen Frau), als es in einem psychischen Befund eines Arztbriefes zu lesen wäre.

tief
in mir
schlummert
auch eine liebe
zu mir.
doch
hatte ich sie
vernachlässigt,
weil ich sie nicht
verdiente.
nun
hungert mir
nach ihr,
aber sie hört mein
schreien und
klopfen
nicht.
mir
bleibt
nichts als
die schallmauer
abzuhungern.

Wenn Patient*innen ihre Gedichte in die Therapie mitbringen und man sie gemeinsam liest, so schafft das eine andere Qualität des Verstehens und ins Gespräch-Kommens als üblicherweise möglich.

3. Zum psychotherapeutischen Auftrag

Der psychotherapeutische Auftrag[5] ist mit einem ärztlichen Auftrag nicht in allen Aspekten identisch. Er setzt nach der Diagnose der Krise oder Erkrankung andere Schwerpunkte.

Es geht nicht nur und primär um Linderung oder Besserung von Beschwerden, schon gar nicht nur um das „Wegmachen" von Symptomen, sondern viel mehr um Anleitung, Unterstützung und Begleitung beim Erkennen von seelischen, biografischen und zwischenmenschlichen Zusammenhängen der Erkrankung und bei der Bewältigung von Krisenzuständen.

Gelingen die Interventionen, so stellen sich im Verlauf der Therapie Linderung und Besserung der Beschwerden, Heilung oder ein sinnstiftender Umgang mit der Erkrankung bzw. Krise ein.

Für die (anthroposophische) Psychotherapie sind die Fragen nach dem Erkenntnis- und dem Veränderungswillen der Patient*innen wichtig – dies im Rahmen des grundsätzlichen *Gesundungswillens* der Patient*innen und des *Heilerwillens* der Therapeut*innen.

Psychotherapie erfordert dementsprechend eine andere therapeutische Haltung und Herangehensweise als eine primär ärztliche bzw. medizinische Behandlung. Psychotherapeuten sind keine „Behandler" im ursprünglichen Verständnis, sie handeln nicht im klassischen Sinn, sondern sie bereiten vor und ermöglichen neues Handeln der Patient*innen selbst durch Erkenntnis- und Bewusstseinsarbeit.

Gesundheit im psychotherapeutischen Sinn meint nicht Beschwerdefreiheit, sondern die Fähigkeit, das Leben in sinnvoller Weise zu führen – aus Sicht der Patient*innen selbst. Den Weg und die Entwicklung dahin zu fördern, ist Kern des psychotherapeutischen Auftrags.

Die wesentlichen Elemente für den Weg sind: die therapeutische Begegnung und Beziehung, das psychotherapeutische Gespräch und die therapeutische Haltung.

4. Zur therapeutischen Haltung

Die therapeutische Haltung[6] ist eine professionelle Sonderform der inneren Haltung: Sie dient dem Ziel, in der Behandlung eine Einstellung und Bereitschaft zu üben, das eigene Erleben, Bewerten, Verhalten und Handeln ganz an dem therapeutischen Ziel zu orientieren.

Grundlagen einer solchen professionellen Haltung sind:

- ein Menschenbild
- ein Verständnis von Gesundheit, Krise und Krankheit
- ein Verständnis von Therapie und Heilung
- ein Verständnis von Verantwortung und Freiheit

Aus diesen vier Faktoren kann bei Therapeut*innen ein *Gesamtwissen* (Rudolf Steiner) entstehen, das mehr umfasst als fachliches Einzelwissen und mehr ist als professionelles Können, die ja beide zur Professionalität gehören; das *Gesamtwissen* wird zum Ausdruck einer menschlichen und gleichzeitig professionellen inneren Haltung, aus der heraus und mit der Therapeut*innen tätig sein können.

Die Präsenz der therapeutischen Haltung, wie ich sie in der Anthroposophie-basierten Psychotherapie[7] als Grundlage der Intuitiven Psychotherapie dargestellt habe, lässt sich aus den Qualitäten der Bewusstseinsseele ableiten. Sie ist durch vier Aspekte zu charakterisieren:

I. die vorurteilsfrei anerkennende Präsenz mit Offenheit und Hingabe
II. die empathisch-mitfühlende Präsenz im Erleben eines anderen Menschen – nur mit gutem Selbstgefühl professionell leistbar
III. die verstehende Präsenz mit klarem Denken, ohne in Sympathie oder Antipathie zu verfallen
IV. die vertrauende Präsenz aus bewusster therapeutischer Willenshingabe

Ein erkrankter Mensch braucht das spirituell begründete Vertrauen der Therapeut*innen in sein Selbst, mit dessen Hilfe er den Weg zu Bewältigung oder Überwindung der Krise bzw. Erkrankung finden kann.

In diesem Sinn ist die therapeutische Haltung in der *Intuitiven Psychotherapie*[8] eine innere Haltung aus den bewusst eingesetzten Qualitäten und Fähigkeiten der Bewusstseinsseele.

5. Zum psychotherapeutischen Gespräch

Zu einem psychotherapeutischen Gespräch gehören als Grundqualitäten die allgemeinen Wirkfaktoren, die Therapeut*innen pflegen sollten: Geduld, Empathie, Verständnis und Respekt.[9] Das sind gewissermaßen die Basis-Wirkelemente von Psychotherapie. Auf ihrer Grundlage kann sich im Laufe eines oder mehrerer Gespräche eine therapeutische Beziehung bilden: *„Beziehung vollzieht sich im Gespräch."*[10] Und im Gespräch wächst Verstehen.

Wir können uns, unser Erleben, die Stimmungen und Gefühle, Absichten und Bedürfnisse in sehr vielen verschiedenen Varianten *ausdrücken* – aber um sie zu *verstehen*, brauchen wir Sprache: Verstehen erfolgt immer sprachlich, wie sich auch unser Denken der Sprache bedient; Denken ist ein Selbstgespräch der Seele.

Mit der Sprache lernen wir die Welt und die Menschen um uns verstehen. Auch, wenn die Sprache nicht immer hörbar sein muss. In diesem Sinn gibt es verschiedene Formen von Sprache, nicht nur die hörbare Laut-Sprache.

„Die Sprache ist die wahrhafte Mitte des menschlichen Seins."[11] Und: *„Sein, das verstanden werden kann, ist Sprache."*[12], so formulierte es der Heidelberger Philosoph und Begründer der modernen Hermeneutik Hans-Georg Gadamer (1900-2002).

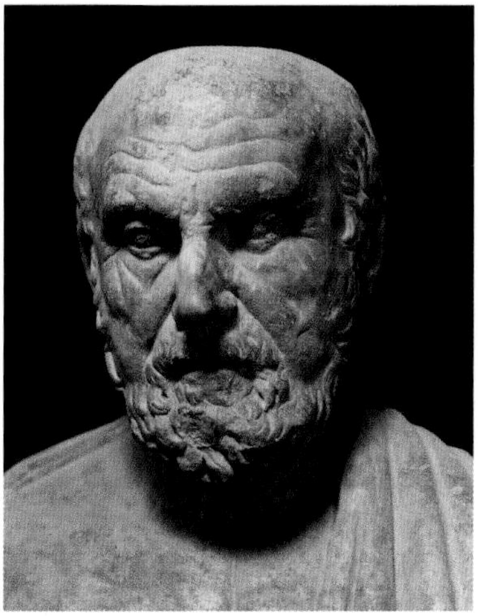
Hippokrates[13]

So viele Gestalten das Sein annimmt, so vieldeutig erscheint Sprache. Sein und Sprache enthalten alle denkbaren Möglichkeiten. Die Sprache lebt im Gespräch.

Das Gespräch ist die edelste, wichtigste und zugleich schwierigste Kommunikationsform der Menschen; ein echtes Gespräch – nicht ein bloßer Austausch von Informationen oder Meinungen –

erfordert eine den jeweiligen Gesprächspartner*innen angemessene Aufmerksamkeit, sie wahrzunehmen in ihrer augenblicklichen Verfasstheit, ihnen zu entsprechen, sie zu hören und zu sehen in ihren Bedürfnissen, Möglichkeiten und Grenzen; es erfordert die Wachheit und Bereitschaft, durch die Sprache den Menschen zu erleben und durch den Menschen die geistige Kraft der Sprache zu spüren, die Klarheit und Einsicht vermittelt. Dann wird das Gespräch zu einem Therapeutikum.

„*Wofür du Worte hast, darüber bist du schon hinweg.*" Das wusste bereits Hippokrates (460-370 v. Chr.)

Ein psychotherapeutisches Gespräch wirkt auf differenzierte Weise durch verschiedene Qualitäten, die sich bewusst anstreben lassen.

> „*Die Gegenwart einer Persönlichkeit, in ihrem Willen zum Helfen einen Augenblick ganz für den Kranken da, ist nicht nur unendlich wohltuend. Das Dasein eines vernünftigen Menschen mit der Kraft des Geistes und der überzeugenden Wirkung eines unbedingt gütigen Wesens weckt im anderen, und so auch im Kranken, unberechenbare Mächte des Vertrauens, des Lebenwollens, der Wahrhaftigkeit, ohne dass darüber ein Wort fällt. Was der Mensch dem Menschen sein kann, erschöpft sich nicht in Begreiflichkeiten.*"[14]
>
> Karl Jaspers (1883-1969)

In einem solchen Sinn gibt ein psychotherapeutisches Krisengespräch über Worte hinaus Gelegenheit, die innere Haltung als Kraft zu spüren. Im Laufe des Gesprächs wirken wesentliche therapeutische Faktoren, die sich durch die Kraft der Sprache einerseits und durch die Qualität der Beziehung andererseits sowie drittens durch die therapeutische Haltung zeigen[15]:

- Etwas zur Sprache bringen klärt auf.
- Etwas Ausdrücken schafft Distanz und Freiheit.
- Etwas Erlebtes erzählen mindert die Dramatik des Erlebten.
- Etwas Bedrückendes aussprechen entlastet.
- Etwas Schwieriges ansprechen erleichtert.
- Über Probleme sprechen kann zu Lösungen führen.
- Über Unverständliches sprechen führt zu einer neuen Sicht.
- Über Traumatisches sprechen befreit von Druck.
- Über kaum Erträgliches sprechen erleichtert die Last.
- Über Vergangenes sprechen ermöglicht neues Einordnen und Integrieren.
- Von Gefühlen und Stimmungen sprechen zu dürfen, schafft Abstand und Erleichterung.
- Von Altbekanntem und Immer-Wiederkommendem sprechen zu können, ermöglicht neue Deutungen und Bewältigung.
- Von Befürchtungen zu sprechen, gibt neue Orientierung.
- Von Scham und Schuld sprechen zu dürfen, gewährt unerwartete Freiheit.
- Von Schicksal zu sprechen, erlaubt eigene Möglichkeiten zu entdecken.
- Von Unverstandenem zu sprechen, erweitert den Horizont.
- Von Unbewältigtem zu sprechen, kann einen Sinn entdecken lassen.
- Über Unaussprechliches auch zu schweigen, schafft Vertrauen.

„Gram, der nicht spricht,
presst das beladene Herz,
bis dass es bricht."

William Shakespeare (1564-1616): Macbeth

Es ist die Sprache, die den Menschen zu innerlich erlebter Einsicht führen kann. Das Gespräch und die Therapeut*innen schaffen den angemessenen Raum dafür – durch ihre innere Haltung der unbedingten Offenheit und Zuwendung.

„Vergegenwärtigen wir zum Schluss, dass das Therapieren, das den Kern der anderen Person wesentlich trifft, wahrscheinlich in viel geringerem Maße, als wir in unserer westlichen Erziehung meinen, ein kognitiv-rationales Tun ist, als vielmehr Resultat einer Haltung, eines Sich-zur-Verfügungstellens, das im Kranken Heilkräfte weckt."[16]

Durch die menschliche Begegnung und das Gespräch ereignet sich bei den Patient*innen außerdem (oft im Stillen) eine Horizonterweiterung bezüglich des Erlebens und Leidens an der Krise, was eine Besinnung, eine Reflexion über die eigene innere Haltung der Krise und dem Schicksal gegenüber ermöglicht.

Dann erfahren die Betroffenen weit über Verständnis und Mitgefühl hinaus etwas, das Gadamer *„das Teilhaftig-Werden einer heilbringenden Kraft des Wortes"*[17] nannte.

Spezifische Ziele einer Krisenintervention sind:

- eine *gesunde Bewältigung* ermöglichen
- eine *Wandlung* der Betroffenen aus dem Krisenerleben unterstützen
- die *Botschaft der Krise* für die Biografie der Betroffenen zu ergründen helfen
- die Suche, das Finden oder „Schaffen" des *persönlichen Sinns* der Krise im Leben der Betroffenen anzuregen
- den *Schritt aus der Krise* ins Leben, nach einer *Wandlung* oder *Neuorientierung* vertrauensvoll ermöglichen und begleiten

Wir sollen nicht wissen, warum
Dieses und jenes uns meistert;
Wirkliches Leben ist stumm,
nur, dass es uns begeistert,
macht uns mit ihm vertraut.[18]

Rainer Maria Rilke (1875-1926)

Literatur

1 Hölderlin, F.: Turmgedichte. Schirmer/Mosel Verlag München 1991. S. 21.
2 König, J.: Blinder Galerist. Ullstein Verlag Berlin 2023. S. 160 f.
3 Jaspers, K.: Allgemeine Psychopathologie. Springer Verlag Berlin Heidelberg 1973. S. 586.
4 Siehe hierzu ausführlich: Treichler, M.: Intuitive Psychiatrie, Psychosomatik und Psychotherapie. Salumed Verlag Berlin 2022.
5 Vgl. hierzu: Treichler, M., Reiner, J.: Anthroposophie-basierte Psychotherapie. Salumed Verlag Berlin 2019. S. 136-150.
6 Ebd. S. 151-157.
6 Ebd. S. 136-150.
7 Ebd.
8 Vgl.: Treichler, M.: Intuitive Psychiatrie, Psychosomatik und Psychotherapie. Salumed Verlag Berlin 2022.
9 Lang, H. (Hrsg.): Wirkfaktoren der Psychotherapie. Königshausen & Neumann Würzburg 1994.
10 Lang, H.: Das Gespräch als Therapie. Suhrkamp Verlag Frankfurt/Main 2000. S. 115.
11 Gadamer, H. G.: Gesammelte Werke. Verlag Mohr Siebeck Tübingen 1999. Band 2, Mensch und Sprache. S. 154.
12 Gadamer, H. G.: Gesammelte Werke. Verlag Mohr Siebeck Tübingen 1990. Band 1, Hermeneutik I. Wahrheit und Methode. S. 478.
13 © Alamy
14 Jaspers, K.: Der Arzt im technischen Zeitalter. Piper Verlag München 1986. S. 18.
15 Siehe hierzu: Treichler, M.: Intuitive Psychiatrie, Psychosomatik und Psychotherapie. Salumed Verlag Berlin 2022. S. 316.
16 Scharfetter, C.: Die Angst in der Psychose. In: Götze, P. (Hrsg.): Leitsymptom Angst. Springer Verlag Berlin Heidelberg 1984. S. 58.
17 Gadamer, H. G.: Gesammelte Werke. Mohr Siebeck Verlag Tübingen 1995. Band 10, Heidegger und die Sprache. S. 28.
18 Rilke, R. M.: Die Gedichte (1906-1926). Insel Verlag Frankfurt/Main 1986.

Sachwortverzeichnis

A

B

C

D

E

F

G

H

T

U

V

W

Z

Personenregister

A

B

C

D

E

F

G

H

J

K

L

M

P

R

S

T

Z

Über den Autor

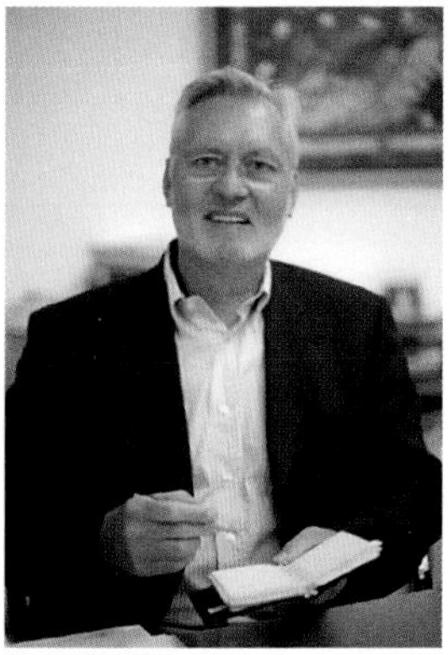

Markus Treichler (*1947)

Studium der Theaterwissenschaften, Philosophie, Psychologie und Medizin in München, Köln, Frankfurt/Main und Heidelberg. Während der Studienzeit Beschäftigung mit der Anthroposophie. Facharztausbildung an verschiedenen Kliniken.

Von 1987 bis 2012 als Psychiater und Psychotherapeut leitender Arzt der Abteilung für Psychosomatische Medizin, Psychotherapie, Kunsttherapie und Heileurythmie an der Filderklinik in Filderstadt bei Stuttgart. Viele Jahre Mitglied im erweiterten Vorstand der Gesellschaft Anthroposophische Ärzte in Deutschland (GAÄD). 2002 bis 2008 Mitglied der Klinikleitung der Filderklinik.

Von 2012 bis 2018 ambulante psychosomatisch-psychotherapeutische Sprechstunde an der Filderklinik. 2019 zusammen mit Johannes Reiner Gründung des Instituts Anthroposophie-basierte Psychotherapie (IAbP) in Stuttgart. Zu Tätigkeiten und Angeboten des Instituts siehe: **www.anthropsych.de**

Arbeitsschwerpunkte:
Anthroposophische Psychiatrie, Psychosomatik, Psychopathologie und Psychotherapie, Psychoonkologie, Biografie und Krankheit, Kunst und Krankheit, Kunsttherapie.
Ausgedehnte Lehr- und Vortragstätigkeit im In- und Ausland sowie regelmäßige Aus- und Weiterbildungskurse in Anthroposophie-basierte Psychotherapie (www.anthropsych.de).
Zahlreiche Buch- und Zeitschriftenveröffentlichungen.

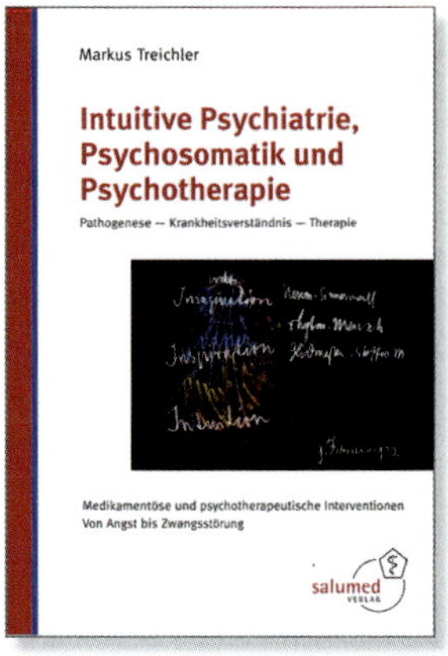

389 Seiten · gebunden · 88 €

ISBN: 978-3-928914-45-1

MARKUS TREICHLER

Intuitive Psychiatrie, Psychosomatik und Psychotherapie

Pathogenese – Krankheitsverständnis – Therapie

Intuition spielt in der Anthroposophie und in der Medizin eine bedeutende Rolle. Intuitive Methoden in Psychiatrie, Psychosomatik und Psychotherapie zu beschreiben und in Ergebnissen ihrer Anwendung darzustellen, ist Sinn und Ziel dieses Buches.

„Methodik der therapeutischen Intuition ... Diese Darstellung eines intuitiven Therapieansatzes in Psychiatrie, Psychotherapie und Psychosomatik füllt eine Lücke der sonst üblichen Lehrbücher in diesem Fachbereich. Es bietet eine interessante Horizonterweiterung psychiatrisch-psychotherapeutischer Erfahrungen und dient als Nachschlagewerk."

Deutsches Ärzteblatt PP 9/2023
FRIEDEL ULRICH LEHMANN, Facharzt für Psychosomatische Medizin und Psychotherapie

„Das Buch zeigt in seiner Gesamtheit, welch vielfältige Dimensionen sich eröffnen und wie lohnenswert es sowohl für Ärzt:innen und Therapeut:innen als auch Patient:innen sein kann, ein intuitives Verständnis für Krankheitsbilder zu entwickeln."

Der Merkurstab 3/2023, MARTHA KOELMAN,
Lehrkraft für Anthroposophische Psychiatrie, Psychotherapie und Biografiearbeit an der Alanus Hochschule Alfter

Autor: Markus Treichler, Facharzt für Psychiatrie und Psychotherapie, ehem. Leitender Arzt der Abteilung für Psychosomatische Medizin, künstlerische Therapie und Heileurythmie an der Filderklinik, Filderstadt bei Stuttgart

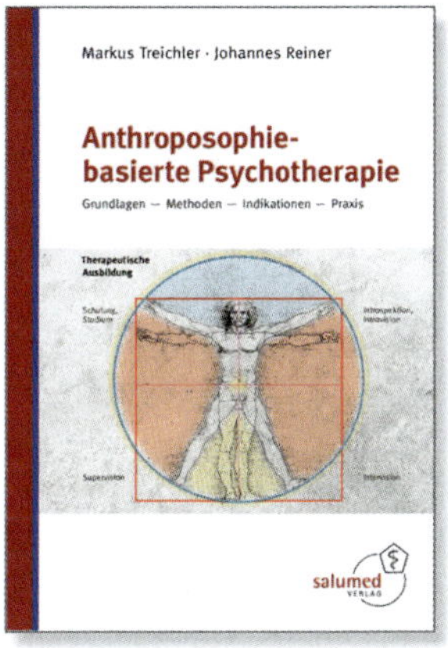

344 Seiten · gebunden · 68 €

ISBN: 978-3-928914-37-6

MARKUS TREICHLER · JOHANNES REINER

Anthroposophie-basierte Psychotherapie

Grundlagen — Methoden — Indikationen — Praxis

Anthroposophie-basierte Psychotherapie ist eine ganzheitliche und sprirituelle psychotherapeutische Methode mit einem weiten Indikationsspektrum. Das Lehrbuch richtet sich an Ärzte, Psychotherapeuten, Psychologen und psychotherapeutisch Tätige.

„Als Fachkollegin erlebe ich eine erstaunliche Resonanz beim Lesen: zu welcher Erlebniskongruenz man doch findet, obwohl jeder seinen subjektiven Weg durch die therapeutische Landschaft wählt. Entscheidend wichtig also, dass man einen Kompass, einen Fahrplan und eine solide Orientierung an die Hand bekommt. Genau das bietet das vorliegende Buch ... Das Konzept der Anthroposophie-basierten Psychotherapie wird beschrieben als eine Psychotherapie der inneren Haltung ... Der integrative Ansatz dieses Konzeptes ist beeindruckend ... Alles, was als Therapie auf eine dialogische Bewusstseins- und Beziehungsarbeit gründet, trifft den Kern therapeutischen Handelns. Diese Botschaft klingt überzeugend durch das ganze Buch."

Deutsches Ärzteblatt PP 6/2020, PETRA STEMPLINGER,
Fachärztin für Kinder- und Jugendpsychiatrie

Autoren: Markus Treichler; Dr. med. Johannes Reiner, Facharzt für Psychiatrie und Psychotherapie

℅ Gemeinschaftskrankenhaus Havelhöhe
Kladower Damm 221 · 14089 Berlin
Tel. +49(0)30/364 313 85 · info@salumed-verlag.de

salumed VERLAG

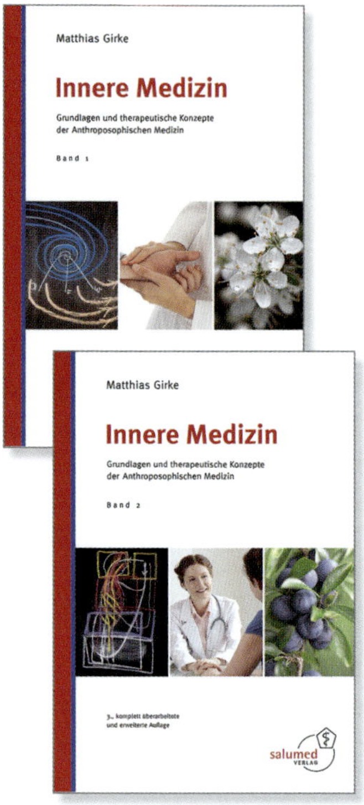

1865 Seiten in zwei Bänden
(nur gemeinsam zu beziehen)
gebunden · 198 €
ISBN: 978-3-928914-32-1

MATTHIAS GIRKE

Innere Medizin

3. AUFLAGE!
Komplett überarbeitet und erweitert.
Jetzt in zwei Bänden!

Grundlagen und therapeutische Konzepte der Anthroposophischen Medizin

Band 1 und 2

Innere Medizin aus anthroposophischer Sicht – das Standardwerk für Klinik, Praxis und Studium in dritter, komplett überarbeiteter und erweiterter Auflage. Mit neuen Kapiteln zu den Fachgebieten Hämatologie, Hämostaseologie, Heileurythmie und Kunsttherapie.

Matthias Girke erläutert umfassend alle wichtigen Subdisziplinen der Inneren Medizin unter dem Gesichtspunkt des ganzheitlichen Menschenverständnisses der Anthroposophischen Medizin. Ob Pneumologie oder Gastroenterologie, Onkologie oder Diabetologie – jedes Themengebiet wird systematisch und praxisnah erschlossen. Das Fachbuch führt grundlegend in die anthroposophische Menschenkunde, Krankheits- und Arzneimittellehre ein.

Pressestimme zur 2. Auflage:

„Für jeden Arzt, Internisten, Kliniker, aber auch Medizinstudierenden ist das Buch eine Fundgrube an Anregungen für eine den Kranken umfassend in den Blick nehmende ärztliche Praxis."

Deutsches Ärzteblatt 17/2014
PROF. DR. MED. PETER F. MATTHIESSEN

Autor:

Dr. med. Matthias Girke, Internist, Gemeinschaftskrankenhaus Havelhöhe Berlin